la
nueva
meno
pausia

la nueva meno pausia

Dra. Mary Claire Haver

DIANA

Obra editada en colaboración con Editorial Planeta – España

Título original: *The New Menopause: Navigating Your Path Through Hormonal Change with Purpose, Power, and Facts*

© Dra. Mary Claire Haver, 2024
Todos los derechos reservados, incluido el derecho de reproducción total o parcial en cualquier formato.
Esta edición se publica por acuerdo con Rodale Books, un sello de Random House, una división de Penguin Random House LLC

© de la traducción, Remedios Diéguez Diéguez, 2025
Fotocomposición: Black Print
Créditos de portada: © Irene ng
Adaptación de portada: © Genoveva Saavedra / aciditadiseño

© 2025, Editorial Planeta, S.A. – Barcelona, España

Derechos reservados

© 2025, Editorial Planeta Mexicana, S.A. de C.V.
Bajo el sello editorial DIANA M.R.
Avenida Presidente Masarik núm. 111,
Piso 2, Polanco V Sección, Miguel Hidalgo
C.P. 11560, Ciudad de México
www.planetadelibros.us

Primera edición impresa en esta presentación: mayo de 2025
ISBN: 978-607-39-2693-5

Impreso en los talleres de Bertelsmann Printing Group USA
25 Jack Enders Boulevard, Berryville, Virginia 22611, USA.
Impreso en EE.UU. - *Printed in the United States of America*

A mis hijas, Katherine y Madeline Haver: que vuestra transición a la menopausia os lleve a la etapa más brillante, productiva, saludable y feliz de vuestras vidas
A mis pacientes y mis alumnos: me inspiráis cada día para tratar de ser la mejor profesional y educadora sobre menopausia

SUMARIO

TERCERA PARTE: SÍNTOMAS Y SOLUCIONES

CARTA A LAS LECTORAS

Estimada lectora:

Como ginecóloga y obstetra certificada, he pasado innumerables horas en habitaciones de hospital, en mi clínica, en centros de maternidad y en quirófanos. En esos espacios he escuchado los gritos de angustia de madres parturientas y el llanto de bebés recién nacidos, y también detalles de síntomas confusos debidos al complejo y fascinante sistema reproductor femenino. Estudié durante años, soporté agotadoras horas de residencia y dediqué más de veinte años a la práctica clínica para que mis conocimientos de este sistema me permitieran contribuir y fomentar la salud de las mujeres. Me enorgullecía de mi compromiso con esta especialidad y de mi capacidad para escuchar activamente a las pacientes.

Sin embargo, hasta que empecé a participar activamente en las redes sociales no descubrí que multitud de mujeres llevaban años gritando a los cuatro vientos sin que nadie las escuchara. Y estaban desesperadas por recibir ayuda. Eran mujeres en la perimenopausia o la menopausia, y se sentían aisladas y angustiadas por toda una serie de síntomas alarmantes. Casi nunca encontraban apoyo, ni en sus parejas ni en sus amigos, y lo peor de todo era que los médicos y otros profesionales sanitarios les negaban la legitimidad de sus síntomas. Cada una de esas mujeres parecía sentirse aislada en su consternación y su desesperación.

Admito que hubo un tiempo en que yo tampoco las habría escuchado. No obstante, cuando yo misma pasé por la menopausia, *lo entendí*. Me sentí identificada no solo por empatía, sino también por mi propia experiencia personal: yo también vi mi vida seriamente alterada por las noches de insomnio empapada en sudor, el molesto y poco saludable aumento de peso, la frustrante niebla mental, la preocupante caída del cabello y la piel reseca.

En mi caso, es probable que el hecho de tomar la píldora anticonceptiva y controlar mi síndrome de ovario poliquístico me hubiese evitado los síntomas de la perimenopausia a finales de la treintena y principios de los cuarenta. Sin embargo, cuando tenía unos 48 años, mi médico y yo decidimos que debía dejar de tomar la píldora y «ver en qué punto me encontraba hormonalmente», sabiendo que la menopausia no tardaría en llegar. Más o menos por la misma época, a mi querido hermano Bob le diagnosticaron una enfermedad terminal y, con el ajetreo por atenderle al final de su vida, me olvidé de la mía. La muerte de Bob me dejó destrozada y atribuí muchos de los síntomas físicos y emocionales que tenía (sobre todo mi nueva barriga y los problemas de sueño) a ese dolor.

Intenté ser fuerte y superarlo, pero las noches de sueño interrumpido me hicieron cambiar de opinión. Probé con melatonina, meditación y una higiene del sueño adecuada, pero nada funcionaba. La falta de sueño me dejaba aturdida y agotada durante el día, y eso hacía que me costase mucho sacar la energía necesaria para hacer ejercicio y muy poco elegir alimentos poco saludables. ¡Era un círculo vicioso de letargo y falta de salud! Finalmente, decidí empezar la terapia hormonal, aunque por una serie de razones que ahora sé que son comunes (y un tanto equivocadas), me sentí como si estuviese tirando la toalla.

Yo tenía la suerte de poder autodiagnosticarme y tratarme. Y también tuve la fortuna de disponer de acceso a investigaciones y conocimientos médicos que me ayudaron a crear un enfoque integral para mi propio cuidado. Ese enfoque incluyó estrategias nutricionales, ejercicio y técnicas de reducción del estrés. Por suerte, el programa combinado funcionó y empecé a sentirme mejor. Todo lo que diga sobre el profundo alivio que experimenté cuando comencé a sentirme yo misma de nuevo es poco.

Poco después, decidí compartir diversas facetas de ese enfoque en un programa que creé y denominé «dieta Galveston». Primero ofrecí este programa en mi clínica de Galveston, Texas, y más tarde en un libro con el mismo título. Empecé a hablar cada vez más sobre la menopausia en las redes sociales, y mi alcance ha crecido hasta superar los tres millones y medio de seguidores en todos mis canales.

Si dijese que la respuesta fue abrumadora, me quedaría corta. El programa respondía claramente a la necesidad de un enfoque realista y asumible para mejorar los síntomas de la perimenopausia y la menopausia a través de los hábitos y la nutrición. Estoy muy orgullosa del programa y de la cantidad de personas a las que ha ayudado y seguirá ayudando.

No obstante, siempre hay más mujeres a las que llegar, a las que ayudar. De hecho, la población que entra en esta fase de su vida no es que sea grande, es que es *enorme*: se prevé que la población mundial de mujeres menopáusicas y posmenopáusicas en 2030 aumente a los 1.200 millones, con 47 millones de nuevas incorporaciones cada año. ¿Puedes imaginar el poder de una población de ese tamaño si fuésemos capaces de juntarnos para exigir mejoras continuas en el nivel de atención a las mujeres en esta etapa de nuestras vidas? Podríamos unirnos en torno a mi mantra personal para *La nueva menopausia*: «La menopausia es inevitable; el sufrimiento, no».

Por supuesto, aunque estemos en pleno cambio, va a costar mucho corregir el rumbo, porque el barco es muy grande, y va a llevar mucho tiempo conseguir que todo el mundo se suba a bordo y vaya en la dirección correcta. Sin embargo, el simple hecho de leer este libro significa que ya estás en la pasarela; tienes acceso a información y a estrategias probadas que pueden ayudarte a mejorar tu calidad de vida y aumentar tu longevidad.

Por tanto, déjame decirte algo: te escucho. Te veo. Este libro es para ti y para cualquier otra persona (pareja, familia, compañeros de trabajo o apoyos de cualquier tipo) que busque entender mejor la transición menopáusica y la vida después de la fase de reproducción. Espero que contribuya a educar y capacitar a las mujeres para que se cuiden a sí mismas o ayuden a otras a cuidarse mejor mientras experimentan y afrontan estos cambios.

Un libro no puede sustituir a una consulta médica en persona, pero las páginas que siguen te ofrecen la oportunidad de empezar de cero respecto a tu experiencia presente o futura de la perimenopausia (la precursora de la menopausia), la menopausia y la posmenopausia, y te enseñan cómo enfocar tu bienestar durante estas etapas de la vida. Muchos argumentarán que la menopausia es un proceso natural, que debemos dejar que siga su curso y permitir que el cuerpo haga lo que se supone que debe hacer. Mi respuesta es que sí, el proceso es natural, pero eso no significa que no resulte dañino.

¿Qué quiero decir con esto?

A medida que el cuerpo produce menos estrógeno de forma natural (el sello distintivo del «cambio»), aumenta el riesgo de desarrollar enfermedades graves, como diabetes, demencia, alzhéimer, osteoporosis y enfermedades cardiovasculares. Puedes optar por no cambiar nada de tu estilo de vida o tus niveles hormonales para hacer frente a los riesgos de estas enfermedades serias, pero creo firmemente que tienes que estar bien informada sobre los riesgos y las opciones para mitigarlos. En pocas palabras, la perimenopausia y la menopausia apuntan a cambios significativos en tu salud, y deberías tener la capacidad de tomar decisiones informadas sobre su futuro. Este libro pone en tus manos, y en las de nadie más, esa capacidad de decisión.

Mary Claire Haver

En este libro vas a leer muchas historias de pacientes mías y de seguidoras de mis redes sociales. No son las típicas historias del antes y el después que cabría esperar. Más bien tratan de demostrar las diversas maneras, en ocasiones sorprendentes, en las que se manifiestan los síntomas de la menopausia. Mi objetivo al proporcionar estas historias consiste en permitirte que veas lo que puede ser tu propia verdad en el testimonio de otras mujeres, y validarte a ti y a tu experiencia.

PRIMERA PARTE

HISTORIA DE LA MEDICINA DE LA MENOPAUSIA

CAPÍTULO 1

NO ESTÁ TODO EN TU CABEZA

«Conocemos nuestro cuerpo; sabemos cuándo ha cambiado algo físicamente.»

«A los 47 años, un ginecólogo me dijo que la perimenopausia no es real y me preguntó si iba al psiquiatra.»

«Mi antiguo médico me dijo que las mujeres utilizamos la menopausia como excusa para engordar y que no es real.»

«Me dijeron que está todo en la cabeza.»

«Bienvenida a tu nueva normalidad.»

«Es desalentador que no te tomen en serio.»

«Consulté a mi ginecóloga sobre la perimenopausia y los cambios de humor, el deseo sexual. Me ignoró y me dijo que era demasiado joven para la menopausia.»

«Las migrañas son un síntoma nuevo. Solo las he tenido unas pocas veces, pero eran debilitantes. Mi médico me sugiere que tome paracetamol y me acueste. Preferiría abordar la causa y no solo el síntoma.»

«El médico me dijo que no era perimenopausia si no tenía sofocos.»

«Tuve que ir a un ginecólogo obstetra y a tres cardiólogos antes de encontrar uno que me creyera y tuviese conocimiento de que podía estar relacionado con los cambios hormonales.»

«Me enviaron a hacerme un análisis de sangre completo y de tiroides. Todas las pruebas salieron bien, así que no le dieron mayor importancia.»

«Sigo sufriendo.»

Esta es solo una pequeña muestra de los comentarios compartidos en mis redes sociales y en un estudio de investigación sobre las experiencias de las mujeres con los síntomas de la menopausia. El estudio, publicado en el *Journal of Women's Health* en 2023, trataba de comprender qué tipo de apoyo sentía que recibía una paciente de sus profesionales de atención médica (y cómo se podría mejorar ese apoyo). En su inmensa mayoría, las respuestas revelaron una atención deficiente y un apoyo escaso. Muchas pacientes se sentían invalidadas o informaron de que no habían recibido ninguna ayuda ni se les había dado acceso siquiera a información que les permitiese entender la causa de sus síntomas. Mi «encuesta» informal en mis publicaciones en las redes sociales dirigidas a pacientes de ginecología reveló muchos de esos mismos sentimientos. Las mujeres lanzaron afirmaciones como «Mi médico me dijo que no cree en la perimenopausia» o «Me dijeron que es solo una parte natural del envejecimiento, que lo acepte», y describieron cómo se encontraron con una actitud médica de «Bienvenida a tu nueva normalidad». Lamentablemente, estas experiencias no son la excepción, sino la regla. Hay tantos problemas con este tema que ni siquiera sé por dónde empezar, aunque el primero de la lista es el hecho de que esta negación de cuidados y orientación tiene importantes consecuencias médicas. Si una mujer en la perimenopausia o la menopausia no recibe atención de calidad, es una cuestión de vida o muerte. De verdad.

Este es el motivo: tus síntomas, que se pueden contar por decenas (incluidos los conocidos sofocos y el no tan conocido hombro congelado), son el resultado directo de la disminución de estrógenos. A mis pacientes, a mis colegas y a mí nos ha sorprendido la investigación emergente que está comenzando a analizar la relación entre el descenso menopáusico de estrógenos y problemas como la tos crónica, el tinnitus y el vértigo posicional benigno, por citar solo algunos. Se trata de problemas que muchas mujeres atribuyen al «envejecimiento» mientras luchan para que las crean, para obtener ayuda y salir adelante en la que debería ser una etapa poderosa y apasionante de sus vidas.

El estrógeno no es solo una bonita hormona fundamental para las capacidades reproductivas: es responsable de mucho más. Hay receptores de estrógeno en casi todos los sistemas de órganos del cuerpo y, a medida que los niveles descienden, esas células empiezan a perder su capacidad de ayudar a mantener la salud en otras áreas, como el corazón, la función cognitiva, la integridad ósea y el equilibrio del azúcar en sangre, por ejemplo.

La lista es interminable, pero solo en estos ámbitos podemos detectar algunas enfermedades que suelen figurar entre las diez causas principales de muerte entre las mujeres: cardiopatías, accidentes cerebrovasculares, enfermedad de Alzheimer y diabetes de tipo 2. Aunque la osteoporosis no figura en esta lista, no deja de ser un motivo de preocupación, ya que una de cada dos mujeres se romperá algún hueso a lo largo de su vida debido a la pérdida ósea provocada por la osteoporosis, y las fracturas de cadera por sí solas se asocian a un aumento del 15-20 % de la tasa de mortalidad en el año siguiente a la fractura. Todo esto significa que los estrógenos protegen la salud de manera amplia y profunda, y que su disminución durante los años de la perimenopausia y la menopausia es una cuestión muy importante que debe tratarse como tal.

En las páginas que siguen te presentaré un recorrido completo de lo que puedes hacer para priorizar tu autocuidado durante esta fase tan importante. Antes de llegar a las estrategias, quiero hacer un alto y ofrecerte alguna información básica sobre las innumerables formas en que se presentan los cambios hormonales y los motivos por los que los síntomas y el sufrimiento resultante se han tratado de manera inadecuada durante tanto tiempo.

Si eres candidata a la terapia hormonal, su uso puede prolongar tu vida. Un estudio publicado en la revista *Menopause* informó de que una mujer que empieza a tomar estrógenos a los cincuenta años podría vivir hasta dos años más que las mujeres que no lo hacen, y por año se asocia con una disminución del 20 al 50 % de morir por cualquier causa.

MUCHOS SÍNTOMAS, MUY POCO APOYO

Pídeme que pare si ya has oído esto: una paciente entra en un bar... no, en realidad era... una paciente entra primero en la consulta de su médico y *después* en un bar porque le han dicho, *una vez más*, que los síntomas que experimenta desde hace meses, incluso años, son normales o naturales y están asociados al envejecimiento; que son una manifestación de los cambios de humor que simplemente hay que soportar o, lo más insultante de todo, que «está todo en tu cabeza» (no es de extrañar que los índices de consumo de alcohol entre las mujeres hayan subido, aunque no sea una tendencia saludable).

La realidad no tan divertida es que probablemente no solo lo hayas oído, sino que también lo habrás experimentado. La pregunta es: ¿por qué? ¿Por qué puedes ir a un médico en busca de ayuda, explicarle tus síntomas y salir sintiéndote ignorada, sin un diagnóstico y sin esperanza de alivio a la vista?

En medicina nos planteamos esta cuestión en términos de acceso a la atención sanitaria. Es decir, si existe una experiencia ideal para el paciente, ¿cuáles son los obstáculos que impiden que las personas tengan ese tipo de experiencia, en la que el paciente sale de la consulta del médico sintiéndose apoyado, empoderado y equipado con opciones de tratamiento? Veamos cuáles son los obstáculos que impiden este tipo de experiencia.

Falta de concienciación

Uno de los problemas más significativos responsables del tratamiento inadecuado de las mujeres en la transición menopáusica o en la menopausia es la falta de conocimientos sobre su patología, es decir, qué síntomas puede presentar una afección o enfermedad subyacente. Los cambios en los niveles hormonales pueden dar lugar a una serie de síntomas que se manifiestan de forma única en cada paciente, lo que dificulta la identificación, el diagnóstico y el tratamiento.

A los médicos —y a las pacientes— les vendría bien conocer la lista de posibles síntomas, porque va mucho más allá de los sofocos, los sudores nocturnos, la pérdida de densidad ósea y los síntomas genitourinarios. A continuación se enumeran muchos de los síntomas que pueden estar relacionados con la perimenopausia o la menopausia (consulta el kit de herramientas para conocer las estrategias que te ayudarán a tratar estos síntomas).

Acné
Ansiedad
Apnea del sueño
Arrugas
Artralgia (dolor articular)
Artritis
Asma
ATM (disfunción de la articulación temporomandibular)
Aumento de peso
Boca seca
Caída del cabello
Cálculos renales
Cambios de humor
Cambios en el ciclo menstrual
Cambios en la composición corporal/grasa abdominal
Cambios en la tolerancia al alcohol
Colesterol alto/triglicéridos altos
Crecimiento de vello no deseado (bigote)
Depresión
Disminución del deseo sexual
Dolor durante el coito
Dolores de cabeza
Dolores musculares
Eccema
Enfermedad autoinmune (nueva o empeoramiento)
Enfermedad del hígado graso no alcohólica
Falta de concentración

Fatiga
Fibromialgia
Hombro congelado
Hormigueo en las extremidades
Incontinencia
Infecciones del tracto urinario
Irritabilidad
Mareos
Migrañas
Niebla mental
Olor corporal
Osteoporosis
Palpitaciones
Pérdida de densidad cutánea
Picor de oídos
Picores en la piel
Piel seca
Problemas de memoria
Problemas dentales
Reflujo ácido/ERGE
Resistencia a la insulina

Sarcopenia (pérdida de masa muscular)
Sensación de ardor en la boca/lengua
Sensación de descarga eléctrica
Sensación de hormigueo en la piel
Sensibilidad/dolor mamario
Sequedad o picor de ojos
Sequedad vaginal
Síndrome de fatiga crónica
Síndrome del intestino irritable
Síndrome genitourinario
Sofocos
Sudores nocturnos
Tinnitus/acúfenos
Trastornos de salud mental
Trastornos del sueño
Uñas quebradizas
Vértigo
Vientre hinchado

Basta con echar un vistazo a esta lista para darse cuenta del profundo alcance que pueden tener los cambios hormonales, y de que una mujer podría visitar a casi todos los especialistas en busca de un diagnóstico si no se identifica el denominador común de la disminución de estrógenos. Esta es también la razón por la que los síntomas de la menopausia pueden confundirse con síntomas de otras afecciones, lo que conduce a diagnósticos erróneos, o por la que es posible tener más de una causa de síntomas similares (hipotiroidismo y perimenopausia).

Falta de uniformidad de los síntomas

A los profesionales sanitarios les encanta la uniformidad, y la menopausia es una inconformista con una expresión muy individualizada. Aunque los cambios endocrinos son relativamente similares en todas las mujeres, la experiencia sintomática puede ser distinta y diversa. No todas las mujeres experimentarán todos los síntomas que he enumerado, pero la mayoría experimentará algunos. El momento en que una persona presenta los síntomas también puede variar. Los síntomas de la menopausia pueden comenzar en la perimenopausia y durar décadas. Es posible que te veas bombardeada por múltiples síntomas durante la perimenopausia y que acabes navegando sin problemas durante la posmenopausia, o exactamente lo contrario.

En medicina tenemos un dicho: si camina como un pato y habla como un pato, es un pato. Pues bien: ¿qué clase de pato es la menopausia? Depende del día, incluso de la hora y, como demuestran cada vez más pruebas, de muchas otras cosas. La forma en que la menopausia se expresa en tu cuerpo puede depender de la genética; de factores relacionados con el estilo de vida como la dieta, el ejercicio, el tabaquismo y el historial reproductivo, y de influencias como el peso/IMC, el clima, la situación socioeconómica e incluso las creencias y las actitudes culturales en torno a la menopausia.

Falta de un estándar en los criterios de diagnóstico o cribado

Existe una definición médica de la menopausia: el momento en el que la mujer lleva doce meses sin menstruar. Sin embargo, eso significa que en realidad no sabes que estás «ahí» hasta que ha transcurrido ese año. Hasta entonces, a medida que las menstruaciones se vuelven más esporádicas (o más abundantes y frecuentes en algunos casos), te encuentras en un limbo, consciente de que algo está cambiando, pero sin saber cuánto durará la transición. Esa es la etapa perimenopáusica, pero resulta impredecible por definición. Yo la describo como la «fase del caos». Y no tiene una definición universalmente aceptada ni criterios diagnósticos específicos; en la actualidad no hay ningún análisis de sangre establecido que le indique a tu médico en qué punto exacto del proceso te encuentras. La gran variedad de síntomas cambiantes hace que no exista un diagnóstico específico y claro de la perimenopausia.

Tampoco existe un cribado rutinario de las pacientes. En medicina, los exámenes de salud se utilizan para detectar la presencia de una afección o enfermedad común antes de que aparezcan los síntomas. De ese modo se pueden adoptar estrategias de prevención y otras medidas para mejorar los resultados. Hacemos cribados de hipertensión arterial, determinados tipos de cáncer (como el de cuello de útero, mama y próstata), osteoporosis, depresión y otros. A menudo, esas pruebas se realizan con algún tipo de herramienta o tecnología médica, pero en algunos casos, como la depresión, el cribado exige que el paciente rellene un cuestionario.

No existe un cribado estándar para la perimenopausia, en parte porque no hay cura ni prevención para lo que se avecina: la menopausia no se puede evitar. Sin embargo, sabemos que muchos de los trastornos o las enfermedades que se inician al entrar en la perimenopausia y continúan en la posmenopausia se producen como consecuencia de la disminución de los niveles de estrógenos y otras hormonas sexuales. Un cribado adecuado no solo aliviaría los síntomas y la confusión, sino que también permitiría aplicar medidas preventivas específicas que podrían alargar el buen estado de salud y la esperanza de vida.

Prejuicios y estereotipos de género

Es cierto que la menopausia solo afecta a las personas que tienen órganos reproductores femeninos; sin embargo, a menudo se considera condescendientemente un «problema de mujeres», y los médicos y nuestra cultura rara vez se lo toman en serio. Así, multitud de síntomas muy reales que alteran la vida y la salud se desestiman por considerarlos de naturaleza emocional y psicológica, o se descartan de manera categórica calificándolos de cambios de humor que la paciente debe tolerar o sobrellevar. Por desgracia, no se trata de una tendencia nueva: la situación viene de hace miles de años.

En la mitología griega, las mujeres que ahora sabemos que probablemente estaban experimentando síntomas menopáusicos se describían como afectadas de «melancolía uterina», una característica forma de locura derivada de su útero. Más tarde, el médico griego Hipócrates acuñó el término *histeria* para referirse a una enfermedad imprecisa también originada en el útero que, según él, vagaba por el cuerpo y provocaba síntomas como temblores y ansiedad por la liberación de gases tóxicos. Ojalá estuviese inventándome estas cosas (si quieres saber más sobre la historia de la salud femenina, consulta el fantástico libro *Enfermas*, de Elinor Cleghorn).

Aunque Hipócrates practicó la medicina hace casi dos mil quinientos años, sus teorías todavía parecen infiltrarse en las mentes de muchos profesionales sanitarios e influyen en su práctica médica actual. La creencia heredada de que los problemas médicos de la mujer son de naturaleza exclusivamente emocional o psicológica ha perdurado con especial fuerza y contribuye a lo que hoy se denomina «brecha de género del dolor». Este término describe la confusa realidad de que, aunque las mujeres experimentan más dolor crónico y más enfermedades crónicas que los hombres, resulta más probable que esos dolores se minimicen y no se traten como deberían. Si eres una mujer negra, eres invisible por partida doble y tienes todavía menos probabilidades de que tu dolor sea tratado adecuadamente.

Esta «brecha» no es solo una teoría; su existencia está demostrada. Los estudios revelan que las mujeres que acuden a urgencias con un dolor de la misma intensidad que los hombres esperan una media de dieciséis minutos más para que les den analgésicos (si alguna vez has sufrido un dolor intenso, sabes que dieciséis minutos son una eternidad), y que las mujeres tienen más probabilidades de que les receten sedantes o antidepresivos que analgésicos. También es más probable que las mujeres esperen más para ser atendidas y se les otorgue menos tiempo para tratar sus problemas que los pacientes varones.

Odio decirlo, pero estas estadísticas no me sorprenden: he visto este trato despectivo de primera mano, y al principio de mi carrera médica pequé de hacer lo mismo.

Cuando estaba en la facultad de medicina, y cuando era una médica novata en la década de 1990, me enteré de que existía un tipo de paciente al que se referían simplemente como «MQ». Esas pacientes solían acudir describiendo un conjunto de síntomas: aumento de peso, niebla mental, irritabilidad, dolor en las articulaciones, disminución del deseo sexual, falta de sueño y fatiga. «Tienes una MQ en la sala 3. Buena suerte», decía un colega. Esto significaba, y me avergüenzo al escribirlo, que estaba a punto de encontrarme con una «mujer quejica». Allí estábamos, practicando la medicina moderna, pero confundiendo síntomas legítimos con una emoción, igual que los médicos antiguos.

Por aquel entonces, mis colegas y yo sabíamos que era probable que aquellas pacientes estuvieran entrando en la transición a la menopausia. Sin embargo, teníamos muy poca formación sobre el diagnóstico, la gestión y el tratamiento adecuados.

Además, nos habían enseñado que las mujeres tienden a quejarse y a somatizar los síntomas debido a su insatisfacción con las circunstancias vitales y al estrés. El mantra médico de «está todo en su cabeza» continuaba muy vivo. Si se descubría que la mujer era posmenopáusica (confirmado, una vez más, por el hecho de no haber tenido la menstruación durante más de doce meses), se le podía ofrecer terapia hormonal para la menopausia (THM) y a otra cosa, mariposa (esto era antes de la publicación de los resultados de la Women's Health Initiative, la Iniciativa para la Salud de la Mujer, en 2002). Si se encontraba en la transición a la menopausia, no le ofrecíamos nada e insistíamos en que tenía que pasar un año entero sin menstruación para que pudiésemos intervenir.

Sin duda, esta falta general de reconocimiento e infradiagnóstico de los síntomas de la menopausia provocaba que las mujeres sufriesen de forma innecesaria. Esta era una realidad de la que no fui plenamente consciente hasta que yo misma me vi acosada por los síntomas. Experimenté dolores intensos, noches de insomnio empapada en sudor, caída del cabello, aumento de peso y capacidades cognitivas embotadas. Estos síntomas interfirieron enormemente en mi calidad de vida, hicieron tambalear mi confianza en mis capacidades profesionales y me llevaron a darme cuenta de que no estaba practicando un buen cuidado de la menopausia.

Cuando tuve claro que mis niveles hormonales erráticos y en declive eran los responsables de cómo me sentía, pensé en las pacientes que habían estado en ese mismo lugar, que habían buscado ayuda de profesionales médicos y que no habían obtenido el apoyo que necesitaban. Me sentí culpable y avergonzada por haber formado parte del problema.

La buena noticia es que la atención médica a la paciente menopáusica está mejorando, aunque esa mejora será limitada a menos que reconozcamos y trabajemos activamente para derribar la importante barrera de la discriminación de género. De hecho, no reconocer esa discriminación solo perpetuaría la luz de gas e invalidaría todavía más la experiencia de quienes han entrado en las consultas de sus médicos o en el hospital con la esperanza de recibir ayuda y han salido sintiéndose peor, con un folleto de antidepresivos en la mano.

Formación inadecuada en la facultad de medicina y en la residencia

A raíz de lo que acabas de leer, podrías pensar que los médicos son los culpables de la atención insuficiente y el diagnóstico erróneo sistemático de las personas que se acercan a la menopausia o que la han superado. Sí, tenemos algo de culpa, sobre todo los que han negado o siguen negando la validez o la gravedad de los síntomas de una paciente. Sin embargo, culpar únicamente a los médicos equivale a que los árboles no te dejen ver el bosque. Hay cuestiones mucho más amplias en juego, relacionadas en concreto con lo que se enseña a los estudiantes de medicina en la facultad y con la formación que se exige a los médicos en ejercicio para conservar su licencia. Nunca veremos mejoras en el tratamiento de la menopausia si no se hace hincapié en mejorar la educación.

He aquí por qué es importante la educación: el pato. Te acuerdas del pato, ¿verdad? A los médicos les gusta seguir un camino hacia el diagnóstico que va así: aquí están los síntomas; estos síntomas cuadran con el diagnóstico X, Y o Z. Cuando las pruebas descartan X e Y, el problema debe ser Z. Ahí está tu pato: Z. (No estoy menospreciando la experiencia de la paciente; en aras de la demostración, intento simplificar lo que puede ser un proceso realmente largo e intenso.)

El diagnóstico a veces es así de sencillo, pero no siempre, y no tiene nada de arbitrario. El médico practica la memoria intelectual, echa mano de sus años de estudio para relacionar los síntomas con las posibles causas y sigue la práctica médica estándar para obtener una confirmación, porque eso es lo que se les ha enseñado a hacer a los médicos. Sin embargo, resulta que a muchos médicos no se les ha enseñado a practicar la medicina cuando se trata de la menopausia.

Lo que se enseña en las facultades de medicina y en los programas de residencia tiene un alcance limitado. Solo se muestran los síntomas más típicos de los cambios hormonales. Lo que aprendí en la facultad de medicina sobre obstetricia, ginecología general, ginecología pediátrica y oncología y cirugía ginecológicas fue importante y de calidad, pero la menopausia se metió en una especie de cajón de sastre y solo recibió una mínima parte del tiempo y la atención. Por ejemplo, en la residencia aprendí que la menopausia se caracterizaba por los sofocos, el aumento de peso, los cambios de humor, los síntomas genitourinarios y los trastornos del sueño. ¡Y ya está!

Me hicieron falta una experiencia personal y cientos de horas de investigación independiente (es decir, no era necesaria para los exámenes ni para mantener mi licencia médica actualizada) para entender que la presentación del envejecimiento endocrino era mucho más compleja que aquellos cinco síntomas comunes. Soy ginecóloga y obstetra; mi especialidad es tratar a pacientes con ovarios, las dos pequeñas glándulas de forma ovalada que producen estrógeno, progesterona y testosterona, que son las hormonas esenciales para el ciclo menstrual, la fertilidad y el embarazo. Y no formaba parte de mi educación obligatoria adquirir más conocimientos sobre la inevitable disminución de esa producción hormonal, ni comprender su relación con las enfermedades cardiovasculares, las enfermedades neurodegenerativas, ciertos tipos de cáncer y el empeoramiento de la calidad de vida. Creo que eso no está bien.

Mi formación en obstetricia y ginecología comenzó hace más de veintiséis años, pero los residentes de obstetricia y ginecología de hoy no parecen estar recibiendo una educación mucho mejor sobre la medicina de la menopausia que la que yo recibí. Una encuesta realizada en 2013 por investigadores de la Johns Hopkins reveló que casi el 80 % de los residentes de medicina se sentían «muy poco cómodos» hablando de la menopausia o tratándola. También descubrieron que solo el 20 % de las residencias de ginecología y obstetricia ofrecían formación sobre la menopausia.

Una encuesta posterior publicada en *Mayo Clinic Proceedings* reveló estadísticas similares recogidas entre residentes de obstetricia y ginecología, y también de medicina familiar e interna. Los residentes que respondieron a la encuesta expresaron una falta de confianza y competencia en el manejo de la menopausia y reconocieron la necesidad y el deseo de recibir formación adicional: casi el 94 % de los encuestados indicaron que era importante o muy importante recibir formación sobre el manejo de la menopausia.

Si tenemos en cuenta estas estadísticas, no es de extrañar que la mayoría de los médicos no sepan cómo hablar, diagnosticar o tratar adecuadamente a las pacientes durante la menopausia. Sencillamente, no están formados para ello. Esto es así a pesar de que un tercio de las mujeres estadounidenses se encuentran en la actualidad en alguna etapa de la menopausia y el 51 % de la población pasará por este evento tan trastocante si vive lo suficiente.

Si otros médicos o administradores de facultades de medicina están leyendo esto, permitidme dejar clara mi opinión y mi postura: la comunidad médica en su conjunto debe tratar la menopausia con el respeto que merece, y eso significa dar prioridad a las inversiones en planes de estudios que enseñen a los futuros médicos a reconocer y tratar el paso por la menopausia. Por ahora, los médicos en ejercicio deben ser proactivos y buscar formación en organizaciones como la Menopause Society (antes North American Menopause Society, Sociedad Norteamericana de la Menopausia), que ofrece cursos de formación continua y certificaciones en medicina de la mediana edad. También necesitamos que los profesionales que entienden la menopausia den un paso al frente y ayuden a aquellos colegas que requieran y deseen recibir orientación. Nuestras pacientes se merecen una mejor atención, y esta vendrá en forma de reconocimiento y validación de los síntomas, y del tratamiento de la reducción hormonal y de las afecciones que de él se derivan.

Una definición insuficiente del envejecimiento

Una de las razones más sutiles por las que las mujeres no reciben la atención adecuada para la menopausia está relacionada con la definición del envejecimiento por parte del *establishment* médico, que lo relaciona principalmente con la edad cronológica (literalmente, la edad) en lugar de considerar también la edad endocrinológica de la persona: el ritmo al que envejecen nuestros ovarios es el doble de rápido que el de cualquier otro sistema de órganos del cuerpo.

Como ocurre con el envejecimiento cronológico, el envejecimiento endocrino es inevitable; en cambio, a diferencia de lo que sucede con el primero, tenemos acceso a intervenciones médicas que pueden restaurar los niveles hormonales y ayudar a minimizar los efectos secundarios del declive hormonal. La principal intervención es la terapia hormonal sustitutiva (THS), también conocida como terapia hormonal (TH) o terapia hormonal para la menopausia (THM). Yo prefiero esta última, THM. Se trata de diferentes nombres para el mismo enfoque, cuyo objetivo es muy sencillo: sustituir o reforzar las hormonas naturales que el cuerpo ya no produce para ayudar a garantizar que las funciones iniciadas y promovidas por estas hormonas se continúen llevando a cabo. Puedes pensar que sería algo así como decir «Seguid con vuestro trabajo, células del corazón, neuronas, células de la vejiga y articulaciones».

Sé que la mención de la terapia hormonal sustitutiva puede suscitar muchas emociones, incluido el miedo. Es comprensible: la

THM tiene lo que algunos describirían como un pasado problemático, y no es el enfoque adecuado para todo el mundo. Sin embargo, lo que te ofrezco en este libro es algo que tal vez no hayas recibido en la consulta de tu médico, aunque te lo mereces: un debate exhaustivo sobre la cuestión de la terapia hormonal sustitutiva. Mereces entender la verdad sobre la investigación que alejó a tantas personas de la THM por miedo, y sobre la ciencia emergente que demuestra lo segura y eficaz que puede ser para ayudar a evitar las enfermedades crónicas que comienzan a aparecer cuando el estrógeno disminuye. No todas las personas elegirán la terapia hormonal, pero todas merecen una conversación informada. Hablaremos de ello en el capítulo 7.

También existen otras estrategias de ayuda para el cuerpo y la mente durante la transición a la menopausia y en la posmenopausia. Estoy impaciente por compartirlas contigo y me emociona que hayas depositado tu confianza en mí para que te ayude a sentirte mejor y a seguir siendo funcional el mayor tiempo posible. Espero que puedas beneficiarte de lo que he aprendido y desaprendido sobre las mejores estrategias y enfoques. Juntas, a través de la concienciación, la educación y la acción, podemos formar parte del movimiento que elimine las barreras hacia una atención menopáusica de calidad. ¡Todo empieza aquí y ahora!

CAPÍTULO 2

EL COMPLICADO PASADO Y LA NATURALEZA CONFUSA DEL TRATAMIENTO DE LA MENOPAUSIA

Entré oficialmente en la menopausia en octubre de 2022, a la edad de 56 años. Durante el último año he experimentado un terrible dolor en las articulaciones a pesar de tener un peso normal, estar sana en general, seguir una dieta antiinflamatoria saludable y hacer ejercicio varias veces a la semana. Mi médico de cabecera me hizo todo tipo de análisis, incluidas pruebas de inflamación y artritis reumatoide (todos los resultados fueron normales). Mi colesterol era alto por primera vez en mi vida, y me dijo que «siguiera trabajando» en mi ya saludable dieta. Un cirujano ortopédico al que consulté por mi dolor articular me dijo que simplemente tenía «mala suerte». Ninguno de los dos médicos llegó a pensar que mi dolor articular o mi colesterol alto pudieran tener algo que ver con la menopausia/falta de estrógenos.

–Beverly W.

Cuando se trata de astucia biológica, pocas cosas se comparan con el sistema reproductor femenino. Este sistema está formado por un equipo fiable: la vagina, el cuello uterino (cérvix), el útero, los ovarios, las trompas de Falopio y algunos compañeros auxiliares, aunque igualmente esenciales, que facilitan la menstruación, sustentan el desarrollo de un ser humano desde la fase de embrión hasta que nace y representan las partes de la anatomía que nos conceden el don del placer sexual. Aunque llevo veinticinco años dedicándome a la especialidad de ginecología y obstetricia, todavía me maravilla su profunda complejidad, su inteligencia innata y su capacidad para realizar proezas de fuerza y resistencia aparentemente sobrehumanas.

Pensemos en el útero: un pequeño órgano muscular hueco con varias capas que se expande hasta quinientas veces su capacidad volumétrica durante el embarazo. O los ovarios: dos glándulas del tamaño de una almendra que al nacer contienen entre uno y dos millones de ovocitos, o huevos, que albergan todo nuestro material genético único.

Estos mismos ovarios producirán las hormonas que regulan el ciclo menstrual y mantienen la fertilidad, y son el órgano central en lo que respecta a la producción de estrógenos. Debemos una buena parte de nuestro ser biológico al estrógeno: es la hormona responsable de gran parte de nuestro aparato reproductor, y es importante para la salud de los pechos, la piel, el cabello, el corazón, los vasos sanguíneos, el cerebro, etcétera. Los niveles de estrógenos fluctúan a lo largo de la vida; suben y bajan cada vez que menstruamos, se disparan durante el embarazo y, en las mujeres sanas, después de la pubertad se suprimen o disminuyen de forma natural durante dos únicos momentos de la vida: el posparto y la menopausia.

Obviamente, estos ejemplos demuestran razones muy diferentes de la bajada del nivel de estrógenos: el primero es para permitir la lactancia, y el segundo es el resultado de lo que en medicina llamamos «insuficiencia ovárica» (suena mal, lo sé, pero es una descripción exacta de lo que ocurre con la producción hormonal de los ovarios). No obstante, estos sucesos provocan cambios metabólicos muy similares. Sí, tanto las madres lactantes como las mujeres menopáusicas pueden experimentar los placeres de las noches sin dormir, los sofocos, la sequedad vaginal, la ansiedad y la niebla mental.

Sabemos que estos cambios se producen durante la lactancia para dar prioridad al cuidado de otro ser vivo. La madre lactante debe despertarse a menudo para dar el pecho, irradiar calor para mantener caliente a un bebé y estar alerta.

Cuando los estrógenos disminuyen en la fase posreproductiva, es decir, la menopausia, y aparecen todos estos síntomas, ¿qué sentido tiene? Existen algunas teorías (véase pág. 36), pero yo propongo mi propia visión de esta etapa de transición de nuestras vidas. Creo que deberíamos considerar estos síntomas como una señal de que hay un ser vivo que necesita muchos cuidados. Y ese ser eres TÚ. Necesitas atención, amor y apoyo, y deberías sentirte acompañada en tu llegada a una etapa sin precedentes de autocuidados muy necesarios.

Un problema es que no existe una definición clara sobre el apoyo y los cuidados en estos momentos de gran necesidad. Y si eres una paciente, los tratamientos recomendados o prescritos por el médico, si es que te ofrece alguno, habrán sido inconsistentes. Esto se debe en parte a que las necesidades de la persona en perimenopausia, menopausia y posmenopausia no se han priorizado (ni por parte de la sociedad en general ni en la medicina, donde las mujeres siempre han ido por detrás en lo que respecta a prioridades de la investigación y financiación).

Los tratamientos también han sido inconsistentes porque ha cambiado mucho lo que sabemos sobre las mejores opciones para manejar los síntomas y disminuir los riesgos para la salud que surgen durante la menopausia y no se ha establecido un enfoque fiable y estándar. Y esto es así a pesar de que la respuesta siempre ha estado ahí (o no ha estado, como es el caso): el estrógeno.

Es importante que hagamos una pausa y echemos la vista atrás para ver cómo llegamos a identificar el estrógeno y su papel en la menopausia, y cómo han evolucionado los conocimientos médicos de ambos. El pasado puede enseñarnos lecciones sobre el modo de avanzar y ayudarnos a crear un futuro mejor para las siguientes en la cola, que pronto —cuando sus propios síntomas y sus riesgos para la salud aumenten a la par— se preguntarán: ¿qué puedo hacer al respecto?

HISTORIA DEL MISTERIO

El término *menopausia* llegó al mundo de las palabras en 1821 de la mano del médico francés Charles-Pierre-Louis de Gardanne. Con la combinación de *meno*, que significa «mes» y hace referencia a la luna, y *pausia*, es decir, «pausa», la palabra significa literalmente «final del ciclo mensual».

Mucho antes de que existiera una definición de menopausia, esta supuso una fuente de gran confusión. Los médicos griegos y romanos pensaban que la pérdida de sangre a través de la menstruación cada mes era una especie de purga de toxinas y venenos del cuerpo y que, cuando la menstruación terminaba en la menopausia, la mujer se volvía loca por no liberar esas toxinas. Con el tiempo, los enfoques para tratar esa supuesta «locura menopáusica» fueron variando entre descabellados e inhumanos, e incluyeron desde el uso de sanguijuelas para extraer las toxinas hasta el encierro de las mujeres en psiquiátricos.

————Larga vida después de la menopausia: ———— un quebradero de cabeza para los biólogos evolutivos

Teniendo en cuenta que la esperanza de vida media actual de las mujeres es de 79 años y que la edad media a la que comienza la menopausia es a los 51, las mujeres de hoy pueden vivir al menos treinta años más allá de su capacidad para tener hijos. Somos una de las pocas especies animales con una esperanza de vida posreproductiva tan larga. Esto significa que básicamente nos ha tocado el gordo de las especies, pero también es un hecho que ha desconcertado a los biólogos evolutivos, que se preguntan: «¿Cómo encaja la menopausia con la supervivencia del más fuerte?».

La búsqueda de una respuesta ha llevado a algunos a plantear la teoría de que la menopausia es una adaptación que permite a las mujeres vivir mucho más allá de sus capacidades reproductivas para que puedan ayudar a mantener y cuidar a las generaciones futuras y mejorar así el éxito genético; es lo que se conoce como la «hipótesis de la abuela». Otros investigadores creen que simplemente sobrevivimos a nuestras reservas de óvulos gracias a nuestro estilo de vida moderno y civilizado. En otras palabras: la menopausia es más un lujo moderno que un beneficio biológico que de alguna manera ha ayudado a nuestra especie a avanzar.

Sospecho que nunca sabremos realmente *por qué* podemos vivir tantos años después de la menopausia, pero creo que de estas teorías es posible deducir un poco por qué podemos estar agradecidas. Sobre todo, podemos estar agradecidas por el hecho de que, a pesar de los retos que en ocasiones nos plantea la transición menopáusica, tenemos la suerte de encontrarnos en una época en la que podemos vivir décadas más allá del cese de la menstruación (y con más salud que nunca). Esta época nos brinda la oportunidad de disfrutar de algunos de los mejores años de nuestra vida. ¿Y adivinas quién decide si «lo mejor» significa dedicar nuestros recursos de experiencia, sabiduría y confianza a otras personas más jóvenes que nosotras, o celebrar el lujo de habernos liberado de la menstruación, o hacer un poco de ambas cosas? TÚ. Porque, ya sea gracias a la evolución o no, te lo has ganado.

Los tratamientos para la menopausia fueron tan variados e ineficaces durante tanto tiempo porque nadie entendía qué ocurría en el cuerpo (insuficiencia ovárica) para provocar el fin del ciclo de la mujer y, en la mayoría de los casos, los síntomas que lo acompañaban. No fue hasta finales del siglo XIX y principios del XX cuando los investigadores comenzaron a centrarse en el sistema endocrino, concretamente en los ovarios, y en la existencia de las hormonas como elementos fundamentales para entender los orígenes de la menopausia. Fue también en esa época cuando se empezaron a administrar las primeras terapias orales, que eran formulaciones rudimentarias a base de tejido ovárico procesado procedente de animales, en un intento de ayudar a tratar los síntomas de la menopausia. Algunos de esos tratamientos demostraron ser prometedores para mejorar los sofocos y lo que entonces se denominaba «disfunción sexual» (en la medicina moderna, nos referimos a ella como «trastorno del deseo sexual hipoactivo» —falta de libido— o relaciones sexuales dolorosas, ambos frecuentes en la menopausia).

En 1923, los químicos estadounidenses Edgar Allen y Edward Doisy (este último galardonado con el Premio Nobel por sus investigaciones sobre la naturaleza química de la vitamina K) se convirtieron en los primeros investigadores que aislaron una hormona primaria producida por los ovarios. Se determinó que esa hormona promovía acciones en el sistema reproductor relacionadas con el ciclo de la mujer, y la llamaron «hormona ovárica primaria». Unos años más tarde, pasaría a conocerse por el nombre que nos resulta tan familiar a todas: *estrógeno*, palabra que resulta de la combinación de *estrus* y *gen*, es decir, la generación de un ciclo mensual.

(¿Te he perdido? Solo quería decir que sé que sería fácil prescindir de todos estos detalles históricos aburridos. Sin embargo, esos descubrimientos sentaron literalmente las bases del conocimiento moderno sobre la influencia de la presencia de estrógenos en la menstruación y el embarazo, y sobre la aparición de la menopausia por su relativa ausencia. Sigue leyendo.)

En 1933 ya se fabricaba y recetaba estrógeno bajo la marca Emmenin. Al principio se produjo a partir de extractos obtenidos de placentas; después, a partir de la orina de mujeres embarazadas. Se utilizaba para tratar la dismenorrea (el dolor asociado a la menstruación) y los síntomas de la menopausia. Con el tiempo se reformuló a partir de la orina de yeguas preñadas y pasó a llamarse Premarin, aprobado por la FDA para su comercialización por primera vez en 1942. (Es importante señalar que en la actualidad existen varias opciones de terapia hormonal que no dependen de animales para su producción, y nos ocuparemos de las versiones modernas de la terapia hormonal en el capítulo 7.) La llegada del Premarin al campo de la terapia hormonal marcaría el inicio de una montaña rusa de opiniones e investigaciones científicas en relación con el tratamiento hormonal de los síntomas menopáusicos y los trastornos asociados.

AUGE, DECLIVE Y RESURGIMIENTO DE LA TERAPIA HORMONAL SUSTITUTIVA

En cuanto quedó patente que existía demanda para tratar los síntomas de la menopausia, los fabricantes de medicamentos se pusieron manos a la obra. En 1947, solo cinco años después de que el Premarin obtuviese la aprobación de la FDA por primera vez, había en el mercado 53 fórmulas vendidas por 23 empresas distintas. Durante las dos décadas siguientes, las ventas de medicamentos hormonales sustitutivos seguirían aumentando.

En esa etapa de interés creciente por la terapia hormonal se publicó el bestseller *Feminine Forever*. Este libro, escrito por el ginecólogo neoyorquino Robert Wilson y publicado en 1968, promovía la terapia con estrógenos como solución para conservar la «feminidad» y prevenir enfermedades. El libro fue influyente a pesar de estar cargado de comentarios repugnantes, algo que se detecta de inmediato en la parte final del subtítulo: «Casi todas las mujeres, con independencia de su edad, ya pueden disfrutar de una vida sexual plena con seguridad durante toda su vida». ¿Ves a qué me refiero? Repugnante. No digo que las mujeres no puedan y no deban tener una vida sexual plena, pero creo que *Feminine Forever* no se centra en el deseo de la mujer; la restauración de la feminidad que promete el libro de Wilson se promocionó como una especie de movimiento «recupera a tu mujer», y la prioridad en ese marketing era el deseo del hombre y la disponibilidad de la mujer para satisfacerlo. Repugnante.

En cualquier caso, eran los años sesenta, y el sexo vende. El libro de Wilson definitivamente impulsó las ventas de la terapia de estrógenos. En 1975, las fórmulas de estrógenos eran el quinto medicamento más recetado en Estados Unidos, con treinta millones de recetas dispensadas ese año.

Más tarde, en el último mes de ese mismo año, otros investigadores publicaron en el *New England Journal of Medicine* los resultados de su estudio sobre mujeres menopáusicas y posmenopáusicas con útero, algunas de las cuales habían estado tomando estrógenos sin oposición (es decir, sin progesterona). Cuando compararon a las que habían estado expuestas a la terapia estrogénica con las que no habían tomado estrógenos, determinaron que las primeras presentaban mayor riesgo de desarrollar cáncer de endometrio. Esto hizo que muchas mujeres dejasen de tomar la terapia estrogénica y que los productos a base de estrógenos, como la THM y las píldoras anticonceptivas, se dispensasen con nuevas advertencias sobre el riesgo de desarrollar cáncer.

─────────Algunas definiciones útiles de la THM─────────

En el capítulo 7 expondré todos los detalles que necesitas para ayudarte a determinar tus necesidades de THM, incluyendo cómo tener una conversación con tu médico (también con esos que demuestran falta de interés o de conocimientos). De momento, quiero ofrecerte algunas definiciones.

Estrógenos conjugados de origen equino (ECE): formulación compuesta por diez tipos diferentes de estrógenos, procedentes de la orina de yeguas preñadas. Nombre comercial: Premarin.

Acetato de medroxiprogesterona (MPA, por sus siglas en inglés): progesterona sintética (también conocida como «progestina») producida en laboratorio. Nombre comercial: Provera.

Otros tipos de progestágenos sintéticos son la didrogesterona, la noretisterona y el levonorgestrel.

En el campo de la medicina nos forman para que consideremos si los riesgos potenciales de un medicamento superan a los beneficios esperados. En este caso, los riesgos de malignidad en el endometrio eran graves, pero seguía habiendo beneficios: reducción de los sofocos y la sequedad vaginal, y una posible y prometedora relación con la prevención de la pérdida de masa ósea y la osteoporosis. Se empezó a trabajar para comprobar si existía alguna forma de reducir el riesgo de cáncer de endometrio, y surgieron pruebas de que añadiendo una progestina (una forma de progesterona) se podían contrarrestar los cambios inducidos por los estrógenos en el revestimiento del endometrio. Las prescripciones de esta nueva terapia combinada —estrógenos y una progestina— aumentaron y, en 1992, Prempro (estrógenos conjugados de origen equino y acetato de medroxiprogesterona) se convirtió en uno de los medicamentos más recetados en Estados Unidos.

En los años siguientes se publicaron investigaciones que apoyaban los beneficios potenciales de la terapia estrogénica, y varias organizaciones influyentes respaldaron el uso de la THM. Los Institutos Nacionales de Salud de Estados Unidos emitieron una declaración en la que afirmaban que tomar estrógenos era la mejor forma de prevenir la pérdida ósea en las mujeres menopáusicas, y se fueron acumulando investigaciones que demostraban el efecto cardioprotector de los estrógenos. ¿Era posible que la terapia hormonal sustitutiva prolongase la vida de la mujer? Algunos estudios sugerían que era muy probable. Un estudio observacional habló de un 33 % menos de cardiopatías mortales en las mujeres que utilizaban terapia estrogénica frente a las que no la utilizaban. El Colegio Norteamericano de Médicos propuso que todas las mujeres posmenopáusicas, independientemente de su edad o de factores de riesgo preexistentes, se planteasen la THM dado su potencial para prevenir enfermedades crónicas. A mediados de la década de 1990, el 38 % de las mujeres de entre 50 y 65 años tomaban terapia hormonal sustitutiva. Sin embargo, la tendencia volvería a cambiar muy pronto.

La THM se pone a prueba

Aparecieron abundantes datos científicos de calidad que apoyaban el uso general de la THM, pero todavía no se habían sometido a un ensayo controlado aleatorizado (ECA), que es la referencia de los métodos de investigación. En un ECA, los participantes son asignados aleatoriamente a un grupo experimental o a uno de control. Las personas del grupo experimental reciben la medicación o el protocolo que se está probando, y las del grupo de control reciben un placebo, que es un tratamiento falso que parece real. Todos los participantes en el estudio creen que están tomando el medicamento real, y todos son tratados y observados de la misma manera. Se considera el mejor tipo de estudio, ya que permite a los investigadores obtener los resultados más objetivos dentro de lo posible (es básicamente lo contrario de una opinión).

En 1998, la Iniciativa para la Salud de la Mujer (Women's Health Initiative, WHI) puso en marcha los ensayos de terapia hormonal para la menopausia con objeto de utilizar por fin este patrón de referencia para evaluar la THM y su efecto sobre las enfermedades cardiovasculares y el cáncer en las mujeres posmenopáusicas. Con 27.000 participantes y una duración prevista de quince años, formó parte del «mayor estudio de prevención de la salud femenina jamás realizado».

Lo que ocurrió a continuación volvería a cambiar el curso del uso de la terapia hormonal sustitutiva y las vidas de un número incalculable de mujeres menopáusicas. El resultado fue tan trascendental que merece su propio capítulo, así que ¡sigue leyendo!

CAPÍTULO 3

SE PRODUCE UN CAMBIO TRASCENDENTAL

Soy una farmacéutica clínica que empezó su carrera justo antes de que se publicase el WHI [el informe sobre los ensayos de la Iniciativa para la Salud de la Mujer]. En aquella época, los médicos se negaban a iniciar la THS o impedían que las mujeres la tomaran. Las pacientes decían: «¡No os atreváis a quitarme mis hormonas!». No entendía por qué se oponían con tanta vehemencia a dejar de tomarlas. AHORA LO ENTIENDO. Las pequeñas cosas que no relacionaba con la perimenopausia a mis cuarenta y tantos años, ahora sé que estaban todas relacionadas. Tenía una ansiedad y una irritabilidad desproporcionadas en relación con las situaciones. Tuve sofocos e insomnio durante meses seguidos; me despertaban todos los días entre las 3:00 y las 5:00 de la mañana y me provocaban fatiga, irritabilidad, niebla mental (algo poco recomendable para una farmacéutica que intentaba tomar decisiones importantes sobre el cuidado del paciente). Tenía dolor en las articulaciones, palpitaciones, sudaba hasta empapar la ropa (mi bata de laboratorio) y tenía un calor incómodo continuamente. Acudí a la visita a mi ginecóloga dispuesta a defender la THS. Me sentí aliviada cuando me dijo: «Deja que te ayude». Todavía necesito un aumento de la dosis, pero definitivamente ya veo una mejoría. ¡No os atreváis a quitarme la THS!

–Katie G.

Cuando se iniciaron los ensayos de terapia hormonal de la Women's Health Initiative (WHI), en 1998, yo estaba en mi último año de medicina en el Centro Médico de la Universidad Estatal de Luisiana. En 2002, cuando se interrumpió el estudio y se publicaron los resultados preliminares, me encontraba en mis últimos meses de residencia de ginecología y obstetricia en el Departamento Médico de la Universidad de Texas. Recuerdo a la perfección el momento en el que salió la noticia. Estaba en las jornadas de ginecología y obstetricia y oí a mis profesores cuchichear acaloradamente sobre los «riesgos de cáncer de mama» y las «llamadas de pacientes frenéticas». Los resultados del estudio se habían difundido a través de medios de comunicación nacionales antes de su publicación. Las pacientes estaban atentas a los informes y estaban llamando a sus médicos presas del pánico. Prácticamente de la noche a la mañana, el 80 % de las prescripciones de terapia hormonal se interrumpieron en todo el país y, a partir de entonces, apenas se ofreció la opción de la terapia hormonal para los síntomas de la menopausia a nuevas pacientes. En aquel momento yo no tenía ni idea de que ese acontecimiento memorable y trascendental despertaría en mí, años más tarde, una nueva pasión y un nuevo propósito en mi carrera.

DISEÑO DEL ESTUDIO DE LA WOMEN'S HEALTH INITIATIVE (WHI)

Antes del estudio WHI había mucho optimismo sobre el uso de la THM. Se sabía que la terapia hormonal aliviaba ciertos síntomas, como los sofocos y los sudores nocturnos, y que protegía contra la osteoporosis y la atrofia vaginal (que forma parte del síndrome genitourinario de la menopausia o SGM). Numerosos estudios observacionales sugerían que las mujeres en tratamiento hormonal presentaban un menor riesgo de enfermedad coronaria y de enfermedades neurodegenerativas como la demencia y el alzhéimer. Muchos pensaron que este estudio aportaría la prueba objetiva de que la terapia hormonal era el estándar de atención preventiva para los huesos, los corazones y las mentes de las mujeres posmenopáusicas.

Estoy segura de que el hecho de que se fuese a realizar el estudio generó mucho entusiasmo. ¡Las mujeres mayores recibían atención! ¡Y financiación para la investigación! ¡Y tiempo! Los investigadores tardaron cinco años solo en reclutar a participantes, y se iba a invertir todavía más tiempo y dinero en el estudio de las mujeres en la menopausia. El simple hecho de llegar a la línea de salida ya parecía una gran victoria.

Para situarnos en contexto, veamos algunos detalles de esa línea de salida. ¿Quiénes estaban allí? ¿Por qué estaban allí? Comprender algunos puntos clave sobre la organización del estudio nos ayudará a entender mejor los resultados.

Objetivo: los ensayos sobre terapia hormonal de la Women's Health Initiative se diseñaron para revelar los riesgos y los beneficios de la terapia hormonal sustitutiva cuando la toman mujeres posmenopáusicas para la prevención de enfermedades crónicas como las enfermedades cardiovasculares y el cáncer.

Participantes: se dividieron en dos grupos. El grupo 1 estaba formado por 16.608 personas con útero. En el grupo 2 había 10.739 mujeres sin útero (debido a una histerectomía).

Intervenciones: el grupo 1 recibió estrógenos y una progestina (para proteger el revestimiento endometrial del útero frente al cáncer) o un placebo. Al grupo 2 se le administró solo estrógeno, también denominado «estrógeno sin oposición», o un placebo.

Duración: los investigadores pretendían realizar un seguimiento de las participantes durante 8,5 años.

Resultado: en julio de 2002, un seguimiento del grupo 1 reveló un ligero aumento del riesgo de cáncer de mama. Este grupo también mostró una reducción de la incidencia de cáncer de colon y de fracturas relacionadas con la osteoporosis, pero se dio prioridad a los riesgos de cáncer de mama y la parte del estudio que analizaba los estrógenos y la progestina finalizó antes de tiempo.

Solo unos años después, la investigación sobre el segundo grupo, cuyos miembros tomaron únicamente estrógenos o un placebo, también terminaría antes de tiempo debido a la evidencia de un pequeño aumento del riesgo de accidente cerebrovascular. Cabe destacar que las participantes de este grupo no presentaron un mayor riesgo de cáncer de mama ni de cardiopatías, y también mostraron menores tasas de fracturas y cáncer de colon.

LOS RESULTADOS QUE DIERON LA VUELTA AL MUNDO

A primera vista, podría parecer una historia muy sencilla con un resultado inesperadamente dramático, pero un análisis más profundo muestra que en realidad es muy compleja (y no tan dramática). Por desgracia, lo único que recibió el público en su momento fue drama en forma de informes inexactos y titulares alarmantes que redujeron la noticia, en todo el mundo, a «el estrógeno provoca cáncer de mama».

Los medios de comunicación reforzaron el mensaje de manera tan repetida y enfática que el estudio WHI se convirtió en la noticia médica más importante de 2002. El resultado, como ya he mencionado, fue que mujeres de todo el mundo dejaron la terapia hormonal de golpe, y entre el 70 y el 80 % de las que tomaban hormonas no renovaron sus recetas. Esto significa que millones de mujeres dejaron de recibir alivio para los síntomas de la menopausia, y muchas más no pudieron aprovechar los beneficios preventivos de la THM.

Sé lo que te estás preguntando ahora mismo: «Pero ¿y los riesgos de cáncer?». Bueno, aquí es donde entra la complejidad, y haré todo lo posible para responder con la máxima claridad, porque sé que los riesgos asociados con este estudio son muy reales (y sé que la asociación popular entre la terapia hormonal y el cáncer es tan persistente y resistente como un pelo de la barbilla).

ACLAREMOS LOS RIESGOS DE LA TERAPIA HORMONAL

Lo primero que hay que saber sobre los resultados del estudio WHI es que, si bien los riesgos de cáncer de mama y accidente cerebrovascular existían, no eran tan significativos ni tan graves como se informó en un principio. Sin duda, los medios de comunicación los sobreestimaron y los exageraron. En los últimos veinte años, los investigadores de la WHI, entre otros, han salido públicamente a aclarar los datos sobre el riesgo de cáncer. En 2018, los autores Avrum Bluming y Carol Tavris publicaron *Estrogen Matters*, uno de los libros más importantes sobre el tema de la WHI y la mala interpretación de los datos que llevó a la información errónea de que el estrógeno provocaba cáncer de mama. A pesar de la disponibilidad de información actualizada, no se le ha prestado demasiada atención, y la opinión pública con respecto a la THM y los riesgos significativos para la salud ha permanecido prácticamente inalterada. Por tanto, creo que es hora de dar a los detalles lo que les corresponde. No todo el mundo querrá leer la información con el grado de detalle en el que entraré a continuación. Sin embargo, recibo preguntas acerca de la THM y los riesgos de cáncer todos los días, y esta es mi oportunidad de ofrecer una visión exhaustiva de la investigación científica que sembró ese vínculo en la mente de la población. Para que quede claro, no se trata de convencerte de que la terapia hormonal es adecuada para ti —esa es una decisión personal, y analizaremos los detalles en el capítulo 7—, sino de proporcionar una mayor claridad para que tu decisión se base en la verdad, no en el miedo.

A continuación, se indican algunos factores fundamentales del estudio WHI que merecen un análisis más detallado.

Tipo de riesgo (estadísticamente hablando)

La información sobre el estudio WHI se centró en el riesgo: por ejemplo, «se observó que las mujeres que utilizaban terapia hormonal sustitutiva presentaban un mayor riesgo de cáncer de mama». Lo que nunca se mencionó en los medios fue el tipo de riesgo que se utilizó para elaborar ese mensaje a pesar de que el tipo de riesgo es muy importante; de hecho, cambia por completo la historia del estudio WHI.

Los medios de comunicación suelen dar titulares basados en lo que se denomina «riesgo relativo» y no en el riesgo absoluto, pero este último es el que mejor representa el verdadero riesgo. Para llegar a una conclusión más precisa sobre los riesgos reales de la terapia hormonal, debemos considerar el valor absoluto.

En el estudio WHI, la probabilidad de que una mujer desarrollara cáncer de mama era de cuatro de cada mil al año con placebo. Cuando se añadieron estrógenos y progestina, el riesgo aumentó a cinco de cada mil mujeres al año. Calculado como riesgo relativo, se presenta como un aumento del 25 %. Sin embargo, cuando los datos se calculan como riesgo absoluto, el aumento es del 0,08 %. Por si no resulta obvio, se trata de una gran diferencia. Un aumento del 25 % es perturbador, da que hablar. ¿Un aumento del 0,08 %? Digamos que no habría dado lugar a susurros frenéticos entre mis profesores de residencia de ginecología y obstetricia aquel fatídico día de 2002.

Quiero señalar aquí que la contemplación de los tipos de riesgo en relación con la THM no es algo marginal, ni mucho menos. En 2022, la declaración de la Menopause Society sobre la terapia hormonal afirmaba que «los riesgos absolutos resultan más útiles para transmitir riesgos y beneficios en el ámbito clínico». También se subrayó la necesidad de que los profesionales sanitarios que atienden a personas menopáusicas «comprendan los conceptos básicos de riesgo relativo y riesgo absoluto para comunicar los beneficios y los riesgos potenciales de la terapia hormonal y otras terapias».

En este momento puedo asegurarte, basándome simplemente en el número de comentarios y quejas que recibo a través de las redes sociales, que a la mayoría de los médicos (incluidos los que ofrecen atención sanitaria a mujeres menopáusicas) no les ha llegado ese mensaje. De haber sido así, no seguirían negando categóricamente a las pacientes la opción de la terapia hormonal por su relación de riesgo relativo con el cáncer.

También es importante señalar que no se produjo un aumento del riesgo de cáncer de mama durante los primeros cinco años de tratamiento en ningún grupo.

Qué significa esto para ti: desde 2002, el reanálisis de los datos de la WHI ha dado lugar a la publicación de cientos de estudios, muchos de los cuales reconocen la información inadecuada y la sobreestimación asociada del riesgo que se derivó del informe inicial. Ninguno de estos estudios ha generado ni la mitad de atención que el informe original y, en consecuencia, la opinión pública y de los profesionales médicos sobre la THM apenas ha cambiado en más de veinte años. Debemos redefinir, para las pacientes y sus médicos, la percepción del riesgo asociado a la terapia hormonal sustitutiva. En muchos casos, los beneficios potenciales superan a los riesgos, y todas las mujeres se merecen estar bien informadas al respecto.

Formulación del fármaco

Uno de los defectos significativos del estudio WHI fue el uso de una única formulación de THM. Como recordarás, al grupo 1 (el grupo asociado con un mayor riesgo de cáncer) se le administró una combinación de estrógeno y progestina. Más concretamente, la formulación consistía en estrógenos conjugados de origen equino (ECE) y acetato de medroxiprogesterona (MPA), que es una versión sintética de la progesterona. Al grupo 2 se le administró solo ECE y no se observó un aumento del riesgo de cáncer.

Esto resulta significativo por un par de razones. La primera es que es posible que fuese el tipo de progesterona utilizada en el estudio el que tuviese relación con el riesgo de cáncer y no el estrógeno, como se informó. De nuevo, las participantes que tomaron solo estrógeno no sufrieron un aumento del riesgo de cáncer de mama; de hecho, se observó un 30 % menos de riesgo que en el grupo placebo. Esto sugiere que el estrógeno por sí mismo no solo no provocaría cáncer, sino que protegería contra él. ¡Hablamos de un cambio de ciento ochenta grados!

La otra razón por la que es importante tener en cuenta la formulación del fármaco es que una forma no es representativa de todas las formas de THM disponibles, y algunas formas pueden ser más seguras que otras. Tanto los ECE como el MPA son tipos de terapia hormonal, y difieren de las opciones *bioidénticas* modernas que se ofrecen en la actualidad. El MPA, en concreto, rara vez se utiliza ya en THM, puesto que la mayoría de los médicos informados prefieren la progesterona como la que se encuentra en lo que conocemos como «cápsulas de progesterona micronizada» (Prometrium).

Qué significa esto para ti: no todas las formulaciones de terapia hormonal son iguales. Si te estás planteando la THM, consulta el capítulo 7 para revisar los tipos disponibles (incluido a lo que me refiero cuando hablo de «bioidéntico»), que difieren en función de la vía de administración (por ejemplo, a través de la piel [transdérmica], por boca [vía oral], etcétera), cómo se producen y qué dicen las pruebas en cuanto a su seguridad y eficacia.

Edad de inicio de la THM (hipótesis del momento oportuno o de las células sanas)

Un análisis posterior de la WHI reveló un dato fundamental: la edad media de las participantes en el estudio era de 63 años, muy superior a los 51, que es la edad media del comienzo de la menopausia. La probabilidad de que ese factor por sí solo influyera de forma negativa en los resultados era muy alta. Las personas de más edad ya tienen más probabilidades de sufrir una mayor incidencia de enfermedades, incluyendo el cáncer de mama y las cardiopatías, con o sin la introducción de hormonas terapéuticas (o de cualquier otra medicación). Las mujeres más jóvenes más próximas al inicio de la menopausia eran las que presentaban más probabilidades de beneficiarse de los aspectos cardioprotectores, neuroprotectores y musculoesqueléticos de la terapia hormonal sustitutiva. Sin embargo, esas mujeres no fueron los sujetos principales del estudio WHI.

Esta constatación se convirtió en lo que ahora se conoce en los círculos científicos como la «hipótesis del momento oportuno» o «hipótesis de las células sanas», una teoría que postula la existencia de una ventana terapéutica crítica durante la cual se pueden optimizar los beneficios cardiovasculares y para la salud en general de la THM. Ahora se cree que la ventana de oportunidad principal para la enfermedad cardiovascular está en los diez primeros años de la menopausia, lo cual significa que si empezases a utilizar la THM antes de que hayan pasado diez años desde tu último período, el potencial de beneficios sería el máximo. Y los beneficios pueden ser enormes: disminución de la probabilidad de fallecer por cualquier causa y de los casos de cardiopatías e infarto. En general, la hipótesis de las células sanas conduce a la teoría de que al estrógeno se le da mejor mantener a una célula en un estado sano, y que la falta de estrógeno conduce a una célula menos sana. Y eso sugiere que el estrógeno podría ser mejor para prevenir que para curar. Veremos ejemplos a lo largo del libro.

Por supuesto, el propósito del estudio WHI consistía en probar si la THM protegía contra el desarrollo de enfermedades cardíacas. Y aunque la revisión inicial de los datos sugirió que el efecto era neutro, la hipótesis del momento oportuno nos permite ver el potencial si el momento es, efectivamente, el adecuado.

Por ejemplo, en el estudio WHI, en un subconjunto de mujeres de entre 50 y 59 años, el riesgo de infarto de miocardio (ataque al corazón) en las que utilizaban terapia estrogénica era un 40 % menor que el riesgo entre las que recibían placebo. Por otra parte, la THM iniciada por mujeres a los diez o más años desde la menopausia se asoció con un aumento leve, pero no significativo desde el punto de vista estadístico, del riesgo de enfermedad cardiovascular. Al iniciar la THM después de más de veinte años desde la menopausia, el riesgo pasa a ser estadísticamente significativo. Lo que esto demuestra es que la terapia estrogénica (a través de la acción sobre la formación de óxido nítrico) puede empeorar la enfermedad de las arterias coronarias preexistente. Por cortesía de la Asociación Norteamericana del Corazón (AHA, por sus siglas en inglés), con esta información aprendemos que el estrógeno es mejor para prevenir la enfermedad de las arterias coronarias que para detenerla cuando ya ha aparecido (la hipótesis de las células sanas en acción).

Debemos tomarnos muy en serio las cuestiones relacionadas con la salud del corazón y la mujer. Las cardiopatías siguen siendo la principal causa de muerte entre las mujeres, *incluso después de un diag-*

nóstico de cáncer de mama, y los marcadores del deterioro de la salud cardíaca, como la dislipidemia y el aumento de la placa arterial, pueden deberse a la pérdida de estrógenos en la menopausia. La pérdida de estrógenos indica una pérdida de resistencia contra esas enfermedades. Según una revolucionaria declaración emitida por la AHA en 2020, la transición menopáusica es *un factor más importante que el envejecimiento* en cuanto al «aumento de los lípidos, el riesgo de síndrome metabólico y la remodelación vascular» (y no se trata de remodelación de la buena). Otra razón por la que debemos utilizar la edad de la menopausia para determinar quién es la candidata ideal para la terapia hormonal: cuando se trata de la salud del corazón y la THM, el tiempo corre.

En esa misma declaración, la AHA hizo referencia a varios estudios que demuestran que las personas con menopausia precoz podrían obtener importantes beneficios preventivos de la THM. En un ejemplo, los investigadores que analizaron los resultados de 19 ensayos controlados aleatorizados descubrieron que las mujeres que iniciaban la terapia hormonal a los 60 años o en torno a esa edad (o menos de diez años después de la menopausia) reducían aproximadamente a la mitad su riesgo de enfermedad cardiovascular.

Qué significa esto para ti: si eres candidata a recibir terapia hormonal, cada vez más estudios científicos demuestran que la THM tiene el mayor potencial de aportar beneficios preventivos cuando se inicia menos de diez años después de la menopausia. Esto significa que es importante documentar la edad a la que se llega a la menopausia, como también lo es hablar de la THM con un profesional sanitario *formado* en la materia (en el capítulo 8 se explica cómo encontrar un profesional). La conversación no tiene por qué esperar: si sospechas que te encuentras en la perimenopausia, la información que recopiles ahora no será en vano. Consulta la hoja de puntuación de síntomas de la menopausia, en el Apéndice B, para determinar si los síntomas que experimentas podrían estar relacionados con la perimenopausia.

¿Deben evitar la THM TODAS las mujeres mayores de 60 años?

Cuando analizamos la hipótesis del momento oportuno, surge una pregunta fundamental: ¿la terapia hormonal después de los 60 años (o si ya han pasado más de diez años de la menopausia) hace más mal que bien? Sé que esta pregunta resulta especialmente relevante si tú o alguna mujer a la que quieres encajáis en esta descripción.

Mi respuesta es que depende. Si una mujer toma THM desde el principio de la menopausia y no ha desarrollado ningún factor de riesgo elevado de enfermedad cardiovascular (como una puntuación elevada en la prueba de calcio coronario, ApoB elevada o hipertensión no controlada), y quiere continuar, personalmente le mantendré la terapia, pero sigo pensando que se necesita más investigación en este campo para que esto tenga una aplicación más amplia. Si una persona tiene más de 60 años o más de diez años de posmenopausia y no ha utilizado terapia hormonal, la cuestión de si introducirla o no tiene muchos matices y requiere una evaluación detallada de los beneficios y los riesgos potenciales. En la columna de los beneficios tenemos la protección ósea y la reducción de los síntomas genitourinarios y los sofocos. En cuanto a los riesgos, existe la posibilidad de que si la persona ya padece una enfermedad coronaria o se encuentra en el espectro de la demencia, la terapia hormonal contribuya al avance de estas enfermedades en lugar de prevenirlas.

Si tengo una paciente de más de 60 años o en menopausia tardía que nunca ha utilizado THM y presenta factores de riesgo elevados de enfermedad de las arterias coronarias, le haré una prueba de calcio coronario (véase pág. 104 para saber en qué consiste y quién debería hacérsela), comprobaré si tiene antecedentes familiares de alzhéimer o demencia y evaluaré su salud general. Si la exploración es de bajo riesgo, no tiene otros factores de riesgo significativos de enfermedad cardiovascular, no hay antecedentes familiares de enfermedades neurodegenerativas y el estado de salud general es bueno, solo entonces hablaremos de la posibilidad de iniciar la terapia hormonal.

TE MERECES ALGO MEJOR QUE UNA ORIENTACIÓN MÉDICA OBSOLETA

Es justo preguntarse por qué, si existe tanta ciencia que apoya un cambio de imagen de la THM, todavía hay tantos profesionales que no la ofrecen porque la asocian con un mayor riesgo de cáncer. Bueno, como ya he mencionado, la medicina es un barco que avanza lentamente —tarda mucho en corregir el rumbo—, y este tipo de retraso en la transferencia de los conocimientos sobre el papel a la aplicación en la vida real está a la orden del día.

Una nueva frontera para las falsas «curas» de la menopausia

Las noticias sobre el estudio WHI hicieron que muchas mujeres tuvieran demasiado miedo de utilizar el tratamiento en el que confiaban para aliviar los síntomas de la menopausia y las llevaron a buscar alternativas. ¿Quién podría culparlas? Sus síntomas seguían ahí, aunque el tratamiento preferido se hubiese retirado de la mesa, y necesitaban ayuda. La demanda de alternativas abriría el mercado a enfoques no probados y contribuiría a señalar el comienzo de una época de opciones cuestionables, incluso peligrosas, que se promocionaban como «curas» de la menopausia.

Antes de las redes sociales, había que esforzarse mucho para encontrar enfoques alternativos. Después de las redes sociales... intenta esquivar los anuncios que prometen una pérdida de peso de entre 15 y 20 kilos, la solución a un problema de libido o la eliminación de la niebla mental, todo ello con solo una simple vitamina, y cuéntame cómo te va. Casi a diario recibo algún mensaje de una seguidora preguntándome: «¿Esto es real?». Las mujeres están tan ávidas de una solución que prueban casi cualquier cosa, sobre todo porque no encuentran apoyo en la consulta del médico.

Muchos de los productos que se comercializan como cura/tratamiento para los síntomas de la menopausia no están basados en pruebas. Consulta el kit de herramientas para conocer las estrategias para controlar los síntomas de la menopausia que sí lo están.

Una gran parte del problema es la falta de formación continua significativa en el campo de la menopausia en el proceso de recertificación. La recertificación siempre requiere una revisión (y conocimientos demostrados) de las actualizaciones educativas, pero las que se centran en la menopausia simplemente no reciben prioridad (ni siquiera en el área de ginecología y obstetricia, la especialidad médica que se ocupa del sistema reproductivo de la mujer). Tengo mucho que decir al respecto, pero dejémoslo en que no es apto para publicarlo.

Dado que la inmensa mayoría de los programas de formación médica continuada no ponen esos artículos a disposición de los médicos, los profesionales que quieren estar «alfabetizados» en menopausia tienen que buscar e interpretar las investigaciones actualizadas por su cuenta. Y tienen que hacerlo entre visitas consecutivas, cumpliendo al mismo tiempo con las exigencias del papeleo de los seguros, con un personal cada vez más escaso, corriendo para asistir un parto y estando de guardia toda la noche. No es fácil ser paciente hoy en día, pero también es una época muy complicada para ser médico.

Así era mi vida cuando ejercía como ginecóloga obstetra. Me esforzaba por seguir todas las directrices relacionadas con la menopausia, pero la demanda de atención a la menopausia era cada vez mayor. Llegó un momento en el que tuve que tomar una decisión: ¿quería seguir siendo una médica dedicada a todos los aspectos de la salud de la mujer —ginecología pediátrica, obstetricia, cirugía, oncología ginecológica y menopausia— o quería centrarme únicamente en la fase posreproductiva de la vida? El sistema no estaba (y sigue sin estar) preparado para que un médico pueda tener éxito en todas esas subespecialidades que se engloban bajo el gigantesco paraguas de la salud de la mujer.

En última instancia, cualquier médico que vaya a promocionarse como profesional de la salud de la mujer debería saber cómo mantener una conversación fundada sobre el tema de la menopausia. Una conversación que no presente una descripción precisa de los pros y los contras de la THM no es una conversación, es un callejón sin salida, y las mujeres se merecen algo mejor. No obstante, los médicos también necesitan más apoyo y más atención a la menopausia en la formación médica continuada y en la investigación por parte de los organismos competentes en obstetricia y ginecología.

La buena noticia es que los médicos en formación de hoy serán la primera generación de médicos residentes que aprenderán que la THM es segura y que es preciso hablar de ella. Dado que podría pasar otra generación antes de que se convierta en una práctica común, te animo a que seas una paciente proactiva. Quién sabe; hasta podrías tener la oportunidad de convertirte en la educadora. En <thepauselife.com> encontrarás enlaces a artículos de revistas médicas actuales sobre la seguridad de la THM que puedes imprimir y compartir con tu médico.

CAPÍTULO 4

JUNTAS ESTAMOS CAMBIANDO LA MENOPAUSIA

Mi viaje por la menopausia me ha llevado desde un lugar de oscuridad al empoderamiento y la esperanza gracias a una educación cada vez mejor. Como enfermera titulada durante más de 35 años, se suponía que sabía lo que era la menopausia. La realidad es que carecía de formación. Sabía que los sofocos frecuentes formaban parte de la menopausia, pero sufría muchas cosas más. Las noches sin dormir, los dolores musculares y articulares y las palpitaciones me impedían disfrutar de la vida. Iba al médico con frecuencia por infecciones del tracto urinario; en general, solo me recordaban cómo mantener una higiene adecuada. Lloraba ante mi ginecólogo porque las relaciones sexuales me resultaban muy dolorosas. El aumento y la redistribución del peso eran deprimentes, y mi cerebro estaba nublado y me costaba encontrar las palabras. Sinceramente, sentía como si me estuviera muriendo. ¡Me alegra decir que la información es poder!

—Sandy M.

Una cantidad lamentablemente pequeña de los fondos para investigación se destina a la salud de la mujer, y solo una pizca de esta cantidad de por sí minúscula se invierte en investigar la menopausia. En 2021, los Institutos Nacionales de Salud informaron de que en Estados Unidos se destinaron aproximadamente 5.000 millones de dólares de fondos federales a la investigación en el área de la salud de la mujer. De esa cantidad, la investigación sobre la menopausia recibió apenas 15 millones de dólares, lo que equivale al 0,003 % de todos los fondos federales para la investigación de la salud de la mujer. Sí, has leído bien: la menopausia recibió menos del 0,5 %.

Este es el tipo de cosas que me ponen de los nervios. No se trata solo de una gestión burocrática sin sentido de los fondos entre bastidores: la falta de financiación afecta directamente al tipo de cuidados a los que tendrás acceso durante tu transición menopáusica y en tu menopausia. Si tienes o has tenido dificultades para encontrar apoyo y orientación médica, es probable que el problema se deba a esas deficiencias sistémicas.

Por suerte, esto también pone de los nervios a más gente, y la frustración colectiva está alimentando la acción colectiva, ayudando a crear una corriente de cambio. Estamos siendo testigos de niveles sin precedentes de inversión empresarial en investigación, tecnología médica y desarrollo de productos centrados en la menopausia. La marea está cambiando. Gracias a ti, a mí y a muchos pacientes, médicos, líderes de opinión y celebridades increíbles que están creando e impulsando el cambio, por fin contamos con algo de apoyo y ayuda de la ciencia para revelar (o recordarnos) los mejores enfoques, y los más seguros, para mantener la salud en la mitad de nuestras vidas. Todavía nos queda mucho camino por recorrer, y el verdadero cambio en los cuidados que recibimos en esta etapa de nuestras vidas va a requerir un compromiso a largo plazo, no solo el interés transitorio de los cazadores de tendencias deseosos de subirse al carro del marketing de la menopausia (y obtener beneficios económicos). Pero sí es cierto que estamos viendo señales prometedoras de progreso en los siguientes ámbitos.

CIENCIA E INVESTIGACIÓN

Durante mucho tiempo, la investigación científica sobre la menopausia fue escasa o nula. Cuando por fin se investigó, se centró solo en síntomas limitados, como las irregularidades menstruales, los sofocos, los sudores nocturnos y los síntomas genitourinarios, así como en algunos riesgos para la salud (por ejemplo, la disminución de la densidad ósea). Se trata de ámbitos importantes, pero en realidad solo representan los problemas más evidentes. Afortunadamente, la ciencia moderna ha ampliado su campo de acción y los investigadores actuales analizan numerosas áreas relacionadas con la menopausia, entre ellas, las opciones de tratamiento, los riesgos para la salud y los cambios de humor, los cambios cognitivos (niebla mental), el aumento del riesgo cardiovascular, el aumento del riesgo de resistencia a la insulina o diabetes, los problemas musculoesqueléticos de las articulaciones y las soluciones dermatológicas. Asimismo, se está prestando especial atención a la definición y el tratamiento de la transición a la menopausia, también conocida como «perimenopausia», porque para algunas mujeres esta etapa puede ser más tumultuosa que la posmenopausia en lo mental y lo físico.

También existen grupos influyentes que contribuyen a los avances. Por ejemplo, la Menopause Society promueve una investigación pionera en el campo del tratamiento de la menopausia y ofrece formación y certificación en atención a la menopausia.[1] Además, sigue ofreciendo y ampliando una lista de profesionales certificados en su página web (es conveniente que investigues a los profesionales certificados en menopausia; en la página 160 encontrarás las preguntas que te sugiero que hagas antes de concertar una cita).

El Gobierno estadounidense también está recibiendo presiones legislativas para prestar más atención a la menopausia. Un proyecto

---

1. En España existe la Asociación Española para el Estudio de la Menopausia, y también hay una International Menopause Society y una European Menopause and Andropause Society. *(N. de la E.)*

de ley presentado en 2023 recomienda que se exija a los NIH (Institutos Nacionales de Salud) que evalúen el estado actual de la investigación sobre la menopausia, incluida la identificación de cualquier laguna y el cálculo de la cantidad total de fondos que los NIH han asignado a la investigación sobre la menopausia y la salud de las mujeres de mediana edad durante los cinco años anteriores.

Otras sociedades médicas, como la Asociación Norteamericana del Corazón (AHA), están reconociendo la importancia de la transición a la menopausia y su papel en el empeoramiento de algunas enfermedades, específicamente en lo que respecta al riesgo de enfermedades cardiovasculares. Ya he mencionado (en el capítulo anterior) el innovador artículo publicado en 2020 por la AHA, en el que se abordaban las alteraciones hormonales que se producen durante la mediana edad (o antes) y se destacaba su relación con los cambios en la salud cardiometabólica, como el aumento de los niveles de colesterol total, LDL-C y apolipoproteína B, que incrementan el riesgo de cardiopatías. La AHA también reconoció los beneficios cardioprotectores de los estrógenos y señaló que, probablemente, el momento en el que se inicia la terapia hormonal es relevante para los beneficios relacionados con el corazón (para más información sobre la hipótesis del momento oportuno, véase pág. 50).

También estamos empezando a ver cómo crece el equipo de fenomenales investigadores dedicados al estudio de la menopausia. En el ámbito de la salud cognitiva, existen personas como la doctora Lisa Mosconi, que es profesora asociada de neurociencia en los departamentos de Neurología y Radiología de Weill Cornell Medicine, directora del Programa de Prevención del Alzhéimer del WCM/New York-Presbyterian Hospital y autora de los libros *El cerebro XX* y *The Menopause Brain*. El trabajo de la doctora Mosconi se centra en la detección precoz y la prevención del envejecimiento cognitivo y la enfermedad de Alzheimer en personas de riesgo, especialmente mujeres.

La doctora destaca una estadística que puede sorprender a muchos, y es que dos tercios de todos los pacientes que padecen la enfermedad de Alzheimer son mujeres posmenopáusicas. Ahí lo llevas. Tal vez resulte más inquietante su observación de que esta discrepancia se ha considerado inevitable durante demasiado tiempo simplemente porque las mujeres viven más que los hombres. En otras palabras, se da por sentado que debemos aceptar esa realidad y seguir adelante. Sin embargo, según la doctora Mosconi, la mayor incidencia del alzhéimer en las mujeres no es una conclusión previsible ni un destino inevitable.

Su trabajo, realizado con un equipo de Weill Cornell, revela que el envejecimiento endocrino y los cambios hormonales asociados, como la caída en picado de estrógenos durante la perimenopausia y la menopausia, pueden acelerar el envejecimiento cronológico del cerebro femenino. Y este envejecimiento puede equivaler a un mayor riesgo de padecer alzhéimer a medida que las mujeres experimentan los cambios de la menopausia. Aunque pueda parecer una mala noticia, en realidad es positiva: sugiere que podría ser el momento de introducir intervenciones terapéuticas, como la terapia hormonal sustitutiva, para ayudar a proteger y preservar la salud cognitiva.

Otros artículos han demostrado lo prometedor de la intervención temprana. En enero de 2023, una investigación publicada en *Alzheimer's Research and Therapy* demostró que la THM tenía beneficios cognitivos en mujeres con el gen APOE4, cuyas portadoras presentan un mayor riesgo de desarrollar la enfermedad de Alzheimer. Las que utilizaban la terapia hormonal sustitutiva tenían mejor memoria retrospectiva y mayores volúmenes en áreas cerebrales importantes para el procesamiento de la información y la memoria en comparación con las que no.

Todo esto representa un tipo de ciencia innovadora que se centra en dar prioridad a la prevención frente a la resignación. No sabemos con certeza qué protocolos funcionarán mejor para proteger el cerebro de las mujeres que se acercan y llegan a la menopausia, pero sí sabemos que hay gente trabajando duro para averiguarlo.

En el ámbito de la salud ovárica, personas como la doctora Daisy Robinton, bióloga molecular con un doctorado por la Universidad de Harvard, se encuentran a la vanguardia de la investigación ovárica pionera. La doctora Robinton es consejera delegada y cofundadora de Oviva, una empresa que trabaja para desarrollar métodos que retrasen el declive de los ovarios y las consecuencias negativas para la salud y la calidad de vida que conlleva.

MAYOR ACCESO

Muchas personas me han contado que han tenido dificultades para encontrar un médico u otro profesional sanitario que les ofrezca opciones de tratamiento de la menopausia basadas en pruebas, y mucho menos que reconozcan de partida que sus síntomas podrían estar relacionados con los cambios en los estrógenos provocados por la perimenopausia y la menopausia. La buena noticia es que ahora existen muchas más opciones en el mercado, y no me cabe duda de que el acceso a una atención sanitaria de calidad para la menopausia seguirá creciendo con el tiempo.

Si estás buscando un médico o un profesional avanzado al que acudir por síntomas que sospechas que podrían deberse a la perimenopausia o la menopausia, puedes empezar visitando la página web de la Asociación Española para el Estudio de la Menopausia, que incluye un listado de profesionales (<aeem.es/para-la-mujer/#listado-de-profesionales>).

Si descubres deficiencias en la asistencia médica en tu zona, una de las mejores soluciones consiste en probar la telemedicina y contactar con un médico a distancia. Existen empresas estupendas que pueden ayudarte a dar con la orientación médica adecuada, como Midi Health, Alloy Health y Evernow (no estoy patrocinada por ninguna de ellas; simplemente me gusta lo que ofrecen).[2] Por supuesto, no todas las opciones de telemedicina van a ser ideales, y para muchas mujeres es importante establecer una relación directa con su médico.

---

2. Las empresas recomendadas por la autora son estadounidenses. *(N. de la E.)*

OPCIONES DE PRODUCTOS Y OPORTUNIDADES DE CRECIMIENTO

En los últimos años se ha disparado el número de productos en el mercado para tratar los síntomas de la menopausia. Antes no se podía encontrar nada que ayudara, pero ahora cuesta librarse de los anuncios que presentan el producto más nuevo y prometedor. Hay productos que dicen ayudar con la caída del cabello, la piel seca, el dolor durante el sexo, el equilibrio hormonal y mucho más. Me gustaría decir que es un problema bueno: ¡ahora tenemos el lujo de poder elegir! Sin embargo, te recomiendo que abordes esa decisión con un optimismo prudente.

Incluso teniendo en cuenta el reciente aumento de la oferta en el sector de la menopausia, los expertos reconocen que todavía hay mucho margen de crecimiento e invitan a otros a participar en la innovación. Esto es bueno para nosotras, ya que la competencia probablemente contribuirá a acelerar el progreso y facilitar el acceso.

AHORRO EN COSTES SANITARIOS

He escuchado muchas historias personales de mis pacientes y de mis seguidoras en las redes sociales sobre las largas y costosas búsquedas inútiles a las que se han visto abocadas para intentar averiguar el origen de sus síntomas. Las han derivado a diversos especialistas, han hecho decenas de visitas a la consulta (con el consiguiente desembolso de los copagos acumulados) y han soportado análisis de sangre, controles cardíacos y escáneres de tiroides, entre otras cosas. Han probado recetas ineficaces y han comprado suplementos caros e innumerables cajas de clínex (necesarias para limpiarse las lágrimas cuando, después de todos sus esfuerzos, se quedaban sin un diagnóstico claro y sin opciones de tratamiento sobre las que debatir).

Sé que es muy frustrante, pero el futuro resulta más prometedor. A medida que aumente la educación sobre la menopausia y el acceso a la atención sanitaria, se informará a más mujeres de que lo que están experimentando es probablemente el resultado de un diagnóstico de perimenopausia o menopausia. Con suerte, se les ofrecerán todas las opciones terapéuticas posibles, incluida la terapia hormonal.

Ambos avances supondrán una reducción de los costes sanitarios: en primer lugar, porque no habrá necesidad de acudir a varios médicos ni de someterse a pruebas inútiles, y, en segundo lugar, porque se ha demostrado que las mujeres tratadas con terapia hormonal presentan una reducción significativamente mayor de los costes sanitarios totales tras el inicio del tratamiento en comparación con las mujeres posmenopáusicas no tratadas.

Las mujeres que necesiten tratar sus síntomas con un enfoque no basado en la THM también verán los beneficios económicos (sí, existen otras opciones farmacológicas, de venta libre, nutricionales y de suplementos que ayudan con los síntomas y fomentan la salud; las veremos todas en el kit de herramientas). El mero hecho de llegar a la conclusión de que tus hormonas son las responsables contribuirá a reducir los costes asociados a la búsqueda de un diagnóstico.

APOYO EN EL TRABAJO

Muchas mujeres informan de que la menopausia altera su capacidad para trabajar. En una encuesta realizada en 2019 en el Reino Unido a mil mujeres mayores de 45 años, síntomas como los sofocos, el desánimo, los problemas de concentración y de memoria, el aumento de la depresión y la ansiedad, y la disminución de la autoestima se señalaron como factores que contribuían a cometer más errores, perder ascensos e incluso dejar el trabajo. Diversas encuestas realizadas en Estados Unidos han llegado a conclusiones similares; una de ellas reveló que casi una de cada cinco mujeres ha renunciado o se ha planteado renunciar a su trabajo debido a los síntomas.

Si has sufrido síntomas de la perimenopausia o la menopausia, solo te estoy diciendo algo que ya sabes: que el trabajo durante esta etapa de nuestras vidas puede resultar más agotador que nunca.

Y este hecho se agudiza por la sensación, difícil de evitar, de que debes guardarte para ti las razones de tu angustia. Muchas de las mujeres que completaron las encuestas citadas mencionaron que no se sentían cómodas hablando de los síntomas de la menopausia con su jefe, y, al menos en Estados Unidos, las encuestadas afirmaron que el motivo era que temían ser discriminadas.

Las respuestas de las encuestadas en Estados Unidos y al otro lado del charco demostraron claramente que las mujeres que se encuentran en sus años de menopausia necesitan más apoyo de los empleadores. Cuando Caroline Castrillon, asesora profesional y de liderazgo, escribió sobre este tema para la revista *Forbes*, ofreció algunas sugerencias inteligentes sobre ese apoyo: formación en menopausia para directivos, acceso a recursos sobre la menopausia, implantación de una política de empresa sobre la menopausia y fomento de conversaciones abiertas para contribuir a reducir el estigma que mantiene a tantas mujeres en silencio. Las empleadas aseguran que quieren una flexibilidad que incluya opciones de teletrabajo, controles de temperatura, y compasión y amabilidad (¡imagínate!).

Al mundo empresarial le interesa introducir este tipo de cambios, ya que se calcula que los problemas relacionados con la menopausia han contribuido a pérdidas de productividad de más de 150.000 millones de dólares en todo el mundo. Algunos informes demuestran que está aumentando el número de empresas que ofrecen prestaciones para el cuidado durante la menopausia. Con suerte, puesto que el balance final está en juego, las empresas seguirán avanzando y proporcionando más apoyo en los próximos años.

MEDIOS DE COMUNICACIÓN Y CULTURA POPULAR: NORMALIZAR LA CONVERSACIÓN

La explosión de las redes sociales en la última década parece haber sido un catalizador para que las mujeres que experimentan los síntomas del cambio hormonal empiecen a compartir abiertamente sus experiencias con oyentes más empáticas: otras mujeres. Esta generación de mujeres menopáusicas no está dispuesta a aceptar las cosas como están y a sufrir en silencio: son mujeres que comparten síntomas, nombres de profesionales sanitarios que ayudan y estrategias funcionales para superar esa etapa de sus vidas. Acuden a las citas médicas armadas con artículos de investigación, listas y recursos que comparten con sus médicos para recibir la atención que merecen.

Figuras notables y celebridades, como Naomi Watts, Oprah Winfrey, Angelina Jolie, Michelle Obama, Viola Davis, Brooke Shields y Salma Hayek, hablan abiertamente de su propia menopausia, contribuyendo a eliminar el secretismo, la vergüenza y el tabú que rodean a esta etapa. Periodistas como Susan Dominus, del *New York Times*, escriben artículos que arrojan luz sobre el tema de la menopausia y animan a los lectores a cuestionar las normas de la atención sanitaria y a exigir mejoras. Especialistas en menopausia, como las doctoras Louise Newson, Sharon Malone, Vonda Wright, Suzanne Gilberg-Lenz y Heather Hirsch, escriben libros y lideran conversaciones importantes sobre la materia en las redes sociales, y a sus miles de seguidoras les encanta. Cuando recurrí a las redes sociales para hablar de mi propio viaje por la menopausia, la conversación estalló en más de 3,5 millones de seguidoras en TikTok, Instagram, YouTube y Facebook deseosas de participar, compartir sus historias y pedir consejo.

JUNTOS PODEMOS SEGUIR AVANZANDO

Los avances que se están logrando son asombrosos, pero todavía queda mucho por hacer. El flujo continuado de historias de frustración, diagnósticos erróneos, luz de gas y confusión ha hecho que muchos profesionales de la salud se den cuenta de que existe un problema sistémico no solo en la dispensación de la atención básica a la mujer durante su viaje menopáusico y en el modo de enseñar y formar a nuestros profesionales para que atiendan a esas pacientes, sino también en la visión y el trato que da nuestra sociedad a las mujeres menopáusicas en general. Juntos podemos seguir fortaleciendo los cimientos del nuevo futuro de la menopausia:

- mejorando la formación de nuestros estudiantes de medicina, médicos residentes, enfermeros y asistentes médicos, y proporcionando la tan necesaria formación médica continuada centrada en la menopausia a nuestros profesionales más experimentados;
- desarrollando un conocimiento más profundo de los procesos fisiológicos de todas las fases de la menopausia;
- aprendiendo a defendernos por nosotras mismas;
- compartiendo este libro con mujeres más jóvenes;
- exigiendo nuevas investigaciones y financiación en el ámbito de la menopausia;
- aumentando el interés y la demanda de más opciones de tratamientos basados en la evidencia.

Tú puedes. No estás sola. Esta etapa de la vida es inevitable, así que vamos a superarla juntas.

SEGUNDA PARTE

TE PRESENTO A LA MENOPAUSIA
(O TODO LO QUE TU MÉDICO OLVIDÓ EXPLICARTE SOBRE LA MENOPAUSIA)

A pesar de las diferencias con las que se manifiesta la menopausia en la vida de cada persona, un poco de información con datos y definiciones siempre resulta útil. Esta sección del libro se centra en esa información para contribuir a asegurarnos de que todos partimos de las mismas bases. Me gusta pensar que esta parte del libro es una especie de centro de mando estabilizador; cada vez que te preguntes «¿Qué demonios está pasando?», podrás acudir a estas páginas para obtener datos útiles y, con un poco de suerte, conocimientos reconfortantes y prácticos, de esos que puedes compartir con tus amigas y comentar con tu médico cuando necesites plantear tu punto de vista.

LAS TRES ETAPAS FINALES DEL CAMBIO REPRODUCTIVO: PERIMENOPAUSIA, MENOPAUSIA Y POSMENOPAUSIA

Sinceramente, pensé que estaba perdiendo la cordura. Conocía los sofocos y los sudores nocturnos, pero nada sobre los demás síntomas. La falta de sueño debida a los sudores nocturnos me provocaba irritabilidad, ansiedad y pensamientos paranoicos. Me estaba convirtiendo en una persona que no me gustaba y que me daba un poco de miedo, porque no podía controlar mis emociones y no entendía de dónde venían. Por suerte, ahora sé que no estoy loca, que soy normal. Hablamos de la menstruación y de la educación sexual cuando somos más jóvenes, y la menopausia debería estar incluida en esas conversaciones. Saber qué es la menopausia y poder hablar de ella habría ayudado a que me resultase menos traumática (a mí y, sin duda, también a otras personas).

—Susan P.

E l 90 % de las mujeres acudirán al médico con preguntas sobre los síntomas relacionados con la menopausia y cómo afrontarlos. Muchas saldrán de la consulta sin un diagnóstico ni una sugerencia de algún enfoque para sentirse mejor. Entonces buscarán recursos en internet o en otras fuentes que les ofrezcan algo de claridad. Lo que espero proporcionar en este capítulo es una versión más concisa y fiable de esa claridad tan deseada. Encontrarás información que puede ayudarte a entender mejor el panorama de la menopausia, y esto es fundamental: aunque pueda parecerlo, no te encuentras en un planeta extraño por el que nadie ha pasado antes. Estás atravesando un cambio biológico natural, y yo tengo el mapa para guiarte en este viaje.

El primer dato fundamental que hay que saber es que la nomenclatura en torno a la menopausia puede resultar confusa y engañosa. Aunque llamemos «menopausia» a todo el proceso o califiquemos a una mujer como «menopáusica», en términos médicos la menopausia es un día en la vida de una mujer: exactamente el día en el que se cumple un año desde de su última regla, y representa el final de su función reproductiva.

El viaje menopáusico de una mujer consta de tres etapas médicas diferenciadas: perimenopausia, menopausia y posmenopausia. Por definición, se trata de fases distintas, pero en términos de experiencia pueden ser muy parecidas. La razón por la que los síntomas pueden ser similares en todas las etapas de la menopausia es que todos están causados por la privación de hormonas sexuales (estrógeno, testosterona y progesterona) que resulta de la disminución y posterior fin de la función ovárica. Por lo general, es la gravedad de los síntomas, y no los síntomas en sí, lo que varía a medida que atravesamos la transición a la menopausia y después a la posmenopausia.

La duración de toda esta transición variará en función de la persona, pero las investigaciones con mujeres que declararon sufrir sofocos revelaron que la duración media de la experiencia sintomática fue de casi siete años y medio, y esta media aumentó hasta casi doce años en las mujeres que declararon sofocos en una fase más temprana de su transición menopáusica. Conviene señalar que estos plazos se basan en un conocimiento limitado de los síntomas de la menopausia y, probablemente, evolucionarán a medida que se investigue más y la ciencia avance.

Aunque la experiencia de cada persona puede variar, algunos síntomas se experimentan con más frecuencia que otros. Entre los síntomas más frecuentes figuran los sofocos, con o sin sudores nocturnos, pero a menudo me pregunto si son los más comunes solo porque las mujeres saben relacionarlos con la menopausia; no se les ha enseñado que la lista de posibles síntomas es muchísimo más larga.

Cuando Midi Health, una empresa de telesalud dedicada a la atención de la menopausia, encuestó a sus 22.000 miembros, los cinco síntomas principales fueron aumento de peso/cambio en la composición corporal, niebla mental/problemas de memoria, ansiedad/depresión, trastornos del sueño y sofocos. Los síntomas más mencionados por mis pacientes serían más o menos los mismos. A medida que la educación sobre la menopausia continúa llegando a un público más amplio, espero que la comprensión de la expresión expansiva de la menopausia contribuya a que cada vez más mujeres establezcan la conexión, porque así estarán más capacitadas para buscar apoyo.

¿Existe alguna prueba que diagnostique la perimenopausia?

No hay datos que apoyen el uso de una única prueba de sangre, orina o saliva para diagnosticar la perimenopausia de manera categórica. Dado que nuestros niveles hormonales en esta etapa fluctúan mucho, esas pruebas rara vez son informativas o concluyentes. Ni siquiera la prueba DUTCH (siglas de Dried Urine Test for Comprehensive Hormones, prueba de orina seca para hormonas generales), una popular prueba hormonal que genera resultados basados en metabolitos urinarios, ha demostrado confirmar si se está o no en la perimenopausia. No hay datos que respalden la legitimidad de esta prueba, y ninguna sociedad médica la recomienda.

La buena noticia es que existe una nueva forma seriada de análisis de orina que parece prometedora como método para diagnosticar la perimenopausia precoz o tardía. Este análisis de orina requiere la realización de cinco pruebas en días distintos y se acompaña de una aplicación que recoge un perfil de síntomas y el historial menstrual. Genera un informe que puedes llevar a tu médico y que no solo contiene los resultados, sino que enlaza con las pruebas médicas que respaldan los resultados de la prueba. Ante la cantidad de médicos que no están informados ni formados en menopausia, esta prueba dota de poder a las pacientes.

Incluso sin una prueba diagnóstica, un buen médico con formación en menopausia debería ser capaz de diagnosticar la perimenopausia hablando contigo, *creyendo lo que le cuentes* y no descartando automáticamente tus preocupaciones atribuyéndolas al envejecimiento o a problemas psicológicos. Ese médico también podría realizar análisis de sangre para descartar otras enfermedades con síntomas similares, como el hipotiroidismo, enfermedades autoinmunes o anemia, entre otras, y comenzar a planificar después tu curso terapéutico mediante la toma de decisiones compartida (tomar una decisión con tu médico sobre tu mejor curso de acción después de hablar sobre tus deseos personales, necesidades, síntomas, riesgos y beneficios).

Veamos primero algunas de las características de las etapas de la menopausia y, a continuación, qué factores pueden influir en tu propia cronología menopáusica.

PERIMENOPAUSIA

La perimenopausia es el principio del fin de la función ovárica. Lo habitual es que no nos demos cuenta de que estamos en la perimenopausia, pero cuando la hemos pasado sí somos capaces de señalar su comienzo.

DEFINICIÓN   La perimenopausia es una etapa de transición prolongada que se produce antes de la menopausia. Se inicia por las fluctuaciones en los niveles hormonales, principalmente de estrógenos y progesterona.

CARACTERÍSTICA DESTACADA	La perimenopausia se caracteriza por las menstruaciones irregulares (de mayor o menor duración).
EDAD MEDIA	La entrada en la perimenopausia puede comenzar a los cuarenta años o incluso a mediados de la treintena.
DURACIÓN MEDIA	Los datos al respecto varían, pero la media parece situarse en cuatro años, con un rango de entre dos y diez años.

La perimenopausia puede ser una etapa hormonal difícil de diagnosticar. Esto se debe a que: 1) presenta una amplia gama de síntomas y niveles de gravedad, 2) la edad a la que se presenta varía, y 3) no existe un método establecido o una prueba basada en la evidencia que los médicos podamos utilizar para diagnosticarla. Por estas razones, y por muchas otras que ya he mencionado (la formación inadecuada de los médicos y la financiación insuficiente de la investigación, la larga historia de trato despectivo hacia las mujeres, etcétera), un médico puede pasar por alto la perimenopausia y enviar a una paciente a un laberinto médico tratando de encontrar un diagnóstico para sus síntomas. De hecho, una encuesta realizada entre 5.000 mujeres por Newson Health Research and Education reveló que un tercio de las mujeres esperan al menos tres años a que sus síntomas se diagnostiquen correctamente por su vinculación con la menopausia, y otro 18 % visita al médico seis veces antes de obtener la ayuda que necesita.

Cuando tengo una paciente que acude aquejada de síntomas que podrían estar relacionados con la perimenopausia, sigo una especie de árbol de diagnóstico clínico (véase la página siguiente) que me ayuda a eliminar otras posibles afecciones. En el «árbol» puedes ver cómo ayudaría a una paciente que acudiese con cualquiera de los síntomas enumerados en la parte superior. Los síntomas de la izquierda, empezando por los «sofocos», son los que sabemos que mejorarán con THM; los de la derecha son los que creemos que mejorarán con la THM. Por supuesto, trato a cada paciente de manera individualizada, pero las preguntas para llegar a un diagnóstico son casi siempre las mismas. Dado que los niveles hormonales fluctúan tanto en la perimenopausia, no hay análisis de sangre, orina o saliva que pueda dar el diagnóstico. Yo realizo el diagnóstico basándome en los síntomas de la paciente (y normalmente pido un análisis de sangre para descartar otras causas de esos síntomas). En medicina lo llamamos «diagnóstico de exclusión».

Si recuerdas al pato del capítulo 1, este es el trabajo que se necesita para diagnosticar a una persona en cualquier etapa de la menopausia. ¡Es un proceso que requiere tiempo, atención y esfuerzo por parte de tu médico!

Árbol de decisiones clínicas de la menopausia

SÍNTOMAS

Sofocos	Cambios en la salud mental
Sudores nocturnos	Niebla mental
Irregularidades menstruales	Trastornos del estado de ánimo
Menos sensaciones sexuales	Alteraciones del sueño
Aumento de grasa visceral	Cambios en la piel/el pelo/las uñas
Relaciones dolorosas	Aumento de peso
Síntomas genitourinarios	Dolor muscular/articular
Caída del cabello	Fatiga
Baja masa muscular	Tinnitus (acúfenos)/vértigo
Pérdida ósea	Cambios gastrointestinales
	Ardor en la lengua

↓   ↓

Evaluar los síntomas, cronicidad, analizar diario de síntomas, revisión de la función sexual

↓

Descartar síntomas coincidentes

↓   ↓

TRATAR SEGÚN CONVENGA +		
Revisión de la tiroides	Piernas inquietas	+ TRATAR SEGÚN CONVENGA
Revisión de anemia	Insomnio	
Revisión de resistencia a la insulina	Trastorno depresivo mayor	
Revisión nutricional	Enfermedad autoinmune	
Marcadores de inflamación	Enfermedad de Alzheimer	
Cualquier otra prueba necesaria		

↓   ↓

Toma de decisiones compartida

Terapia hormonal (lo más eficaz)	Terapia hormonal (posiblemente eficaz)
Alternativas no hormonales	Alternativas no hormonales
Recomendaciones nutricionales	Recomendaciones nutricionales
Recomendaciones de ejercicio	Recomendaciones de ejercicio
Recomendaciones de suplementos	Recomendaciones de suplementos
Priorización del sueño	Priorización del sueño
Reducción del estrés	Reducción del estrés

MENOPAUSIA

Aunque la menopausia ha sido fuente de tanto misterio, el acontecimiento en sí es el más claro y específico de las tres etapas.

DEFINICIÓN	Se llega a la menopausia cuando han pasado doce meses desde la última regla. Esa fecha marcará el final de tu ciclo menstrual y de tu capacidad reproductiva.
CARACTERÍSTICA DESTACADA	La menopausia se define por una fecha en el calendario más que por señales o síntomas específicos.
EDAD MEDIA	La edad media de la menopausia es de 51 años, y la menopausia normal se sitúa entre los 45 y los 55 años. La menopausia precoz se define como la menopausia que se produce antes de los 45 años, y la menopausia prematura tiene lugar antes de los 40.
DURACIÓN MEDIA	La menopausia es un momento en el tiempo que se produce cuando han transcurrido doce meses desde la última regla.

Es importante prestar atención a la edad durante la transición y la llegada a la menopausia, porque se trata de mucho más que de envejecimiento reproductivo. La menopausia pone en marcha un envejecimiento celular acelerado y se asocia con un deterioro de la salud general. Según una declaración de 2020 emitida por la Asociación Norteamericana del Corazón, esta es la razón por la que la llegada tardía a la menopausia natural se relaciona con una mayor esperanza de vida, mayor densidad mineral ósea, menor riesgo de fracturas y reducción de las cardiopatías. Esto tiene sentido si consideramos la naturaleza protectora del estrógeno; cuando disminuye, hay consecuencias biológicas. Razón de más para prestar atención a los cambios en el ciclo menstrual y a cualquier aumento de los síntomas que puedan estar relacionados con la perimenopausia, y para ser proactiva en el tratamiento de estos síntomas si aparecen antes de lo esperado.

POSMENOPAUSIA

Sería estupendo llegar a la menopausia y que alguien te diese algún tipo de recompensa por haber llegado tan lejos (yo me quedaría con un nuevo juego de sábanas refrescantes que se mantengan frías de verdad, por favor), pero lo único que obtienes es, pues eso, el premio de la posmenopausia. La posmenopausia marca un punto de inflexión de entrada a nueva etapa de tu vida que dura el resto de tu existencia, una etapa que llega sin la necesidad de gestionar o planificar teniendo en cuenta las menstruaciones y que ofrece una libertad inesperada si la aceptas. Mis pacientes y mis seguidoras me dicen que ese es el momento en el que aumenta el «factor no me importa una mierd*» y aprendes a poner límites y a priorizarte a ti misma por encima de tu pareja, tus hijos, tu trabajo, tus padres o tus hermanos. También es el momento de ser más amable, cariñosa y generosa con una misma.

DEFINICIÓN	Se es posmenopáusica cuando se llega a la menopausia, es decir, cuando han pasado más de doce meses desde la última menstruación.
CARACTERÍSTICA DESTACADA	En esta etapa (es decir, después de la última regla) pueden dominar los síntomas vasomotores, como sofocos, palpitaciones y sudoración.
EDAD MEDIA	La posmenopausia incluye el resto de la vida después de la menopausia.
DURACIÓN MEDIA	Aunque eres posmenopáusica durante el resto de tu vida, los síntomas comunes duran entre 4,5 y 9,5 años después de la última regla.

FACTORES QUE INFLUYEN EN EL MOMENTO EN QUE SE LLEGA A LA MENOPAUSIA NATURAL

No existe una bola de cristal que pueda predecir con exactitud cuándo empezará tu perimenopausia o llegarás a la menopausia (y, por lo tanto, comenzará la etapa posmenopáusica de tu vida), pero hay factores que pueden influir en el momento de su llegada. Aunque la mayoría de esos factores son fijos (es decir, no puedes cambiarlos), es importante saber si tienes un riesgo elevado de menopausia precoz, ya que puede empujarte a tomar medidas si parece que tienes más probabilidades de una menopausia precoz o prematura.

Genética

Numerosos estudios demuestran que la principal influencia en la edad de la menopausia tiene que ver con los antecedentes familiares. Así, si tu madre o parientes cercanas tuvieron una menopausia precoz, normal o tardía, tu cronología podría ser similar. Aunque los genes no determinan por completo tu destino menopáusico, las probabilidades de que desempeñen un papel importante son altas.

Otras investigaciones han descubierto que las mismas variantes genéticas vinculadas a la menopausia tardía también están relacionadas con una mayor longevidad, lo que valida todavía más lo que sabemos sobre el modo en que el envejecimiento endocrino que se produce durante la menopausia puede activar el interruptor del envejecimiento sistémico que le sigue.

Historial reproductivo y particularidades del ciclo menstrual

Las mujeres que no han tenido hijos tienen más probabilidades de sufrir una menopausia prematura o precoz que las que sí los han tenido. Lo mismo ocurre con las que tuvieron su primera menstruación a los 11 años o antes. Cuando se combinan estos factores, es decir, cuando una mujer no ha tenido hijos y experimentó la menarquia a una edad temprana, se multiplica por cinco el riesgo de menopausia prematura y por dos el de menopausia precoz en comparación con las mujeres que empezaron a menstruar a los 12 años o más y han tenido dos o más hijos. Curiosamente, el número de partos también puede influir en la intensidad de los síntomas de la menopausia. Las investigaciones demuestran que las mujeres con tres o más partos son más propensas a padecer síntomas más extremos que las que tienen uno o dos hijos.

La duración del ciclo también puede influir en la edad de la menopausia. Concretamente, las personas con una duración del ciclo inferior a 26 días pueden llegar a la menopausia cerca de un año y medio antes que las que tienen un ciclo más largo. En cambio, no se ha demostrado que la irregularidad en el ciclo influya en la llegada a la menopausia.

Es lógico que tu historial reproductivo y menstrual influya en el momento de la menopausia. Cuando comienza la menstruación se empieza a ovular, que es el proceso por el cual liberas óvulos de tu reserva finita (profundizaremos sobre este proceso en el siguiente capítulo). Salvo que ocurra algo antinatural o se interrumpa debido a una enfermedad u otro problema de salud, ovularás una vez al mes (más o menos) durante los próximos 35 años, aproximadamente. Si comenzaste a menstruar a una edad más temprana o has tenido menstruaciones más frecuentes, resulta más probable que agotes tu reserva de óvulos (es decir, que llegues a la menopausia) a una edad más temprana. Si te has quedado embarazada una o más veces, te saltaste varios meses de ovulación (incluso más si diste el pecho) y retuviste esos óvulos que, de otro modo, habrían sido ovulados, retrasando así el inicio de la menopausia. A pesar de esta lógica, es importante recordar que estos no son los únicos factores implicados en el momento de la llegada a la menopausia.

Raza/etnia

Según un estudio sobre la edad de la menopausia y el origen étnico realizado en Estados Unidos, las mujeres nativas americanas y negras llegan antes a la menopausia, seguidas de las blancas no hispanas y, por último, las japonesas. Hay quien propone que las diferencias de edad en este estudio podrían guardar relación con el vínculo genético con la edad menopáusica, pero es difícil aislar esos datos de los factores socioeconómicos, de estilo de vida y otras variables sociales que también podrían influir en mayor o menor medida en el momento de la llegada a la menopausia. Por ejemplo, cuando los investigadores analizaron los datos que comparaban la experiencia de la menopausia específicamente entre mujeres negras y blancas, descubrieron que ciertos elementos del racismo estructural (definido en este caso por las diferencias en el acceso a los servicios sanitarios y la calidad de la atención) contribuían a las disparidades entre los dos grupos en cuanto a incidencia de los trastornos de salud que predisponen a una menopausia más temprana. Además, probablemente influían en el hecho de que las mujeres negras llegasen a la menopausia 8,5 meses antes que las blancas. Las mujeres negras también experimentaban más sofocos y depresión, pero era menos probable que se les ofrecieran opciones de tratamiento.

No podemos cambiar la influencia genética en la cronología de la menopausia, pero podemos y debemos trabajar para superar las disparidades que existen como resultado de factores controlables, igualando el acceso a una buena atención sanitaria para la menopausia (que incluye la conversación sobre las opciones de tratamiento). La cuestión va más allá de asegurarse de que todo el mundo tenga la oportunidad de mejorar su calidad de vida en la menopausia; se trata de igualar la esperanza de vida. Ya nadie discute que una mayor incidencia de sofocos está relacionada con un mayor riesgo de sufrir demencia, ictus y cardiopatías, lo que significa que las mujeres negras están predispuestas a verse desproporcionadamente afectadas por esas enfermedades. Por suerte, la información y el acceso están aumentando con una atención a la inclusividad muy esperada y de importancia decisiva.

Peso y masa corporal

Las investigaciones demuestran que el peso corporal puede influir en la edad a la que se experimenta la menopausia natural. Se ha observado un riesgo elevado de menopausia precoz en las mujeres con bajo peso o un IMC bajo en la edad adulta temprana o en la mediana edad, mientras que la menopausia tardía es más frecuente en las personas con un peso o un IMC más elevados. A primera vista, esto podría sugerir que el exceso de peso aportaría beneficios, ya que la menopausia tardía puede prolongar la exposición al estrógeno y sus efectos protectores. Sin embargo, el exceso de peso considerable, en especial en el abdomen y alrededor, podría contrarrestar los beneficios de una menopausia tardía y los cambios hormonales asociados porque aumenta los factores de riesgo de cardiopatías como las anomalías lipídicas (colesterol alto), las alteraciones del azúcar en sangre y la inflamación. ¿Qué significa todo esto? Que tener un peso saludable (ni falta de peso ni obesidad) es lo que más puede beneficiarte en cuanto a la salud reproductiva y general.

Salud cardiovascular en la premenopausia

Padecer una cardiopatía, como un infarto, antes de los 35 años duplica las probabilidades de llegar antes a la menopausia. Esto significa que enfermedades como el colesterol alto, la hipertensión, la diabetes y la obesidad pueden provocar una menopausia precoz, y no al revés. Estos factores de riesgo producen una acumulación de placa en las arterias (aterosclerosis), lo cual reduce el flujo sanguíneo en el cuerpo. Cuando se restringe el flujo sanguíneo a los ovarios, se dañan las células y los tejidos necesarios para las hormonas reproductivas. Esto puede acelerar el proceso por el que los folículos (estructuras que contienen óvulos) no se desarrollan adecuadamente, causando una menopausia precoz. En términos más sencillos, los factores de riesgo de cardiopatías pueden contribuir a la menopausia precoz porque afectan al flujo sanguíneo y a las funciones reproductivas de los ovarios.

Actividad física, dieta y consumo de alcohol

Nadie discute que el ejercicio regular, una dieta equilibrada y el consumo limitado o nulo de alcohol son hábitos de buena salud, pero ¿pueden influir estos factores del estilo de vida en la edad a la que se llega a la menopausia? No hay datos científicos consistentes que afirmen que es así, y lo cierto es que necesitamos mucha más investigación en este campo. Sin embargo, sí sabemos que estos buenos hábitos pueden tener enormes beneficios durante la perimenopausia y la posmenopausia (entraré en detalle en el kit de herramientas) y, dada su relación con la salud cardíaca, pueden ser una protección integral.

Tabaquismo

Las investigaciones confirman la relación entre el consumo de tabaco y la llegada de la menopausia a una edad más temprana. Se ha demostrado que las fumadoras llegan a la menopausia aproximadamente un año antes que las no fumadoras. Cuanto más tiempo y más cantidad se fume, mayor es el riesgo de menopausia prematura o temprana entre las fumadoras actuales y las exfumadoras.

Historial de abusos

Una investigación publicada en 2022 en la revista *Menopause* informó de un alarmante vínculo entre el maltrato intergeneracional y la edad de la menopausia. En concreto, el trabajo mostró que las madres que habían sufrido abusos físicos y que habían tenido un hijo que había sufrido abusos sexuales habituales llegaban a la menopausia casi nueve años antes que las que no tenían antecedentes de abusos o hijos abusados. Aunque todavía no se ha llegado a una conclusión definitiva sobre el motivo, los investigadores creen que podría atribuirse al impacto acumulativo de la respuesta del organismo al trauma, que implica una inundación rutinaria de hormonas del estrés que suprimen el sistema inmunitario y aceleran el envejecimiento reproductivo. Con los avances de las investigaciones sobre los efectos del trauma seguiremos viendo el impacto devastador que puede tener en la salud general.

Supresión de la ovulación con anticonceptivos orales

Los ovarios contienen óvulos inmaduros llamados «ovocitos» que son seleccionados y utilizados durante la ovulación. Existe la teoría de que el uso de un anticonceptivo oral podría retrasar la menopausia porque reduce la selección de ovocitos. Se conoce como hipótesis del «ahorro de ovocitos», pero no ha generado suficiente apoyo científico para justificar la recomendación de los anticonceptivos orales como preventivos de la menopausia precoz. Sin embargo, hay pruebas de que la edad de la mujer cuando empieza a tomar anticonceptivos orales podría influir potencialmente en el momento de la menopausia. En al menos dos estudios fiables, los investigadores descubrieron que las mujeres que habían comenzado a tomar anticonceptivos orales entre los 25 y los 30 tenían un riesgo significativamente menor de adelantar la menopausia frente a las mujeres que tenían 32 años o más al empezar.

OTROS FACTORES QUE PUEDEN DETERMINAR EL MOMENTO DE LA LLEGADA A LA MENOPAUSIA

Algunas de nosotras perderemos la función ovárica antes de tiempo. Las posibles causas son la extirpación quirúrgica de los ovarios antes de la menopausia natural, la quimioterapia o la radioterapia para el tratamiento de una enfermedad potencialmente mortal y la insuficiencia ovárica prematura. Más adelante hablaremos brevemente de cada una de ellas, pero todas conducen a la pérdida de nuestras hormonas antes de la fecha de caducidad natural, y esta pérdida prematura de hormonas acelera ciertos síntomas asociados y riesgos para la salud.

Histerectomía

Aunque los ovarios no resulten dañados durante una histerectomía, el flujo sanguíneo colateral a los ovarios se interrumpe, y cabe esperar una llegada a la menopausia 4,4 años antes que las mujeres que no se han sometido a una histerectomía.

Extirpación de un ovario

Existen varias razones por las que puede ser necesario extirpar quirúrgicamente uno o ambos ovarios: por ejemplo, un quiste o un absceso ovárico, o un cáncer. Si te extirpan los dos ovarios (ooforectomía bilateral, véase más abajo), entrarás de inmediato en la menopausia. La extirpación de un ovario se denomina «ooforectomía unilateral». Si se realiza durante la premenopausia, se ha demostrado que adelanta el inicio de la menopausia en 1,8 años. Y cuanto más joven es una mujer cuando se somete a esta intervención, más significativa puede ser la aceleración de la llegada de la menopausia. La pérdida de un ovario puede provocar una menopausia precoz, ya que la cantidad de óvulos es limitada y con la extirpación de un ovario se pierde la mitad de lo que queda.

Menopausia inducida quirúrgicamente

La menopausia inducida quirúrgicamente es una menopausia abrupta y permanente provocada por una ooforectomía bilateral (extirpación quirúrgica de ambos ovarios). Este procedimiento puede realizarse como parte del tratamiento de un cáncer de ovario, de tumores benignos o de endometriosis. También puedes optar por someterte a una ooforectomía bilateral si has heredado un mayor riesgo de desarrollar cáncer de ovario o de mama, o si tienes mutaciones genéticas como BRCA1, BRCA2 o HNPCC.

La menopausia inducida quirúrgicamente (la extirpación quirúrgica de los ovarios) lo trastoca todo. Los cambios hormonales bruscos y drásticos que provoca pueden tener graves consecuencias si no se tratan: entre otras, un aumento del 28 % en la tasa de mortalidad general, del 33 % en las tasas de cardiopatías, del 62 % en el riesgo de accidente cerebrovascular, del 60 % en el riesgo de deterioro cognitivo, del 54 % en el riesgo de trastornos del estado de ánimo y del 50 % en el riesgo de osteoporosis y fractura ósea.

Esto significa que si llegas a padecer una enfermedad que pueda requerir la extirpación de los ovarios antes de la menopausia, tendrás que asegurarte de que tu médico tiene muy claro que es el mejor procedimiento, y el único posible, y que tiene un plan para tratar tu menopausia de manera proactiva y agresiva (sobre todo si te plantean una ooforectomía electiva —extirpación de ovarios sanos— durante una histerectomía —extirpación del útero— como un procedimiento puramente preventivo). Esta es una práctica anticuada, y ahora sabemos que, en la mayoría de los casos, los beneficios para la salud de conservar los ovarios superan con creces el riesgo de un posible cáncer de ovario. Por supuesto, la situación de cada paciente es única, y conviene que preguntes directamente: ¿los beneficios de extirparme los ovarios son mayores que los riesgos? Sin duda, si tu vida está en juego, la pregunta se responde por sí sola. Hay otras situaciones más matizadas, y tendrás que plantearte seriamente tus opciones antes de acceder a una ooforectomía bilateral.

Si te has sometido a una ooforectomía bilateral o si te dicen que tendrás que someterte a la operación antes de la menopausia, es fundamental que comentes con tu médico la opción de la terapia hormonal sustitutiva. Los estudios demuestran que la terapia hormonal sustitutiva puede eliminar el mayor riesgo de enfermedad cardiovascular en mujeres con ooforectomía bilateral premenopáusica, probablemente ralentizando el ritmo de la aterosclerosis que se acelera con la pérdida repentina de estrógenos tras la extirpación de los ovarios. Las investigaciones también demuestran que, cuando la THM se inicia en los primeros cinco años después de la menopausia y se utiliza durante al menos diez años, se observan mejoras en el deterioro cognitivo (más información sobre este tema en el capítulo 6).

Menopausia inducida químicamente

La menopausia inducida químicamente puede estar causada por quimioterapia, radioterapia o terapia de supresión hormonal. Este tipo de menopausia puede ser temporal o permanente dependiendo de varios factores, entre ellos la edad, la intensidad y la duración del tratamiento, o el tipo de fármacos utilizados.

De nuevo, es fundamental que comentes con tu médico la opción de la THM y cualquier otro tratamiento alternativo proactivo para prevenir el síndrome genitourinario de la menopausia (un grupo de síntomas y cambios físicos en los genitales y el tracto urinario que muchas mujeres experimentan durante y después de la menopausia) y la osteoporosis. También es importante que determines qué opciones tienes para los tratamientos sintomáticos de los sofocos, los sudores nocturnos y las alteraciones del sueño. Trataremos estos temas en el kit de herramientas para la menopausia.

Insuficiencia ovárica prematura (IOP)

La insuficiencia ovárica prematura (IOP) se produce cuando los ovarios dejan de funcionar antes de los 40 años. Esta afección también se conoce como IOP espontánea o idiopática o fallo ovárico prematuro, pero el término *insuficiencia* es más exacto porque, si tienes IOP, puedes producir estrógenos y ovular de manera intermitente, por lo que técnicamente no es un «fallo». La IOP está causada por el agotamiento o la disfunción folicular, y puede producir los mismos síntomas que la menopausia: entre ellos, sofocos y sudores nocturnos, relaciones sexuales dolorosas, insomnio, cambios de humor y melancolía. Las personas diagnosticadas de IOP pueden experimentar síntomas emocionales y psicológicos intensos, ya que se suman a la confusión y el impacto de tener que enfrentarse a una disfunción reproductiva y hormonal crónica antes de los 40 años. Estos sentimientos se agravan en las mujeres que reciben un diagnóstico de IOP después de intentar concebir un hijo.

Aún queda mucho por investigar para llegar a entender por completo las causas del fallo prematuro de los folículos, pero la ciencia actual sugiere que la IOP podría ser una afección hereditaria. También puede deberse a:

- quimioterapia y radioterapia,
- enfermedades autoinmunes, como la enfermedad tiroidea, la enfermedad de Addison y la artritis reumatoide,
- trastornos genéticos, como el síndrome de Turner o el síndrome X frágil,
- nacer con un recuento de folículos bajo,
- trastornos metabólicos,
- exposición a toxinas, como el humo del tabaco, productos químicos o pesticidas.

La realidad de la IOP es que provoca una pérdida de estrógenos y sus efectos protectores a una edad temprana. Esto puede conducir a un riesgo mayor y precoz de padecer cardiopatías, osteoporosis y deterioro cognitivo. Es fundamental que las mujeres con IOP encuentren un médico comprensivo y proactivo capaz de crear un plan de tratamiento que ayude a contrarrestar los importantes riesgos para la salud. Un plan adecuado incluirá:

- terapia hormonal sustitutiva, si la paciente es candidata a ella,
- ejercicio, preferiblemente entrenamiento de resistencia, para combatir la pérdida de masa muscular (una consecuencia comprobada de la IOP),
- apoyo psicológico, es decir, la derivación a un terapeuta especializado en infertilidad y cuestiones relacionadas con la salud reproductiva,
- apoyo social a través de grupos de apoyo presenciales o en línea,
- una consulta con un médico especialista en infertilidad, si procede, para hablar de las opciones de embarazo (que podrían incluir el uso de un óvulo de donante).

Aunque pierdas la función ovárica antes de tiempo, resulta esencial recordar que somos mucho más que nuestros ovarios y las hormonas que producen. Mereces tanta prevención y orientación como cualquier otra persona.

UN MAPA DE LA MENOPAUSIA

Toda persona nacida como mujer llegará a la menopausia algún día. Los caminos que tomemos pueden parecer distintos, pero nadie debería sentirse perdido. Espero que el conocimiento de las etapas de la transición menopáusica y los factores que pueden influir en los tiempos de tu propio viaje te hayan ayudado a iluminar el camino.

CAPÍTULO 6

QUÉ LE OCURRE A TU CUERPO DURANTE LA MENOPAUSIA

Empecé con los síntomas de la menopausia en torno a los 52 años y dejé de menstruar a los 55. Sin embargo, esos tres años fueron horribles. Tuve síntomas tan severos que fui al cardiólogo, al reumatólogo, al ginecólogo y al urólogo. Mi médico de cabecera quería recetarme un antidepresivo; me dio la impresión de que no sabía nada sobre la menopausia. Al final acudí a un especialista en menopausia y empecé con terapia hormonal sustitutiva, concretamente con un parche de estradiol y progesterona oral. Me salvó la vida, en serio. En una semana dejé de tener sofocos, sudores nocturnos, palpitaciones y dolores en las articulaciones, y mis cambios de humor mejoraron, tenía menos fatiga y más energía, y mi insomnio desapareció. Mi calidad de vida ha mejorado en un 1.000 %. Todas las mujeres merecemos saber la verdad sobre los efectos de la falta de estrógeno en el cuerpo. Es perjudicial para nuestra salud cuando lo perdemos.

—Karen M.

La menopausia provoca muchas emociones. Algunas mujeres se sienten encantadas ante la idea de no volver a tener la regla: ¡se acabaron las compresas, los tampones, el síndrome premenstrual, los calambres y el riesgo de embarazo! Otras sienten exactamente lo contrario: lloran la pérdida de sus años reproductivos, se sienten desanimadas ante un signo de envejecimiento tan claro y desearían retroceder en el tiempo. Y después están las que se sitúan más en el espacio de la ambivalencia. Ya sabes de qué tipo de persona hablo; es esa a la que le encanta decir «Es lo que hay» continuamente.

Odio decirlo, pero esa amiga que te saca de quicio tiene razón: es lo que hay. El cuerpo es finito, igual que los años reproductivos, y enfurecerse contra esta verdad es inútil. Lo que no es inútil es comprender los cambios que se producen en el cuerpo durante la perimenopausia y la menopausia, y poner en práctica medidas y hábitos que te ayuden a protegerte e incrementen las posibilidades de prolongar tu vida a pesar de esos cambios.

No hace falta que lo sepas todo sobre la menopausia para recibir el apoyo que necesitas. Lo que sí será útil es tener unos conocimientos bastante detallados sobre los cambios en el sistema endocrino que acompañan a la menopausia, así como el importante impacto que esos cambios pueden tener en el cuerpo. Muchos profesionales aprovecharán la complejidad del tema y la falta general de información para pasar de puntillas por los síntomas sin ofrecer ninguna solución potencial.

He escuchado innumerables historias sobre la experiencia de la paciente; todas son muy parecidas y discurren más o menos así: vas al ginecólogo porque tienes síntomas nuevos y molestos de lo que probablemente sea la perimenopausia. Ese médico te ha cuidado muy bien durante tus años reproductivos, con las correspondientes citologías, dándote anticonceptivos, tal vez apoyándote durante tu embarazo y parto, y hasta puede que en alguna cirugía. Sin embargo, los síntomas que te llevan a la consulta en esa ocasión no reciben el mismo tipo de atención y el ginecólogo te dice que no puede hacer nada para ayudarte, que tendrás que ser fuerte y pasar por ello. Como sigues teniendo síntomas, buscas y encuentras un médico que es amable y te escucha, pero en lugar de diagnosticarte perimenopausia (el pato), te diagnostica fatiga suprarrenal, infestaciones parasitarias, deficiencias vitamínicas, trastornos tiroideos subclínicos, acumulación de toxinas o vete tú a saber qué más. Y te da una pauta de suplementos o un «sistema *detox*» que promete equilibrar tus hormonas por unos 200 euros al mes. No es que las deficiencias de vitaminas y los trastornos tiroideos subclínicos no sean reales, pero son raros y en la mayoría de los casos constituyen diagnósticos erróneos. Así, cientos o miles de euros más tarde y todavía con los síntomas, te sientes peor porque no te encuentras mejor y empiezas a hacerte luz de gas a ti misma: «Seguro que está todo en mi cabeza».

Si esta no es tu experiencia, da gracias. Por desgracia, resulta increíblemente habitual.

Entonces, ¿qué podemos hacer para asegurarnos de que no tengas esa experiencia o, al menos, que no la repitas? Podemos trabajar juntas y, por mi parte, puedo enseñarte a asegurarte de que tengas acceso a la información esencial. La información es el pie con el que empujas la puerta antes de que otro médico te dé con ella en las narices en tu búsqueda de respuestas. Utiliza lo que aprendas aquí para defenderte y tomar una decisión informada sobre lo que es mejor para tu cuerpo durante tu viaje por la menopausia.

CÓMO FUNCIONAN LOS OVARIOS

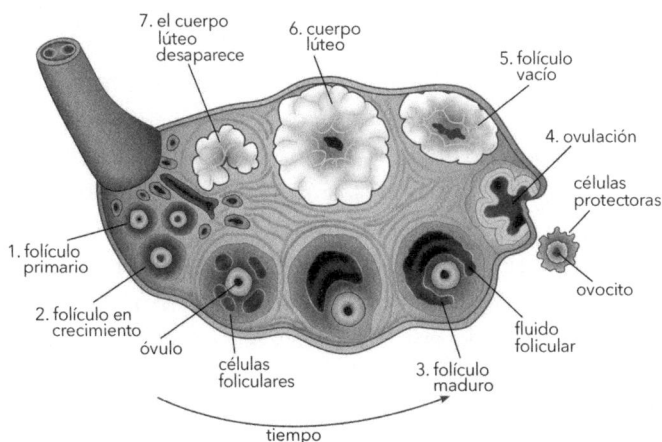

LOS OVARIOS

Los ovarios son unas glándulas con forma de almendra. Nacemos con dos, y vienen preabastecidos con el suministro de ovocitos, u óvulos inmaduros, para toda la vida (en general, entre uno y dos millones de óvulos). Al llegar a la pubertad, esa reserva se ha reducido a una cantidad de entre trescientos mil y cuatrocientos mil ovocitos que descansarán dentro de unos sacos llenos de líquido (los folículos) hasta que sean reclutados durante el ciclo menstrual, cuando cabe la posibilidad de que se conviertan en el folículo dominante del mes.

FASES DEL CICLO MENSTRUAL

El ciclo menstrual consta de cuatro fases que preparan el cuerpo para el embarazo cada mes: la menstruación, la fase folicular, la ovulación y la fase lútea. El proceso es tremendamente complejo y, como en una sinfonía, requiere que numerosos intérpretes toquen cada nota a la perfección para que la actuación sea un éxito (en el gráfico de la página siguiente se ofrece una representación visual). Comprender cómo funciona este proceso en los años reproductivos puede ayudarte a identificar mejor lo que ocurre cuando llegas a la perimenopausia y, finalmente, a tus años posreproductivos.

1. **Menstruación (días 1-5):** el ciclo menstrual comienza con la menstruación, que es el sistema del cuerpo para desprenderse del tejido, la sangre y la mucosidad que componen el revestimiento uterino engrosado cada mes. La menstruación es una señal de que la ovulación del mes anterior no ha dado lugar a un embarazo, y dado que tus niveles de estrógeno y progesterona no son necesarios para ayudar a preparar tu cuerpo para el embarazo, descenderán en esta primera fase.

2. **Fase folicular (días 6-14):** ahora tu cuerpo comienza de nuevo el proceso de preparación para el embarazo. Los ovarios li-

beran estrógeno para ayudar a engrosar el revestimiento del útero, lo que será necesario si te quedas embarazada. A continuación, la hipófisis liberará la hormona foliculoestimulante (FSH) para que los folículos de los ovarios empiecen a crecer. Solo crecerá un determinado grupo de folículos, y solo uno de ese grupo (a menos que haya gemelos) será el folículo dominante que se convertirá en un óvulo maduro. Unas células específicas del folículo llamadas «células de la granulosa» y «teca» contribuyen al crecimiento mediante la secreción de estrógeno y testosterona.

NIVELES HORMONALES EN FUNCIÓN DE LA FASE DEL CICLO MENSTRUAL

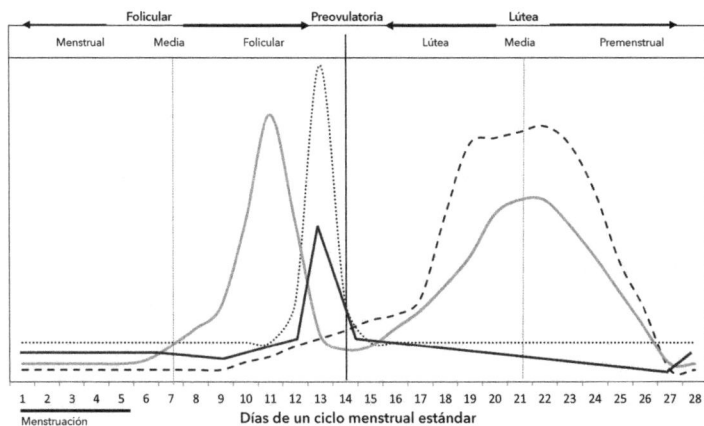

Draper, C. F.; Duisters, K.; Weger, B., et al., «Menstrual cycle rhythmicity: metabolic patterns in healthy women», *Science Reports*, 2018, 8:14568, <doi.org/10.1038/s41598-018-32647-0>.

3. **Ovulación (día 14 aproximadamente):** el aumento de la hormona luteinizante (LH), gracias de nuevo a la glándula pituitaria o hipófisis, hará que el folículo dominante libere el óvulo maduro en el proceso conocido como «ovulación». El folículo vacío se replegará sobre sí mismo y formará un cuerpo

lúteo (amarillo). Esta glándula provisional producirá estrógeno y progesterona para ayudar a engrosar más el revestimiento uterino.

4. **Fase lútea (días 15-28):** el óvulo maduro se abre paso a través de una de las trompas de Falopio hasta el útero, donde puede ser fecundado por un espermatozoide. Si el óvulo es fecundado y se implanta en la pared uterina pegajosa y engrosada, te quedarás embarazada. Si esto no ocurre, las células del cuerpo lúteo empiezan a desintegrarse y los niveles de progesterona y estrógeno disminuyen para permitir el adelgazamiento de la pared uterina. A continuación vuelve la fase de menstruación. La bajada de hormonas en ese momento puede producir síntomas del síndrome premenstrual (SPM).

Este elaborado e increíble ciclo de retroalimentación continuará así en torno a 30-35 años a menos que te quedes embarazada o experimentes un ciclo alterado a causa de una enfermedad u otro problema de salud.

CÓMO DEJAN DE FUNCIONAR LOS OVARIOS

El envejecimiento cronológico y el reproductivo van a la par. Con la menstruación y la ovulación vas perdiendo folículos de manera progresiva y, con cada nuevo año, los óvulos pierden calidad. La capacidad funcional de tus ovarios también empieza a disminuir, lo que se traduce en una producción hormonal menos fiable y una menor capacidad de respuesta a las señales hormonales. Esta disminución de la función continuará su curso y provocará alteraciones en el ciclo y síntomas de retirada hormonal, que pueden señalar la llegada a la transición menopáusica (es decir, la perimenopausia) y conducir a reglas irregulares, sofocos, aumento de la ansiedad y palpitaciones, entre otras muchas cosas.

La versión resumida de lo que ocurre a continuación es la siguiente: la disminución de la función ovárica continuará, las alteraciones del ciclo menstrual pueden aumentar y alargarse, sus síntomas podrían intensificarse y así sucesivamente hasta llegar a la insuficiencia ovárica. Cuando llegues a ese punto, las ovulaciones mensuales rutinarias y la consiguiente producción de hormonas sexuales se detendrán para siempre. Y con el cese de la función ovárica habrás llegado a la menopausia.

Por supuesto, en la versión extendida no es tan sencillo. Cuando el sistema reproductivo empieza a encaminarse a la jubilación pasan tantas cosas desde el punto de vista hormonal que ni siquiera estas páginas nos permiten tratarlo a fondo. No obstante, creo que tener una idea general del caos hormonal puede ayudar a eliminar parte del misterio en torno a la experiencia sintomática de la menopausia. Este «diagrama de (no más) flujo» explica la progresión.

- Las fluctuaciones hormonales tienen su inicio cuando los ovarios empiezan a quedarse sin óvulos. Menos óvulos significa menos células foliculares que los rodean, y esto equivale a una menor producción de estrógeno, progesterona y algo de testosterona.
- El hipotálamo, una región del cerebro que controla la producción hormonal, detecta los niveles más bajos de estrógeno en el torrente sanguíneo y responde liberando más hormona liberadora de gonadotropina (GnRH).
- Esta hormona, a su vez, estimula la hipófisis para que produzca más hormona foliculoestimulante (FSH) y hormona luteinizante (LH) a fin de promover el crecimiento del folículo y la ovulación.
- Si los niveles de estrógeno y progesterona permanecen bajos, como ocurre si la función ovárica está disminuyendo, los niveles de FSH y LH seguirán aumentando (es como cuando llamas a alguien esperando que te atienda: «Sé que está ahí, ¿por qué no contesta?»).
- Tu cuerpo intenta encontrar una forma de generar estrógeno, pero se está quedando sin opciones. El número de folículos en los ovarios sigue disminuyendo, y los que quedan responden

cada vez menos a las hormonas estimulantes a medida que envejecen.

- Los descensos drásticos de estrógeno provocan sofocos y ovulaciones irregulares, y aparecen otros síntomas imprevisibles.

———La verdad sobre la «dominancia estrogénica» ——— y el «desequilibrio hormonal»

Los profesionales del campo de la medicina integrativa que utilizan los términos «dominancia de estrógeno» o «desequilibrio hormonal» simplifican en exceso lo que ocurre cuando se produce una ovulación imprevisible u otros síntomas. Emplean esta terminología porque las fluctuaciones hormonales, incluso las que tienen lugar durante un ciclo menstrual sano, son complicadas y no resulta fácil explicarlas. Sin embargo, debes entender una cosa: tus niveles de estrógenos *no* están elevados, como puede dar a entender el término. Y no se contrarrestan con la progesterona. ¿Otra forma de decirlo? Tu producción de estrógeno es alta *en relación con* la progesterona. También es importante señalar que «dominancia de estrógeno» y «desequilibrio hormonal» no son términos reconocidos o utilizados por todos los profesionales médicos. Resultan excesivamente imprecisos para utilizarlos en un diagnóstico clínico o para que un médico pueda crear un plan de tratamiento, y no son indicativos de la causa del problema.

Si acudieses a mi consulta con síntomas que sugieren un trastorno o desequilibrio hormonal, la lista de posibles diagnósticos podría incluir el síndrome de ovario poliquístico (SOP), endometriosis, trastorno tiroideo y menopausia, entre otros. Y exploraría las causas potenciales de predisposición genética, factores ambientales o de estilo de vida, y envejecimiento reproductivo (en el caso de la menopausia). En todos los casos, trabajaríamos juntas para descartar cualquier trastorno subyacente. Nunca sugeriría que lo que te ocurre es un simple caso de desequilibrio hormonal.

Sé que esto puede parecer confuso si tenemos en cuenta el escandaloso número de productos y servicios que se comercializan como curas para el desequilibrio hormonal y síntomas como la fatiga, el aumento de peso, los cambios de humor y la libido baja. Lo cierto es que la mayoría de estos productos no están regulados, y sus afirmaciones y promesas no tienen por qué estar respaldadas por estudios médicos; la mayoría, si no todos, son caros y probablemente ineficaces, y existe el riesgo de que incluso sean peligrosos. Te recomiendo que prescindas de ellos y que busques un profesional formado en menopausia que te ayude a orientarte en esta cuestión.

LOS RIESGOS PARA LA SALUD DE LA MENOPAUSIA

Como ya he comentado, aunque la pérdida de la función ovárica y los síntomas potencialmente incómodos que pueden acompañar a la menopausia (síntomas que abordaremos en la tercera parte) son naturales, no son los únicos «efectos secundarios» de la insuficiencia ovárica que requieren tu atención. La menopausia, con independencia de si tienes síntomas o no, incrementa el riesgo de una lista desalentadora de trastornos y enfermedades. Los riesgos empiezan a aumentar a medida que disminuyen los niveles de estrógeno, y se suman a los riesgos del envejecimiento que ya podrían estar presentes.

El estrógeno es una hormona increíblemente protectora, y cuando disminuye en la menopausia, perdemos gran parte de esa protección. Con el estrógeno fuera de escena, las hormonas del estrés, como el cortisol, y otros actores proinflamatorios pasan a ser más activos y destructivos; tanto que algunos investigadores describen la transición menopáusica como un «evento inflamatorio». Este evento establece una tendencia interna hacia la inflamación sistémica crónica, que puede afectar a muchos sistemas de órganos y es un factor importante en el aumento de los riesgos para la salud que conlleva la menopausia. Como resultado de la menopausia, aumenta el riesgo de sufrir:

- osteoporosis,
- enfermedad de las arterias coronarias,

- resistencia a la insulina y prediabetes,
- neuroinflamación,
- aumento de grasa visceral,
- sarcopenia (pérdida de masa muscular).

Pienso principalmente en esta lista de problemas graves cuando hago hincapié en la importancia de tener una conversación con tu médico sobre la terapia de reemplazo hormonal. La terapia de reemplazo de estrógeno puede ejercer un impacto preventivo en estas afecciones. Sí, el control de los síntomas es lo que puede llevarte al punto de considerar la THM, pero las implicaciones más amplias para la salud deberían ser una razón tanto o más convincente para averiguar si eres candidata a recibirla.

Echemos un vistazo más detallado a cada una de estas afecciones.

Osteoporosis

La osteoporosis es una enfermedad ósea progresiva caracterizada por unos huesos frágiles y débiles.

La fuerza y la masa de los huesos se degradan de forma natural con el paso del tiempo, pero, cuando somos jóvenes, el organismo se esfuerza por combatir la degradación de manera rutinaria, renovando la fuerza de los huesos y manteniendo su masa. A medida que envejecemos, esa renovación se ralentiza, pero no así la degeneración, y podemos acabar desarrollando osteoporosis, sobre todo si existen otros factores de riesgo. La osteoporosis te hace más susceptible de sufrir fracturas óseas y roturas de cadera, columna o muñeca. Estas lesiones son inconvenientes cuando se es joven, pero pueden resultar debilitantes y peligrosas en edades más avanzadas. Las fracturas de cadera son especialmente preocupantes: según una investigación publicada en el *Journal of Internal Medicine*, uno de cada tres adultos mayores de 65 años muere dentro de los doce meses siguientes a sufrir una fractura de cadera.

Las mujeres tienen cuatro veces más probabilidades de desarrollar osteoporosis que los hombres, y la pérdida de estrógeno en la menopausia es la causa más común. Esto se debe a que el estrógeno desempeña la importante función de ralentizar la descomposición del hueso. Existen receptores de estrógeno en el tejido óseo, y necesitan estrógenos que les indiquen que activen la formación y aumenten la producción. Cuando nuestros niveles de estrógenos caen en picado en la menopausia, aumenta la pérdida ósea osteoporótica y puede producirse debilidad ósea. Entre el 40 y el 50 % de las mujeres posmenopáusicas sufrirán una fractura relacionada con la osteoporosis. Los estudios también revelan asociaciones entre los síntomas vasomotores, como los sofocos y los sudores nocturnos, y una menor densidad mineral ósea, osteoporosis e incluso fracturas óseas.

Conoce tus riesgos

Existen varias medidas para prevenir la osteoporosis o protegerte si desarrollas esta grave enfermedad ósea. El paso más importante consiste en someterte a las pruebas de detección de osteoporosis si ya has sufrido una fractura de cadera, vértebras, hombro, pelvis o muñeca, o si presentas algún otro factor de riesgo. Entre los principales factores de riesgo figuran una complexión física menuda (un peso de 56 kilos o menos); menopausia precoz; antecedentes de tabaquismo o consumo excesivo de alcohol (definido como dos o más bebidas al día); uso diario de corticosteroides, medicación tiroidea, warfarina u otros fármacos inmunosupresores; cirugía bariátrica, y ciertas afecciones crónicas, como insuficiencia renal, artritis reumatoide y enfermedad hepática.

Posibles pruebas

La prueba más común para detectar la osteoporosis es la densitometría ósea o DEXA. La mayoría de los seguros empiezan a cubrir esta prueba a partir de los 65 años.[1] Sin embargo, si te identificas con uno o más de los factores de riesgo ya mencionados, es posible que cum-

1. En España, en principio, esta prueba entra por la Seguridad Social. *(N. de la E.)*

plas los requisitos para someterte a una prueba de detección precoz. Y si tu seguro no cubre el coste, te recomiendo encarecidamente que te hagas la prueba y la pagues de tu bolsillo (entre 200 y 300 euros). Una ventaja añadida de la DEXA es que también mide la masa muscular y la grasa visceral; consulta la sección sobre el aumento de grasa visceral en la página III. Si presentas una densidad ósea disminuida, cuanto antes lo identifiques, mejor, ya que podrás tomar medidas proactivas para frenar la pérdida ósea y protegerte contra las fracturas. Una fractura ósea puede ser muy debilitante y costosa; conviene evitarla en la medida de lo posible.

Cómo puede ayudar la THM

Abordaré la prevención y las estrategias terapéuticas para la osteoporosis en el apartado dedicado al kit de herramientas, pero conviene señalar que la terapia de reemplazo hormonal ha demostrado ser de ayuda en la protección de la salud ósea en la menopausia. Una investigación publicada en 2021 informó de que la terapia con estrógenos podría contribuir a prevenir la pérdida ósea y reducir el riesgo de fractura en entre un 20 y un 40 %, y su efecto protector parece tener el mayor potencial si se inicia dentro de los diez primeros años después de la menopausia. Además, la terapia con testosterona también puede resultar beneficiosa, ya que nuestros niveles séricos de testosterona se relacionan favorablemente con la densidad mineral ósea en mujeres perimenopáusicas y menopáusicas precoces (necesitamos más investigación al espeto). En el siguiente capítulo veremos cómo se determina si eres candidata para la THM y cómo mantener la conversación con tu médico.

Enfermedad de las arterias coronarias

La enfermedad de las arterias coronarias es un tipo específico de enfermedad cardiovascular que se produce cuando la placa formada por colesterol y grasas se acumula en las arterias, reduciendo así el flujo de sangre rica en oxígeno que llega al corazón. La reducción del flujo sanguíneo puede dañar la función cardíaca y aumentar el riesgo de coágulos e infarto.

La enfermedad de las arterias coronarias es la principal causa de muerte entre las mujeres, y el riesgo de padecerla aumenta en torno a los 55 años, edad en la que la mayoría de las mujeres ya son posmenopáusicas o están a punto de serlo. La coincidencia en el aumento del riesgo y el momento de la llegada a la menopausia no es casual: sabemos que en la menopausia aumenta el colesterol total, las LDL y los triglicéridos, que son factores de riesgo establecidos de las cardiopatías (si recibiste con sorpresa el aumento de tus niveles de colesterol durante la transición menopáusica, ¡no eres la única!).

Durante la menopausia también se produce un conjunto preocupante de cambios que pueden darse en respuesta a la disminución de los niveles de estrógeno y progesterona y que afectan negativamente a la función de los vasos sanguíneos. Cuando disminuyen los niveles de estrógeno y progesterona, los vasos sanguíneos se contraen más; el hígado empieza a producir demasiadas proteínas que coagulan la sangre, lo que aumenta las probabilidades de que se formen coágulos, y las células endoteliales (que recubren los vasos sanguíneos) producen menos hormonas de las que ayudan al sistema vascular a relajarse y permitir un flujo sanguíneo regular. Estos factores combinados suponen una grave amenaza para la salud del corazón.

Conoce tus riesgos

Puedes tener un mayor riesgo de sufrir una enfermedad de las arterias coronarias si:

- tienes antecedentes familiares de cardiopatías,
- tienes el colesterol alto, diabetes o hipertensión arterial,
- eres o has sido fumadora, o has estado expuesta durante mucho tiempo al humo del tabaco,
- has estado expuesta mucho tiempo a la contaminación atmosférica u otras toxinas ambientales,

- tienes sobrepeso u obesidad,
- llevas una vida sedentaria.

También existen factores relacionados con la menopausia que se han vinculado a un mayor riesgo. Si tuviste la menopausia antes de los 45 años, el riesgo de sufrir una cardiopatía es significativamente mayor que el de las mujeres que llegan a la menopausia a los 45 años o más tarde. El riesgo también es mayor si has tenido una menopausia quirúrgica o si padeces o has padecido síntomas severos relacionados con la menopausia, como sofocos y sudores nocturnos.

Posibles pruebas

Lo más preocupante de la enfermedad de las arterias coronarias es que: 1) normalmente no produce síntomas hasta que provoca una rotura o se agrava lo suficiente como para bloquear el flujo sanguíneo, y 2) no existen pruebas realmente eficaces. Esto no significa que no existan pruebas de detección: un examen físico anual debe incluir un control de la tensión arterial, el peso y los niveles de colesterol. Si son elevados, estos factores pueden aumentar el riesgo de cardiopatía. Lo que ocurre es que no son pruebas de cribado concluyentes porque no ofrecen una imagen detallada de lo que sucede en las arterias. Una prueba mejor es el examen de calcio coronario, que consiste en una tomografía computarizada que analiza el nivel de calcio o placa acumulada en las arterias coronarias y revela la presencia o el riesgo de enfermedad coronaria.

Si tienes más de 40 años, te estás planteando empezar con la THM y tienes factores de riesgo significativamente elevados de enfermedad de las arterias coronarias, considero que deberías hacerte una prueba de calcio coronario antes de comenzar con cualquier plan de medicación. Si tu seguro no lo cubre, te recomiendo que lo pagues de tu bolsillo.

Cómo puede ayudar la THM

Se ha demostrado que la terapia hormonal sustitutiva reduce significativamente las enfermedades cardiovasculares y las muertes por todas las causas cuando la utilizan mujeres menores de 60 años que han llegado a la menopausia o están cerca (no más de diez años después de la menopausia). Por otro lado, si la THM se inicia pasados los diez primeros años posteriores a la menopausia, podría existir un riesgo mayor de enfermedad cardiovascular, y ese riesgo aumenta si han pasado más de veinte años. Esta notable divergencia forma parte de la hipótesis del momento oportuno, que sugiere que el momento en el que se inicia la terapia hormonal marca la diferencia (encontrarás más información al respecto en la página 50, en el capítulo 3). La conclusión fundamental es que la THM parece funcionar mejor cuando se utiliza como herramienta preventiva para numerosas enfermedades, pero en especial para las cardiovasculares.

Resistencia a la insulina

La insulina es una hormona producida por el páncreas que permite que las células utilicen los alimentos ingeridos como combustible; resulta esencial para la función metabólica y, básicamente, mantiene en marcha el motor del organismo. Cuando está en plena forma, tu metabolismo funcionará más o menos así:

- Ingieres alimentos y tu estómago y el intestino delgado los convierten en glucosa (azúcar en sangre).
- El páncreas libera insulina para indicar a las células que utilicen la glucosa como combustible.
- Las células reciben la señal y dejan entrar el combustible, eliminando así la glucosa del torrente sanguíneo.
- El páncreas deja de producir insulina hasta la próxima vez que comas o bebas algo.

Todo este proceso puede verse alterado si las células se vuelven menos sensibles a la insulina, que es lo que ocurre cuando se desarrolla resistencia a la insulina: las células del organismo pasan a ser menos sensibles a la insulina, lo que provoca niveles elevados de azúcar en sangre. Si esos niveles se mantienen elevados durante mucho tiempo, puede producirse una ligera inflamación crónica.

Comparo la resistencia a la insulina con la primera parada de un tren de disfunción metabólica, y por eso debemos tomárnosla en serio. Si no se controla, la resistencia a la insulina te situará en riesgo de prediabetes y diabetes de tipo 2. La resistencia a la insulina es también la puerta de entrada al síndrome metabólico, un grupo de afecciones que incrementan de manera significativa el riesgo no solo de diabetes de tipo 2, sino también de enfermedades coronarias y accidentes cerebrovasculares. El síndrome metabólico puede incluir niveles elevados de glucosa, triglicéridos, colesterol de lipoproteínas de alta densidad (HDL) bajo y presión arterial alta.

Dado que los niveles de estrógeno disminuyen durante la transición menopáusica, somos más propensas a desarrollar resistencia a la insulina. El estrógeno desempeña un importante papel en el metabolismo de la glucosa, y su ausencia puede contribuir a la disfunción metabólica. El riesgo de resistencia a la insulina debido a la disminución de estrógenos es independiente de la edad, lo que significa que incluso las mujeres con menopausia precoz pueden correr el riesgo de desarrollar resistencia a la insulina.

Lo creas o no, considero que la resistencia a la insulina representa una oportunidad única para la corrección metabólica; es mucho más fácil restaurar la sensibilidad a la insulina en esta «estación» metabólica antes de que se desarrollen la prediabetes y la diabetes de tipo 2, mucho más graves.

Conoce tus riesgos

La obesidad abdominal (grasa visceral) y la inactividad física son dos de los principales factores de riesgo para desarrollar resistencia a la insulina. También se corre un mayor riesgo en caso de padecer síndrome de ovario poliquístico (SOP), apnea del sueño o enfermedad por hígado graso. Algunos medicamentos, como determinados antihipertensivos, esteroides y los que se utilizan para tratar trastornos psiquiátricos o el VIH, pueden incrementar las probabilidades de desarrollar resistencia a la insulina. Lo mismo ocurre con trastornos como la enfermedad de Cushing y el hipotiroidismo.

Posibles pruebas

El análisis de sangre anual estándar no revela si existe resistencia a la insulina, y los primeros síntomas pueden no ser evidentes. Sin embargo, si tu páncreas ha llegado a un punto en el que necesita empezar a bombear más insulina en respuesta a la resistencia a la hormona y si los niveles de insulina se mantienen altos, puedes desarrollar triglicéridos altos e hipertensión. Si presentas alguno de estos síntomas o un nivel bajo de colesterol HDL, además de una o más de las características del síndrome metabólico, es probable que tengas niveles elevados de insulina. En ese caso, debes vigilar tus niveles de azúcar en sangre. En mi consulta evalúo la glucosa en ayunas y la hemoglobina A1c de todas las pacientes. Si se dan ciertos factores de riesgo, analizo la insulina en ayunas, calculo el índice HOMA-IR y continuamos a partir de ahí. La prueba del modelo homeostático para evaluar la resistencia a la insulina (HOMA-IR) es un índice que se calcula a partir de un nivel de insulina y glucosa en ayunas. Si crees que puedes tener riesgo de resistencia a la insulina, te aconsejo que defiendas tus derechos y le pidas a tu médico que te haga esta prueba.

Cómo puede ayudar la THM

Aunque la investigación en este campo todavía está en desarrollo, algunos estudios recientes han demostrado que la terapia estrogénica podría tener un efecto protector contra la resistencia a la insulina en mujeres posmenopáusicas. Además, se ha comprobado que las mujeres en terapia hormonal presentan un 20 % menos de incidencia de diabetes de tipo 2 en comparación con aquellas que no utilizan THM. Sin embargo, sigo pensando que necesitamos más investigación antes de usar la THM de forma generalizada con el propósito específico de reducir la resistencia a la insulina y otros trastornos metabólicos. Hasta entonces, es de vital importancia trabajar para revertir o reducir el riesgo de resistencia a la insulina con estrategias relativas al estilo de vida. Con mis pacientes, siempre empiezo por la alimentación y el ejercicio (veremos los detalles en el kit de herramientas).

Neuroinflamación

La neuroinflamación es una inflamación que se produce en el cerebro o la médula espinal, y puede dañar células nerviosas esenciales para la función cognitiva. Cuando la neuroinflamación pasa a ser crónica, el daño repetido puede enmarañar las líneas de comunicación del cerebro y llevar a la formación del tipo de placa que se asocia con el alzhéimer.

Las mujeres presentan el doble de probabilidades que los hombres de desarrollar alzhéimer, lo cual se ha atribuido durante mucho tiempo al hecho de que las mujeres viven más años y el riesgo de alzhéimer aumenta a medida que envejecemos. Sin embargo, las nuevas investigaciones han descubierto otro factor: los cambios hormonales drásticos que experimentamos durante la transición a la menopausia. Estos cambios, especialmente la pérdida de estrógenos, pueden incrementar la neuroinflamación y, según la neurocientífica Lisa Mosconi (directora de Women's Brain Initiative y del Programa de Prevención del Alzhéimer del Weill Cornell Medicine/New York–Presbyterian Hospital), acelerar el envejecimiento cronológico del cerebro femenino. Es este envejecimiento el que puede equivaler a un mayor riesgo de enfermedad de Alzheimer cuando las mujeres entran en la menopausia.

Es posible que la disminución de estrógeno sea también la causa de que nos veamos desproporcionadamente afectadas por otras enfermedades y trastornos relacionados con la cognición, como la esclerosis múltiple (la enfermedad autoinmune que ataca el cerebro y la médula espinal), las migrañas y el trastorno depresivo mayor.

Conoce tus riesgos

El riesgo de sufrir neuroinflamación es mayor si se padece hipertensión arterial, colesterol alto, cardiopatías —o diabetes de tipo 2. Estas enfermedades son proinflamatorias y pueden comprometer directamente la salud del corazón y los vasos sanguíneos, que son los responsables de transportar el oxígeno esencial al cerebro.

El riesgo de padecer la enfermedad de Alzheimer aumenta específicamente con la edad y si se ha diagnosticado la enfermedad a un hermano o a uno de los padres. Los latinos y los afroamericanos también presentan un mayor riesgo de desarrollar alzhéimer.

Posibles pruebas

Casi todas las personas en transición menopáusica experimentarán un repunte de la inflamación, también en la zona del cerebro. Se trata de una consecuencia inevitable de la disminución de estrógenos, que desempeñan un papel crucial en la regulación de la inflamación, como ya se ha señalado. El estrógeno también resulta esencial para controlar ciertas funciones neurológicas. Así, no es de extrañar que la menopausia afecte a la claridad de pensamiento, la concentración, la calma y otras capacidades y conductas relacionadas con el cerebro.

Por desgracia, no existen pruebas aceptadas o eficaces para detectar la neuroinflamación. Lo que sí podemos medir de manera no científica es la respuesta cognitiva a la disminución de los niveles de estrógeno prestando atención a la gravedad de los síntomas de la menopausia relacionados con el cerebro: entre otros, niebla mental, falta de memoria, ansiedad y depresión. La mayoría de las mujeres experimentarán algunos de estos síntomas en distintos grados. «Esto no es sorprendente si pensamos que muchos de los síntomas de la menopausia —incluidos los sofocos, la depresión, la ansiedad, los trastornos del sueño e incluso la niebla mental— provienen en realidad del cerebro y no de los ovarios», afirma la doctora Mosconi.

En general, los síntomas mejorarán a medida que se estabilicen los estrógenos y establezcas una especie de norma posmenopáusica (es improbable que vuelvas a tu estado premenopáusico). Sin embargo, en el caso de algunas mujeres se producirá una progresión en el área del deterioro cognitivo que podría desembocar en un diagnóstico de demencia.

Si tienes un riesgo elevado de padecer alzhéimer u otra enfermedad cognitiva, te recomiendo encarecidamente que leas *El cerebro XX* y *The Menopause Brain*, de la doctora Mosconi. Son un recurso excelente para todo lo relacionado con la menopausia y la salud cognitiva.

Cómo puede ayudar la THM

Todavía no se ha realizado un estudio general que afirme que la THM protege el cerebro de *todas* las mujeres en la menopausia o cerca de ella. No obstante, algunas investigaciones demuestran que resulta eficaz para grupos específicos y no recomendable para otros.

Como he mencionado en el capítulo 4, una investigación publicada en 2023 reveló que las portadoras del gen APOE4, que se asocia con un mayor riesgo de desarrollar la enfermedad de Alzheimer, experimentaban una mejora en la velocidad de recuerdo y mayores volúmenes en áreas cerebrales cuando tomaban terapia hormonal sustitutiva (en comparación con las que no).

También se ha demostrado que la terapia hormonal tiene un significativo efecto neuroprotector cuando la utilizan mujeres que se han sometido a una ooforectomía bilateral (extirpación de ambos ovarios) antes de los 50 años, y ligeramente protector en aquellas que utilizaron la THM en la fase inicial de la menopausia, que suele situarse entre los 50 y los 60 años. Sin embargo, las mujeres que empezaron la THM en la menopausia tardía, definida entre los 65 y los 79 años, mostraron un mayor riesgo de deterioro cognitivo y demencia. Esto demuestra, como en el caso de la cardioprotección, que el momento de prescripción de la THM puede ser un factor importante para determinar si será segura o eficaz para las células cerebrales.

Aumento de grasa visceral

La mayoría de las mujeres que se acercan a la menopausia o ya la han superado experimentan cambios en su composición corporal. Esos cambios se deben al aumento de peso preferente de grasa visceral en la región abdominal profunda, y resultan perceptibles cuando la ropa empieza a quedar apretada o a resultar incómoda, o si tienes la sensación de que no reconoces tu cuerpo (de repente, tu forma de pera se ha convertido en una manzana). Ese «cambio de forma» puede producirse incluso aunque tu peso no aumente significativamente.

Una de las principales razones de las visitas a mi consulta es este cambio molesto e inesperado. Las mujeres acuden angustiadas, quejándose de que otros profesionales sanitarios solo les han ofrecido (si es que les han ofrecido algo) consejos generales como «hacer más ejercicio y comer menos». Mi enfoque consiste en explicar que una estrategia con buenos resultados será mucho más específica que eso, y también hago hincapié en los peligros de no hacer nada para contrarrestar los efectos del aumento de grasa visceral. Sinceramente, no pretendo disuadirte de que aceptes tu cuerpo cambiante; ¡deberías aceptar ese bendito cuerpo y todo lo que hace por ti! Pero eso no significa que debas aceptar también ciertos cambios que podrían tener graves consecuencias. Veamos cómo puede afectar a tu salud el aumento de grasa visceral.

Existen básicamente dos tipos de grasa abdominal. La grasa subcutánea es el tipo de grasa abdominal situada más en la superficie y que se puede pellizcar. Esta grasa, con independencia de cómo te haga sentir, es relativamente benigna desde el punto de vista de la salud, siempre y cuando no tengas demasiada. Y después está la grasa visceral. Se trata de un tipo de grasa abdominal que se encuentra en el interior de la región abdominal, donde puede rodear el estómago, el hígado y los intestinos, e influir de manera negativa en el funcionamiento de estos y otros órganos cercanos. La grasa visceral se considera una grasa perjudicial y «activa» porque libera proteínas inflamatorias que podrían acabar provocando una inflamación crónica leve.

Cuando las células de grasa visceral liberan proteínas dañinas y destructivas en el organismo, el resultado pueden ser tejidos inflamados, vasos sanguíneos estrechados, niveles más altos de colesterol LDL y resistencia a la insulina. Estos factores están relacionados con un mayor riesgo de desarrollar aterosclerosis (placa arterial), deterioro cognitivo, enfermedades cardiovasculares y diabetes de tipo 2.

El problema es que a medida que envejecemos, y especialmente cuando nos acercamos y entramos en la menopausia, pasamos a ser mucho más susceptibles de desarrollar grasa visceral. Los investigadores no han determinado por qué ocurre exactamente, pero parece ser el resultado de una combinación de factores que incluyen el envejecimiento normal, los cambios en la dieta y el grado de actividad, la disminución de la calidad del sueño y, además —dado que es un regulador fundamental de la grasa—, la disminución de estrógenos. A medida que disminuyen los niveles de estrógeno durante la transición a la menopausia, se produce un cambio en el tipo de grasa que ganamos y es más probable que engordemos kilos de grasa visceral. Un estudio determinó que dentro de la grasa corporal total de una mujer premenopáusica, entre el 5 y el 8 % sería de grasa visceral, mientras que en una mujer posmenopáusica ese porcentaje es del 15 al 20 %. Dados los vínculos entre la grasa visceral y las enfermedades, se trata de un porcentaje que debería llamar nuestra atención y empujarnos a actuar; en el kit de herramientas te indicaré algunas de las estrategias más eficaces para combatir el aumento de grasa visceral.

Conoce tus riesgos

Puedes aumentar tu grasa visceral a lo largo de la vida a consecuencia de una ingesta excesiva de calorías (en relación con una menor actividad), el sedentarismo rutinario y la exposición a un estrés prolongado que aumenta la producción de cortisol, una hormona que puede promover la obesidad abdominal. Y también es obvio que, en la mediana edad, la disminución de estrógenos puede desempeñar un papel importante en la acumulación de grasa en la zona abdominal.

Posibles pruebas

La grasa visceral no se revela en cifras en la báscula, por lo que puede ser difícil de medir. Sin embargo, para ser completamente sincera contigo, no necesito una báscula para determinar en qué punto me encuentro, y tampoco la recomiendo a mis pacientes. Creo que hemos dedicado demasiado tiempo a los números de una báscula o a luchar contra el aumento de grasa; al menos, eso es lo único a lo que yo prestaba atención, y he tenido que esforzarme mucho para enseñar a mi cerebro a prescindir de la báscula como medida de progreso (ahora prefiero centrarme en la cantidad de músculo que tengo; en el siguiente punto lo explico).

La forma más fácil y económica de obtener un cálculo aproximado de la grasa visceral consiste en calcular el índice cintura-cadera. No te dará un porcentaje preciso de grasa visceral, pero puede servirte para que te hagas una idea de los efectos de los cambios hormonales en tu cuerpo. Para obtener tu índice cintura-cadera, utiliza una cinta métrica y:

- Obtén la circunferencia de la cintura midiendo la distancia alrededor de la parte más pequeña de tu cintura. Normalmente se encuentra justo encima del ombligo.
- Obtén la circunferencia de la cadera midiendo la parte más ancha de las caderas.
- Calcula el índice cintura-cadera dividiendo el perímetro de la cintura entre el de la cadera.
- Utiliza la siguiente tabla para determinar si presentas una medida de obesidad abdominal que podría suponer un mayor riesgo para tu salud:

RIESGO PARA LA SALUD	ÍNDICE CINTURA-CADERA (MUJERES)
Bajo	0,80 o inferior
Moderado	0,81-0,85
Alto	0,86 o superior

También puedes buscar una clínica o un profesional especializado que mida tu composición corporal con un escáner. Puede ser el escáner DEXA, que analiza la densidad ósea, la grasa visceral y la masa muscular, o el escáner similar InBody (más información en el apartado sobre la sarcopenia).

Cómo puede ayudar la THM

La investigación sobre la terapia hormonal y su efecto sobre la obesidad abdominal ha arrojado algunos resultados positivos. Ha demostrado ser eficaz en la reducción de los niveles de grasa visceral y la prevención del aumento de peso relacionado con la edad al principio de la posmenopausia. La advertencia es que, cuando se interrumpe la THM, el efecto positivo sobre el aumento de peso parece desaparecer, por lo que resulta esencial recurrir a otras estrategias.

Sarcopenia

El otro cambio en la composición corporal que se produce durante la transición a la menopausia, casi siempre junto con el aumento de grasa visceral, es la pérdida progresiva de masa magra o tejido muscular, una condición que finalmente conduce a la sarcopenia. La sarcopenia es una afección progresiva relacionada con la edad que se caracteriza por la pérdida de masa, fuerza y función del músculo esquelético. Afecta a la calidad de vida en general porque provoca la reducción del rendimiento físico y aumenta el riesgo de caídas y fracturas.

A medida que nos acercamos a la menopausia o la superamos, el tejido muscular puede empezar a perder calidad y fuerza, un proceso impulsado por el aumento de la inflamación (debido en parte al aumento de la grasa visceral), el envejecimiento, la resistencia a la insulina y la pérdida de estrógenos. El estrógeno desempeña un importante papel en el mantenimiento del tejido muscular que es similar a su función en la remodelación ósea: ayuda al tejido muscular a regenerarse y reconstruirse. Por lo tanto, cuando los niveles de estrógeno disminuyen en la menopausia, la masa del tejido muscular también comienza a disminuir. La pérdida muscular puede provocar una disminución de la movilidad y la fuerza, un aumento de la masa grasa y, en general, una peor salud metabólica. La pérdida de masa muscular también puede incrementar el riesgo de caídas y fracturas con la edad.

Conoce tus riesgos

La sarcopenia clínica se diagnostica sobre todo a partir de los 65 años, pero la pérdida de masa muscular empieza mucho antes, en torno a los 30 años. Después de esta edad, se calcula que perdemos entre el 3 y el 5 % de masa muscular cada diez años, y ese ritmo se acelera hasta el 10 % después de la menopausia. El riesgo de sarcopenia aumenta después de la menopausia, y otros factores de riesgo son la diabetes de tipo 2, el tabaquismo, la inactividad física y la desnutrición.

Posibles pruebas

Actualmente no existe una prueba definitiva de detección de la sarcopenia y, por desgracia, no se diagnostica hasta que está bastante avanzada. Si tu médico sospecha que corres el riesgo de padecer sarcopenia, es posible que te haga pruebas para comprobar tu fuerza de agarre y el perímetro de la pantorrilla. En última instancia, podría solicitar un TAC para comprobar tu masa muscular.

También puedes buscar una clínica o un profesional especializado que mida tu composición corporal con un escáner. Puede tratarse de un escáner DEXA, capaz de medir la densidad ósea, la grasa visceral y la masa muscular. En mi clínica utilizamos una herramienta similar, llamada InBody, para determinar la masa muscular y el riesgo de sarcopenia de las pacientes.

En última instancia, no creo que nadie deba esperar a hacerse una prueba que confirme la presencia o el riesgo de sarcopenia; es mejor comprender que la pérdida de masa muscular es inevitable con la edad y que cuanto antes tomemos medidas para desarrollar y mantener los músculos, mejor.

Cómo puede ayudar la THM

Se ha descubierto que la THM tiene efectos positivos significativos sobre la masa y la fuerza muscular. Concretamente, la terapia hormonal ha demostrado aumentar los receptores de estrógeno en el músculo y contribuir a mejorar la potencia, la contracción y la composición muscular. Estos beneficios son más pronunciados en las mujeres que comienzan la THM más cerca de la menopausia. Veremos otras estrategias para combatir la pérdida de masa/fuerza muscular durante la menopausia (y antes) en el kit de herramientas.

LOS RIESGOS PARA LA SALUD QUE NO PODEMOS IGNORAR

Todo lo que experimentas durante la menopausia comienza con la disminución de la función ovárica y la consiguiente reducción de la producción de estrógeno (y de algunas otras hormonas fundamentales, pero el estrógeno es el que ejerce el mayor impacto con diferencia). La pérdida de estrógenos puede dar lugar a una larga lista de síntomas perceptibles, y es importante buscar soluciones para sentirnos mejor. Sin embargo, sin dejar de prestar atención a los síntomas, quiero asegurarme de que no perdemos de vista los cambios que pasan desapercibidos y que podrían estar conduciendo a nuestros sistemas internos hacia la disfunción y la enfermedad.

En la menopausia debemos dar prioridad a la prevención de la osteoporosis, la enfermedad de las arterias coronarias, la resistencia a la insulina y la prediabetes, la neuroinflamación, el aumento de grasa visceral y la sarcopenia (pérdida de masa muscular). ¡Nuestra longevidad depende de ello!

CAPÍTULO 7

TODO LO QUE QUERÍAS SABER SOBRE LA TERAPIA HORMONAL

¿Menopausia a los cuarenta? ¿Era eso posible en mi caso? Tuve la regla cada veintiún días durante unos cinco meses y después ¡nada! Me hice un test de embarazo, negativo. Luego empezaron los sofocos como un fuego desbocado. Por la noche me cambiaba el pijama y las sábanas mientras mi marido dormía, ajeno a la angustia que estaba pasando. Mi médica de cabecera me aconsejó que volviese en un año y que entonces consideraría la posibilidad de la THS. Me dijo:

—Bueno, sales mucho a correr, así que con suerte tendrás los huesos fuertes.

Me quedé atónita. ¿Eso es todo lo que tienes que decir? ¿Era ese el comienzo de la osteoporosis y los riesgos cardiovasculares, y de los problemas de salud cerebral y mental? Mi médica no me dio más detalles sobre la montaña rusa que iba a ser aquello. Durante un año sufrí innecesariamente sofocos, niebla mental, libido baja, ansiedad y ataques de pánico. ¿Qué demonios me estaba pasando? Me recetó THS hasta que «llegara a la edad natural de la menopausia, que son los cincuenta». Sin embargo, cuando empecé con la THS, ¡me sentí muy bien! Por suerte, otro profesional me recetó THS. Tengo 54 años y sigo tomándola.

—Sue D.

Muy bien, es hora de remangarse y entrar en detalles sobre la terapia hormonal. Se trata de un tema muy amplio, así que me centraré en las áreas sobre las que recibo más preguntas: entre otras, los diferentes tipos de THM, opciones para administrarla, cuándo comenzar a utilizarla o dejarla y quién es una buena candidata para su uso.

Mi objetivo con este capítulo consiste en establecer una base de información que te permita entender mejor tus opciones en lo que respecta a la terapia hormonal sustitutiva y expresarte con propiedad cuando acudas al médico. Creo que para lograr este objetivo debemos empezar repasando algunos conceptos básicos sobre las hormonas.

————————Nota para los profesionales sanitarios————————

Sé que puede haber profesionales de la salud leyendo este capítulo porque nunca os han enseñado a prescribir la terapia hormonal sustitutiva y queréis aprender a hacerlo. O puede que vuestra intención sea informaros más sobre el tema porque vuestras pacientes os piden orientación. Espero que la información de este capítulo os resulte útil, pero quiero advertiros de que este contenido no pretende ofrecer directrices clínicas ni indicaros cómo debéis ejercer la medicina. Sí os recomiendo encarecidamente que consultéis el programa de certificación de la Menopause Society. Si eres un profesional de la salud con licencia, como un médico, asistente médico, enfermero facultativo, enfermero, farmacéutico o psicólogo, puedes completar el programa para convertirte en Certified Menopause Practitioner (CMP).

Si en tu trabajo incluyes cuidados para la menopausia pero no tienes la intención de obtener la certificación de la Menopause Society y tampoco realizas pruebas de perimenopausia/menopausia y ofreces opciones de tratamiento (que NO deberían limitarse a la terapia con pellets), deberías plantearte la posibilidad de dejar de ofrecer esos cuidados.

INTRODUCCIÓN A LAS HORMONAS

Las hormonas son mensajeros químicos que indican a las células lo que deben hacer. Las células cuentan con receptores internos o superficiales que les permiten recibir las comunicaciones de las hormonas y seguir las instrucciones recibidas. Las instrucciones pueden consistir en metabolizar combustible, reconstruir tejidos o realizar otras tareas vitales para mantener la máquina del cuerpo en plena forma. Cuando los niveles hormonales disminuyen a causa de una enfermedad, por la edad o por la transición a la menopausia, las células y los tejidos se quedan esperando a que se les indique lo que tienen que hacer, y es posible que no se lleven a cabo ciertas tareas esenciales. Ahí empiezan los problemas.

De dónde proceden las hormonas

El organismo depende de varios sistemas para mantenerse en funcionamiento. Uno de esos sistemas es el endocrino, que está formado por la hipófisis, la glándula pineal, el hipotálamo, la glándula tiroides, las glándulas suprarrenales, el páncreas, los testículos y los ovarios. Este es tu equipo especializado en hormonas, y es responsable de la producción y la liberación de decenas de hormonas que influyen en casi todas las células y funciones del cuerpo. Durante la transición a la menopausia, los ovarios, el hipotálamo y la hipófisis son los que experimentan más cambios.

¿Qué hormonas son más relevantes en la menopausia?

Durante la menopausia, el cuerpo reduce de forma natural la producción de tres grupos principales de hormonas: estrógenos, progesterona y andrógenos. A continuación conoceremos más detalles de este importante trío. No te preocupes, ¡no habrá un cuestionario al final de este capítulo! Solo quiero asegurarme de que te familiarices con los términos que te encontrarás cuando investigues sobre la terapia hormonal.

Estrógenos

Existe la tendencia a hablar del estrógeno como si fuera una sola hormona, pero en realidad hay tres estrógenos principales producidos en el cuerpo: estradiol, estrona y estriol. Cada uno de ellos influye en determinadas funciones del organismo.

El *estradiol* es el principal estrógeno segregado por los ovarios durante la fase reproductiva o premenopáusica, y su producción desaparece casi por completo después de la menopausia. Es el estrógeno más fuerte y biológicamente activo, lo que significa que ejerce el mayor impacto en el cuerpo. En la mayoría de los casos, cuando hablamos de estrógenos nos referimos al estradiol.

El *estriol* es producido por la placenta en desarrollo durante el embarazo y resulta prácticamente indetectable en mujeres no embarazadas. Sin embargo, incluso en niveles bajos, puede afectar a la salud ósea y al control de los lípidos.

La *estrona* se considera el más débil de los estrógenos, y se produce principalmente en pequeñas cantidades en los ovarios. Cuando los ovarios empiezan a producir menos estrona durante la menopausia, el cuerpo tiene una alternativa: las glándulas suprarrenales liberan más cantidad de una sustancia que el tejido adiposo puede transformar en estrona. Gracias a este creativo método alternativo de producción, la estrona se convierte en la forma más importante de estrógeno natural en el cuerpo después de la menopausia. En la posmenopausia, la estrona puede ayudar a reducir ligeramente la pérdida ósea y favorecer el mantenimiento de los tejidos; no obstante, no podrá desempeñar el trabajo completo del estradiol.

Progesterona

La progesterona es la hormona producida por el ovario después de la ovulación y por la placenta durante el embarazo. Su función más importante durante los años reproductivos consiste en preparar el útero para sustentar y mantener un embarazo. También desempeña funciones importantes en el mantenimiento del estado de ánimo y la optimización del sueño. La pérdida de progesterona tras la menopausia se relaciona con mayores niveles de depresión, ansiedad e insomnio.

En el contexto de la terapia hormonal, la palabra que probablemente escucharás es *progestágenos*. Esta categoría incluye la progesterona bioidéntica y las progestinas, que son las versiones sintéticas fabricadas para imitar las propiedades de la progesterona natural; se acercan, pero no son idénticas a las que produce el organismo.

Andrógenos

Los andrógenos son hormonas producidas principalmente por los ovarios y las glándulas suprarrenales (aunque también se producen en pequeña cantidad en la grasa y otros tejidos). Los más importantes son la testosterona, la androstenediona y la dehidroepiandrosterona (DHEA). Aunque los andrógenos se asocian normalmente con el desarrollo en los hombres y las características masculinas, desempeñan un papel fundamental para todos en los niveles de energía, el estado de ánimo, la libido y el tono y la masa muscular. A medida que nos acercamos y alcanzamos la insuficiencia ovárica durante la menopausia, experimentamos una disminución de los niveles de andrógenos, lo que puede provocar sentimientos depresivos, disminución del deseo sexual y aumento de la fatiga. La producción de andrógenos se reduce durante la menopausia, pero no desaparece por completo. Incluso puede continuar en la posmenopausia (a menos que tengas que someterte a una ooforectomía bilateral, la extirpación de ambos ovarios). Esa intervención quirúrgica provocará un rápido descenso de los niveles de testosterona, lo que podría dar lugar a síntomas más severos, aunque sigas recibiendo DHEA y androstenediona de la glándula suprarrenal. La profunda pérdida de testosterona es una de las razones por las que siempre aconsejo que se considere con detenimiento la terapia hormonal si te enfrentas a la necesidad potencial de que te extirpen los dos ovarios.

DEFINICIÓN DE LA TERAPIA HORMONAL SUSTITUTIVA

Es posible que hayas observado que la terapia hormonal recibe diversos nombres. Algunos expertos utilizan el término *terapia hormonal* (TH) para lo que antes se conocía como *terapia hormonal sustitutiva* (THS). Yo prefiero utilizar el término general *terapia hormonal para la menopausia* (THM) para describir el uso del reemplazo hormonal durante la perimenopausia y la posmenopausia.

─────────Relación beneficio-riesgo─────────

La consideración más importante respecto al uso de la terapia hormonal para la menopausia (THM) es la relación beneficio-riesgo de cada persona; en la candidata ideal para la terapia hormonal, los beneficios superarán a los riesgos. Dado que el reemplazo de estrógenos proporciona los mayores beneficios a las personas menopáusicas, la cuestión del riesgo debería centrarse ahí. Lo ideal es que tu médico te trate de manera personalizada y se pregunte: ¿cuáles son los riesgos del uso de estrógenos para mi paciente? ¿Y cuáles son las estrategias para reducir los riesgos? Si tienes útero, nunca deberías recibir estrógenos solos debido al riesgo de hiperplasia/cáncer de endometrio por estrógenos sin oposición. La norma general para reducir este riesgo consiste en tomar un progestágeno junto con el estrógeno. Si tu médico no apoya esta terapia combinada, cambia de médico inmediatamente.

A partir de la página 140 profundizaremos en esta cuestión y veremos cómo puedes determinar si eres candidata para la THM.

CUÁNDO PLANTEARSE LA «SUSTITUCIÓN» DE HORMONAS

Si eres sintomática, puedes comenzar la terapia hormonal sustitutiva en cualquier momento de tu viaje menopáusico, y cuanto antes mejor. Sí, esto significa que puedes comenzar a utilizar la terapia hormonal en la perimenopausia, y que puedes experimentar los beneficios de la THM antes de que dejes de tener la regla. Durante la perimenopausia, los niveles fluctuantes de estrógeno y progesterona pueden provocar sofocos, sudores nocturnos, cambios de humor y ciclos menstruales irregulares, y la terapia hormonal es muy eficaz reduciendo esos síntomas y mejorando la calidad de vida. Por eso recomiendo la THM a mis pacientes (siempre que los beneficios superen a los riesgos) en cuanto se presente cualquier síntoma, lo cual incluye la perimenopausia.

¿Y si no tienes síntomas y te encuentras bien? Posiblemente, también deberías plantearte la terapia debido a los beneficios potenciales para la salud (protección del cerebro, el corazón, los huesos, la vagina y la vejiga, así como reducción del riesgo de muerte por cualquier causa). Una vez más, el momento es crucial: en el caso de algunas mujeres, empezar tarde no supondrá ningún beneficio para el corazón o el cerebro y podría empeorar las enfermedades existentes en esos órganos (ya hemos hablado de la hipótesis del momento oportuno o de las células sanas en el capítulo 3).

Actualmente no hay una edad o una duración recomendada para dejar de utilizar la terapia hormonal, pero insisto en que lo ideal sería plantear la cuestión de los riesgos frente a los beneficios en cada visita al médico a partir de la perimenopausia. Nos guste o no, todas envejecemos, y este proceso activo puede provocar cambios en el cuerpo que nos obliguen a revisar cuáles son las mejores estrategias, y las más seguras, para minimizar los síntomas y los riesgos para la salud de la menopausia.

DIFERENCIAS ENTRE LA PÍLDORA ANTICONCEPTIVA Y LA THM

La píldora anticonceptiva (denominada «anticonceptivo combinado») y las terapias hormonales para la menopausia se componen de las mismas hormonas básicas —estrógenos y progestágenos—, motivo por el que muchas pacientes me preguntan si bastaría con seguir tomando la píldora. La principal diferencia entre estos medicamentos es la dosis. La THM se desarrolló para controlar los síntomas de la menopausia; la píldora anticonceptiva, para suprimir la ovulación y evitar el embarazo. Y se necesitan dosis mucho más altas en este último caso. Cuando veo a gente en las redes sociales tachando la anticoncepción hormonal de «peligrosa», pero son los primeros en alentar la terapia hormonal para la menopausia, me pregunto si realmente entienden la diferencia.

Para algunas personas en perimenopausia, la dosis supresora de la ovulación de una píldora anticonceptiva podría ser el mejor método para aliviar los síntomas. Por ejemplo, si tengo una paciente que sufre de menorragia, o ciclos irregulares muy abundantes, optaremos por suprimir sus ovulaciones con las dosis presentes en los anticonceptivos hormonales tras descartar otras causas de la menorragia. También existen anticonceptivos que solo contienen progestina (sin estrógeno), que en casos especiales podría servir durante la perimenopausia para aliviar los síntomas.

Esto significa que si tienes síntomas perimenopáusicos, dispones de opciones que se pueden adaptar a tu historial médico, tus síntomas y tus preferencias. Si no tienes acceso a un profesional sanitario bien informado, sigue buscando: ¡los hay! También puedes visitar mi página web (thepauselife.com) para consultar la lista (que no deja de crecer) de profesionales en tu zona.[1]

TIPOS DE TERAPIA HORMONAL

Sintética frente a bioidéntica

El campo de la terapia hormonal puede resultar confuso porque se barajan muchos términos. Puede que oigas palabras como *convencional*, *tradicional*, *natural*, *artificial*... La lista es interminable. Creo que

1. Esta página web incluye profesionales de Australia, Canadá, Puerto Rico, Sudáfrica, Suecia, Reino Unido y Estados Unidos. La Asociación Española para el Estudio de la Menopausia tiene un listado de profesionales en nuestro país. *(N. de la E.)*

la forma más sencilla de clasificar los tipos de THM consiste en entenderlas como lo hace el cuerpo: sintéticas o bioidénticas.

Las *hormonas sintéticas* se fabrican con compuestos químicos. No tienen la misma estructura molecular que las hormonas sexuales originales del cuerpo, así que el cuerpo las convierte en una forma utilizable.

Las *hormonas bioidénticas* se fabrican con ingredientes naturales, por lo general de origen vegetal. Son estructuralmente idénticas a las que produce el cuerpo de manera natural.

Tanto las hormonas sintéticas como las bioidénticas se fabrican en un laboratorio, pero yo prefiero las fórmulas bioidénticas para mis pacientes, porque para mí tiene sentido darles lo que su cuerpo ha estado produciendo. Cuando hablamos de THM, las hormonas bioidénticas del «menú» son versiones de estradiol, progesterona y testosterona.

Ahora, en el campo de la terapia hormonal bioidéntica (THB) hay dos categorías: la terapia hormonal bioidéntica de formulación magistral y la terapia hormonal bioidéntica aprobada por la FDA.[2] Es importante entender en qué se diferencian.

Bioidéntica de formulación magistral frente a bioidéntica aprobada por la FDA

Las hormonas de la *terapia hormonal bioidéntica de formulación magistral* se mezclan y preparan en una farmacia. Este tipo de terapia hormonal se considera personalizada porque permite que los profesionales sanitarios ajusten la dosis de hormonas y el sistema de administración (por ejemplo, en crema, gel, cápsula o gragea).

El problema es que las farmacias no están sujetas a la misma supervisión reglamentaria rigurosa que los fabricantes de productos farmacéuticos. El control de calidad puede variar de una farmacia a otra, y se han dado casos de dosis incorrectas o de contaminación.

---

2. En España, su equivalente es la Agencia Española de Medicamentos y Productos Sanitarios. *(N. de la E.)*

Esto plantea dudas sobre la seguridad, la pureza y la consistencia de los preparados hormonales de formulación magistral, por lo que la FDA no aprueba estas recetas. Así, en Estados Unidos las hormonas de fórmula magistral no suelen estar cubiertas por el seguro y debemos pagarlas de nuestro bolsillo.

Las hormonas de la *terapia hormonal bioidéntica aprobada por la FDA* las fabrican empresas farmacéuticas que siguen una estricta normativa. Se fabrican como medicamentos estandarizados con dosis y formas precisas, lo que significa que no permiten la personalización. Este tipo de terapia hormonal solo se ofrece con receta médica y la cubre el seguro. Los productos hormonales aprobados por la FDA también se someten a pruebas rigurosas (que implican ensayos con grandes grupos de pacientes), y sabemos que son consistentes en lo que respecta a dosificación y calidad.

Creo que es fantástico que las farmacias ofrezcan fórmulas magistrales personalizadas, y yo las recetaré si las opciones reguladas por la FDA no funcionan para mis pacientes (que puede ser el caso si tienen una alergia o necesitan una dosis personalizada). Sin embargo, recomiendo desconfiar de cualquier información que asegure que las hormonas de las fórmulas magistrales son mejores o más seguras que las variedades estandarizadas. En cierta ocasión, la FDA se vio obligada a enviar cartas de advertencia a varias farmacias por lanzar información falsa y sin fundamento, específicamente por su afirmación de que las opciones de terapia hormonal bioidéntica de formulación magistral que contienen estriol, como BiEST y TriEST, son más seguras que las opciones aprobadas por la FDA elaboradas con otros estrógenos. Estos productos contienen un 20 % de estradiol y un 80 % de estriol, y dado que este último es un estrógeno más flojo, se afirma que esta proporción es más segura para los tejidos de las mamas y el útero. Estoy a favor de reducir los riesgos, pero por desgracia esa afirmación no se ha demostrado con ensayos clínicos, y la realidad es que el estriol sigue teniendo un efecto estimulante sobre las mamas y el endometrio.

La otra cuestión sobre las farmacias que preparan fórmulas personalizadas es que representan una oportunidad de ventas para los promotores de pruebas hormonales poco fiables. Hay médicos que promueven el uso de pruebas basadas en la saliva o la orina, en concreto la prueba de orina DUTCH (que cuesta cientos de euros de tu bolsillo), como excusa para promocionar recetas personalizadas para la terapia hormonal, y esos médicos solo recetan fórmulas magistrales de farmacias. Sin embargo, las pruebas hormonales que utilizan no son precisas ni eficaces para determinar la dosis más efectiva para cada paciente. Esto se debe a que los niveles hormonales cambian de un día para otro y pueden variar mucho durante la transición menopáusica. Simplemente, no hay posibilidad de fijar la dosis correcta en el blanco móvil que son tus hormonas durante esta etapa de tu vida. La estrategia más inteligente consiste en empezar con la dosis más baja posible de cualquier medicamento aprobado por la FDA y esperar tres o cuatro semanas para ver si los síntomas mejoran. Si no es así, es entonces cuando se ajustan la dosis o la medicación.

SISTEMAS DE ADMINISTRACIÓN DE LAS TERAPIAS HORMONALES

Ya hemos hablado de las hormonas que componen las terapias hormonales para la menopausia, así como de las opciones de fabricación. Otro factor clave que hay que tener en cuenta es el sistema de administración. En un mundo ideal, tu médico hablaría contigo sobre las opciones de administración y te aconsejaría el mejor tipo de terapia para ti. Sin embargo, ante el elevado número de mujeres que me cuentan que ni siquiera llegan a tener esa conversación sobre la THM, estoy completamente segura de que nadie les explica todas las opciones que existen. Por tanto, voy a ofrecer aquí más detalles de los que tal vez sean necesarios porque quiero que sepas qué hay disponible y qué preguntas puedes plantear para encontrar lo que mejor te venga a ti.

Estrógenos

Existen dos vías de administración de la terapia de reemplazo de estrógeno: sistémica y local (vaginal).

Medicamentos sistémicos

Los medicamentos sistémicos entran en el torrente sanguíneo a través de una pastilla, crema, gel o parche, y afectan a todos los tejidos del cuerpo. Debido a ese efecto global, pueden proporcionar un mayor alivio, pero también implican un mayor riesgo de efectos secundarios. Las opciones sistémicas se presentan en diferentes formas de administración.

Existe una opción oral:

- PASTILLA: es la forma más cómoda, aunque, debido a su efecto sobre el hígado (véase recuadro, pág. 131), aumenta ligeramente el riesgo de coagulación, hipertensión y triglicéridos anormales.

Existen múltiples opciones no orales, algunas aprobadas por la FDA y otras no.

Las opciones aprobadas por la FDA son:

- PARCHE: se aplica sobre la piel con un adhesivo.
- GEL: se frota en la piel a diario.
- ANILLO: se inserta en la vagina y se lleva durante tres meses.
- ESPRAY: se aplica sobre la piel a diario.
- INYECCIÓN: el cipionato de estradiol y el valerato de estradiol son estrógenos inyectables de acción prolongada que se presentan en forma líquida para inyectar en un músculo. Estos medicamentos los inyecta un profesional sanitario una vez cada tres o cuatro semanas. Yo no los utilizo en mi consulta debido al coste y a las molestias para las pacientes.

Las opciones no aprobadas por la FDA son:

- CREMA: fórmula magistral, se aplica en la piel a diario.
- PELLETS: precargados con testosterona con o sin estrógenos e inyectados bajo la piel. Se sustituyen cada tres o cuatro meses. Para más información sobre los pellets, véase recuadro, pág. 137.
- GRAGEAS: son como una especie de caramelos. Están diseñadas para ponerlas entre la mejilla y las encías, donde la piel es muy fina. En esa posición se dejan disolver poco a poco y van liberando sus principios activos directamente en el torrente sanguíneo.

——————Los riesgos del estrógeno oral——————

Cuando se toman medicamentos por vía oral, estos pasan por el sistema digestivo antes de entrar en el torrente sanguíneo. En el caso del estrógeno oral, el medicamento es procesado por el hígado antes de llegar al resto del organismo. Este procesamiento inicial en el hígado se denomina «efecto de primer paso». Existen riesgos conocidos asociados con este estrógeno oral y la ruta de procesamiento de primer paso en el hígado, entre otros:

- *Hipertensión (tensión arterial alta):* los estrógenos orales pueden elevar los niveles de ciertas proteínas en la sangre, lo que puede interrumpir el funcionamiento normal de los vasos sanguíneos y elevar la tensión arterial.
- *Mayor riesgo de coágulos:* cuando el estrógeno se procesa en el hígado, puede crear un estado procoagulante en el torrente sanguíneo al incrementar la producción de sustancias que favorecen la formación de coágulos. Si se forman coágulos en exceso, puede aumentar el riesgo de sufrir trombosis venosa profunda (coágulos de sangre en las piernas), embolia pulmonar (coágulos en los pulmones) o accidentes cerebrovasculares trombóticos.

Resulta extremadamente importante que tu médico evalúe tus factores de riesgo personales al considerar la vía de terapia hormonal sustitutiva más adecuada para ti. En general, no recomiendo estrógeno oral debido a los riesgos mencionados, y sobre todo no lo prescribo si una paciente tiene antecedentes personales o genéticos de trastornos de la coagulación o hipertensión arterial (aunque esté controlada con medicación). Prefiero recetar formas no orales de estrógeno, como parches cutáneos, geles o anillos vaginales, que han demostrado ser más seguros porque evitan el hígado durante su viaje inicial hacia el torrente sanguíneo.

Medicamentos locales

Los medicamentos locales son tópicos y se introducen en la vagina. Las formas locales de THM son de dosis bajas, por lo general presentan riesgos bajos o nulos, y se utilizan para tratar directamente los síntomas vaginales y/o urinarios de la menopausia. Puedes utilizar estrógeno vaginal junto con estrógeno sistémico sin ningún problema; de hecho, muchas de mis pacientes lo hacen. Recomiendo el estrógeno vaginal como terapia de primera línea a todas las pacientes que presenten algún signo de atrofia vaginal. Tus opciones de medicamentos locales pueden incluir:

- CREMA: se introduce en la vagina al menos una vez por semana. La mayoría de las mujeres la toleran bien, pero la base de alcohol puede provocar irritación en algunos casos.
- COMPRIMIDOS: se introducen en la vagina al menos una vez por semana.
- ANILLO: se introduce en la vagina cada tres meses. Me gusta porque es muy cómodo y se tolera bien, aunque en Estados Unidos no lo suele cubrir el seguro.
- ÓVULO VAGINAL: aprobado por la FDA, se inserta en la vagina al menos una vez por semana.

Todas estas opciones se dispensan en formas aprobadas por la FDA y como fórmulas magistrales de farmacia.

SERM: estrógenos «de diseño»

Si has padecido cáncer de mama o tienes un riesgo elevado de padecer cáncer de mama con receptores de estrógeno positivos (ERPB, por sus siglas en inglés) y buscas alivio para los síntomas de la menopausia, tu médico podría recomendarte un «SERM» como el tamoxifeno o el raloxifeno. SERM son las siglas en inglés de «modulador selectivo de los receptores de estrógenos», y estos medicamentos actúan bloqueando los efectos del estrógeno en determinados tejidos y proporcionando sus beneficios en otros. Por ejemplo, pueden bloquear el efecto del estrógeno en el tejido mamario, como en el caso de algunos tratamientos contra el cáncer de mama, sin aumentar el riesgo en otros tejidos, como los huesos o el endometrio.

Los SERM también se pueden utilizar si:

- presentas riesgo de osteoporosis, pero no puedes tomar estrógenos; medicación probable: raloxifeno;
- tienes antecedentes de coágulos sanguíneos o mayor riesgo de sufrir accidentes cardiovasculares; medicación probable: raloxifeno;
- experimentas síntomas vaginales, como sequedad, picor o relaciones sexuales dolorosas, y el estrógeno tópico no es una opción deseada; medicación probable: ospemifeno oral (Osphena);
- tienes una preferencia personal o una contraindicación para la THM (consulta la lista de la página 143); medicación probable: Duavee, un SERM que combina estrógenos con bazedoxifeno para proteger el útero. Puede ser una buena opción para las pacientes que no toleran los progestágenos, ya que también protege el revestimiento del útero y anula la necesidad de un progestágeno.

Progestágenos

La progesterona desempeña un papel crucial en la terapia hormonal durante la perimenopausia y la menopausia. Si conservas el útero, es fundamental utilizarla en combinación con la terapia de sustitución de estrógeno. El estrógeno tiene un efecto de engrosamiento del revestimiento uterino que puede desarrollar anomalías si no se acompaña de oposición. La progesterona se introduce para oponerse directamente a los efectos del estrógeno sobre el endometrio, y así ayuda a contrarrestar el riesgo. La progesterona también puede ayudar a aliviar los sofocos, los dolores de cabeza, los sudores nocturnos, los cambios de humor y la sequedad vaginal. Como ya he mencionado, los progestágenos incluyen la progesterona bioidéntica y las progestinas sintéticas.

La progesterona se puede prescribir de dos maneras. Existe lo que se conoce como «terapia secuencial», en la que se toma un progestágeno durante un período de tiempo específico (por ejemplo, de diez a catorce días cada mes) para imitar el aumento natural de progesterona que se produce después de la ovulación. Yo no la utilizo en mi consulta porque me parece demasiado complicada y puede llevar a alteraciones en la dosificación. Recomiendo la terapia continua, que consiste en tomar un progestágeno a diario. Los progestágenos también pueden mejorar mucho el sueño, aunque no sean «necesarios» debido a la falta de útero o a la presencia de un DIU que contenga progestina. Todas las opciones terapéuticas (espray de progesterona, óvulos vaginales, formas orales y grageas) pueden ser fórmulas magistrales (preparadas en la farmacia).

Las formas orales (pastillas) incluyen:

- PROGESTERONA ORAL MICRONIZADA: formulación bioidéntica.
- PROGESTINAS SINTÉTICAS: normalmente combinadas con un estrógeno para la THM o la anticoncepción oral combinada. También existen opciones de anticonceptivos orales solo con progestina.

Las formas no orales incluyen:

- CREMA TRANSDÉRMICA: se ofrece únicamente en farmacias con fórmulas magistrales.
- PARCHE: aprobado por la FDA, por lo general formulado como una progestina sintética con un estrógeno para la terapia hormonal de la menopausia, o en un parche anticonceptivo combinado.
- INYECCIONES: no aprobadas por la FDA, progesterona en aceite.
- GEL VAGINAL: aprobado por la FDA, normalmente se emplea para estimular la fertilidad.
- DIU CON PROGESTINA: dispositivos intrauterinos con progestina que liberan una progestina directamente en el útero, reduciendo así el riesgo de anomalías endometriales. No es para terapia sistémica, solo para terapia local.

—Progesterona transdérmica: protección insuficiente—

La progesterona bioidéntica transdérmica es una progesterona en crema de formulación magistral que se aplica sobre la piel. Es una opción popular entre algunos médicos, pero yo no la prescribo porque esta forma de progesterona no ofrece una protección adecuada contra la hiperplasia endometrial y el cáncer de endometrio cuando se combina con la terapia de sustitución de estrógenos. Esto se debe a que la molécula de progesterona es bastante grande y no se absorbe bien a través de la piel. Las investigaciones han demostrado que no llega suficiente cantidad al organismo para ayudar a contrarrestar el efecto de la terapia de estrógenos en el útero, lo que aumenta el riesgo de hiperplasia y cáncer de endometrio.

Andrógenos

Testosterona

En un mundo ideal existiría una opción de testosterona aprobada por la FDA para las mujeres que dosificara esta hormona en cantidades apropiadas, que estuviera disponible y fuese fácil de recetar y de adquirir... pero ese mundo ideal todavía no existe. Dado que se ha demostrado que la testosterona mejora el funcionamiento sexual, el tono y la masa muscular, la fatiga y la salud ósea de las mujeres menopáusicas, esperamos que algún día exista una versión aprobada por la FDA. Hasta entonces, muchos médicos, entre los que me incluyo, prescriben testosterona a algunas de pacientes menopáusicas.

Para muchas de mis pacientes, una crema de testosterona de formulación magistral ha demostrado ser la mejor opción. Otros médicos pueden recomendar pellets insertados por vía subcutánea (véase a continuación) o formulaciones sublinguales (debajo de la lengua) y bucales (entre los dientes y las encías) en forma de grageas.

Con independencia de la vía de administración de la testosterona, es fundamental que se realice un seguimiento rutinario de los efectos adversos y se evite una dosificación mayor que la que se encontraría de manera natural en el organismo.

La mayoría de las formas de testosterona oral no están aprobadas por la FDA y no deben utilizarse debido al potencial de toxicidad hepática grave. El undecanoato de testosterona es una opción oral más segura que se ha estudiado en mujeres menopáusicas para tratar el trastorno del deseo sexual hipoactivo, con resultados positivos.

Las formas no orales incluyen:

- INYECCIONES: aprobadas por la FDA para hombres en circunstancias médicas limitadas, pero no para mujeres.
- PARCHE: aprobado por la FDA para hombres, no se dispone de dosis más bajas para mujeres.
- GEL: aprobado por la FDA para hombres, se podría administrar en dosis más bajas para mujeres.

- CREMAS: no aprobadas por la FDA; de formulación magistral, normalmente se aplican en los muslos una vez al día.
- PELLETS: solo de formulación magistral (véase a continuación).

¿Qué pasa con los pellets Biote?

En el mercado existe una forma popular de terapia de testosterona llamada Biote. Se basa en pellets y requiere una pequeña incisión en la zona glútea, donde se insertan los pellets. Sé que a la gente le gusta este método porque no requiere la aplicación regular de una crema, pero hay que tener en cuenta una serie de riesgos y efectos secundarios.

El principal riesgo de los pellets de testosterona tiene que ver con el hecho de que pueden administrar lo que se conoce como una dosis suprafisiológica que podría conducir a un nivel de testosterona muy superior al normal y natural en las mujeres. De hecho, los fabricantes de Biote apuntan a niveles de testosterona sérica total de 150-250 nanogramos por decilitro (ng/dL) para las mujeres, cuando los niveles sanos normales están entre 15-70 ng/dL. En mi clínica he visto a pacientes con niveles de testosterona persistentes por encima de 300 ng/dL (dentro del rango masculino de 260-1.000 ng/dL) meses después de la inserción del pellet. Simplemente no se han realizado estudios controlados y no existen pruebas que apoyen unos niveles de testosterona tan altos en mujeres. Y una dosificación de testosterona superior a la normal en mujeres puede provocar:

- aumento del vello corporal, voz más grave y crecimiento del clítoris,
- acné y piel grasa,
- cambios de humor, irritabilidad y agresividad,
- aumento del colesterol LDL (el colesterol «malo») y disminución del colesterol HDL (el colesterol «bueno»), una combinación que aumenta el riesgo de cardiopatías,

- daños en el hígado y/o tumores hepáticos, hígado graso y aumento de las enzimas hepáticas,
- reglas irregulares o interrupción de la menstruación,
- mayor riesgo de coágulos sanguíneos,
- aumento de los niveles de grasa visceral.

Tu médico puede recetarte una dosis fisiológica segura de testosterona (una dosis de medicación que te sitúa en el rango de una mujer sana normal) para que los niveles disminuidos regresen a la «normalidad», lo que probablemente reducirá los riesgos. Te podría recetar testosterona para el trastorno del deseo sexual hipoactivo (TDSH) o disfunción sexual, o para la fatiga, la osteoporosis o la sarcopenia. El reto es que la terapia con testosterona para las mujeres es relativamente nueva, y en realidad no tenemos unos conocimientos sólidos sobre los niveles «normales» para las mujeres en su viaje menopáusico y cómo se tolerará la suplementación a largo plazo. Si una conversación con tu médico te lleva a optar por la testosterona, asegúrate de que tu seguimiento incluya análisis de sangre periódicos para comprobar tus niveles de testosterona.

DHEA

La DHEA (dehidroepiandrosterona) es una hormona esteroide producida por las glándulas suprarrenales y, en menor cantidad, por los ovarios. La DHEA actúa como precursora del estradiol, convirtiéndose inicialmente en androstenediona, que a su vez se metaboliza en testosterona y estradiol mediante procesos enzimáticos en el organismo. Existe un creciente interés por el uso de suplementos de DHEA para ayudar a aliviar los síntomas de la menopausia (¡yo misma recibo muchas preguntas sobre el tema!).

Hay estudios que demuestran que la suplementación de DHEA intravaginal puede ayudar a aliviar el dolor o las molestias vaginales en la menopausia. También se ha demostrado que ayuda a aliviar los sofocos y los sudores nocturnos, favorece la función inmunitaria, aumenta la masa muscular y podría contribuir a reducir la pérdida ósea. Sin embargo, todavía no se sabe si tiene algún efecto beneficioso para las enfermedades cardiovasculares, la sensibilidad a la insulina, la función cognitiva o la insuficiencia suprarrenal.

También tenemos pendientes probar si la DHEA puede aumentar los niveles de testosterona. Por esta razón, de momento no recomiendo la suplementación oral de DHEA a mis pacientes para incrementar sus niveles de testosterona. Si decidimos aumentar los niveles de testosterona de una paciente por medios terapéuticos, prescribo testosterona.

La forma oral (comprimidos) de la DHEA no está aprobada por la FDA y se vende como suplemento.

La DHEA también se vende en forma no oral como óvulo vaginal. La Intrarosa (prasterona) está aprobada por la FDA para el dolor de moderado a intenso durante las relaciones sexuales, un síntoma de atrofia vulvar y vaginal.

————————Un apunte sobre el DIM————————

El diindolilmetano (DIM) es un compuesto presente en verduras crucíferas como el brócoli, la coliflor y las coles de Bruselas. Existe un creciente interés, sobre todo en el ámbito de la medicina integrativa, en el uso de dosis concentradas de DIM en forma de suplemento para ayudar a «equilibrar» las hormonas y, posiblemente, aliviar los síntomas de la menopausia. Todavía no he visto pruebas concluyentes que apoyen su uso, y por eso no lo recomiendo a mis pacientes. Y aconsejo que todo el mundo se tome con cautela las afirmaciones sobre la capacidad del DIM para resolver problemas hormonales o prevenir el cáncer: aún no tenemos suficiente información al respecto.

Soy consciente de que resulta tentador tomar algo que pueda tener beneficios (aunque no estén científicamente probados), pero es importante tener en cuenta la posibilidad de efectos secundarios y riesgos desconocidos. En algunas personas, los suplementos de DIM pueden provocar molestias gastrointestinales, dolores de cabeza o reacciones alérgicas, y pueden interferir con ciertos medicamentos (en especial con los que se metabolizan en el hígado). Hasta que dispongamos de datos científicos más sólidos que respalden el uso de DIM en forma de suplemento, te recomiendo que obtengas tu dosis diaria de diindolilmetano de las propias verduras crucíferas: son más seguras y, sin duda, más sabrosas.

PRIMEROS PASOS CON LA THM: FORMULACIONES Y DOSIFICACIÓN

Tu médico o el profesional proveedor de la prescripción debe ayudarte a identificar las mejores formulaciones para ti, pero quiero dejar una cosa muy clara: como paciente dispones de numerosas opciones aprobadas por la FDA. Si te ofrecen una sola opción, debes preguntar por qué y considerar si las ventas de esa opción podrían suponer algún tipo de beneficio para el profesional sanitario. Si recibes una respuesta indirecta o evasiva, plantéate la posibilidad de buscar otro médico.

Recursos para las formulaciones de THM en el mercado

Las formulaciones farmacéuticas de THM son muy numerosas y se actualizan constantemente. Por tanto, es imposible ofrecerte una lista impresa actualizada. Te sugiero que consultes los siguientes recursos para obtener la lista de opciones más actualizada y completa: De la Menopause Society (TMS), para pacientes (gratuito): <https://www.menopause.org/docs/default-source/professional/menonote-deciding-about-ht-2022.pdf>.
De la TMS, para pacientes y profesionales (es necesario pagar para acceder): <https://www.menopause.org/publications/professional-publications/em-menopause-practice-em-textbook>.
De la FDA, para pacientes y profesionales (gratuito): <https://www.fda.gov/consumers/free-publications-women/menopause-medicines-help-you>.

En mi consulta hablo de las posibles fórmulas con cada una de mis pacientes (y, por supuesto, baso la prescripción específica en los formularios de admisión individuales y en las pruebas pertinentes), pero también he establecido fórmulas «de confianza» que se seleccionan en función del coste para la paciente, la comodidad y la seguridad, y que incluyen:

- PARCHE DE ESTRADIOL. Su precio ronda los 10 euros/mes.
- PROGESTERONA ORAL MICRONIZADA (en pacientes con el útero intacto). Precio medio de 10 euros/mes, más si se necesita una dosis no estándar.
- CREMA DE TESTOSTERONA DE FORMULACIÓN MAGISTRAL. Precio medio de 30 euros/mes.

Cuando se trata de la THM, la dosificación puede ser decisiva: si no llegamos, no servirá de nada, y si nos pasamos, se incrementa el riesgo de sufrir efectos secundarios no deseados. Por desgracia, no existe un punto de partida universal en lo que respecta a la dosis ideal, pero se han establecido algunas pautas basadas en el tipo de paciente.

En general, las pacientes sintomáticas que llegaron a la menopausia hace diez años o menos suelen obtener mejores resultados con dosis más altas. Y las pacientes con más de diez años de menopausia podrían obtener beneficios empezando con dosis más bajas. A este último grupo le iría bien una dosis más baja porque (con suerte) sus síntomas son menos graves que los que se pueden experimentar en el inicio de la menopausia. Las dosis más bajas también pueden minimizar los riesgos potenciales, que aumentan cuanto más tiempo pasa desde la menopausia. Cuando mis pacientes presentan factores de riesgo significativos de enfermedad de las arterias coronarias, por ejemplo, si han pasado diez o más años desde la menopausia o si tienen más de sesenta años de edad, les recomiendo una prueba de puntuación de calcio coronario antes de comenzar la terapia.

———La frustrante realidad de los costes de la THM———

Existen discrepancias chocantes cuando se trata de los costes de los medicamentos, y la terapia hormonal para la menopausia no es una excepción. Se trata de una realidad frustrante, pero si quieres conseguir el mejor precio, vas a tener que esforzarte y moverte. Yo tengo que comparar y buscar precios aceptables para mis propios medicamentos: yo compro Celebrex (un antiinflamatorio) en un supermercado local con un cupón de Good Rx, lo que me permite ahorrar bastante al año. Mi THM me la envían desde una farmacia de venta por correo utilizando mi seguro, y pago de mi bolsillo la testosterona en una farmacia de fórmulas magistrales que encontré después de comparar precios.

Ojalá pudiéramos obtener todo lo que necesitamos en nuestra farmacia local utilizando el seguro y pagar todas los mismos precios razonables, pero el sistema hace aguas (no es el caso cuando se trata de Viagra genérico, que puedes conseguir cuando quieras por unos céntimos al día).

Mi consejo es que abordes los detalles de tu protocolo de THM con una mente abierta. Dado que no existe un enfoque único para todos los casos, conseguir lo que es adecuado para ti requerirá un proceso de prueba y error, y eso exige paciencia (que puede ser mucho pedir si llevas un tiempo con síntomas y estás desesperada por encontrar alivio). La dosis adecuada para ti existe, solo que llegar a ella puede llevar un tiempo. Un profesional bien informado en menopausia te ayudará a ajustar la dosis en función de cómo respondan tus síntomas, es decir, de cómo te sientas. Por tanto, deberás estar atenta a cualquier efecto secundario o mejoría que notes cuando empieces a usar la THM o cuando te ajusten la dosis.

QUIÉN NO DEBE USAR THM

Desde 2002 hay una obstinada narrativa según la cual la THM es peligrosa para la salud, concretamente que aumenta el riesgo de desarrollar cáncer de mama y cardiopatías. Esta idea inexacta, sembrada en la mente de la población gracias a los informes sobre el estudio de la Women's Health Initiative (WHI), ha alejado a muchísimas mujeres del alivio y la mejora de la calidad de vida que brinda la terapia hormonal. Lo que ha salido a la luz desde entonces es que para la mayoría de las mujeres que han llegado a la menopausia hace menos de diez años, la THM no solo es segura, sino que, además, se trata del método más eficaz para minimizar los síntomas y reducir los riesgos para la salud asociados a los cambios hormonales que se producen durante la transición menopáusica (en el capítulo 3 puedes consultar los detalles sobre el estudio de la WHI).

Ahora bien, «la mayoría» de las mujeres no significa todas las mujeres. Hay contraindicaciones absolutas para el uso de la terapia hormonal. Una contraindicación es una condición o razón específica por la que no se debe usar un medicamento o un procedimiento porque puede ser perjudicial para la persona. No debes utilizar la THM en el caso de:

- CÁNCER DE MAMA DIAGNOSTICADO O PROBABLE, U OTRO CÁNCER SENSIBLE A ESTRÓGENOS O PROGESTÁGENOS: la THM puede estimular el desarrollo de cánceres sensibles a hormonas, por lo que no se recomienda a personas con antecedentes de estos tipos de cáncer.
- SANGRADO GENITAL ANORMAL NO DIAGNOSTICADO: cualquier sangrado vaginal inusual e inexplicable necesita un diagnóstico adecuado antes de considerar la THM, ya que podría ser una señal de una enfermedad subyacente.
- ENFERMEDAD TROMBOEMBÓLICA ARTERIAL ACTIVA O RECIENTE: las afecciones como un infarto o un ictus recientes plantean riesgos cuando se combinan con la THM

oral, ya que puede incrementar el riesgo de desarrollar coágulos sanguíneos.

- **ENFERMEDAD TROMBOEMBÓLICA VENOSA ACTIVA O RECIENTE:** las afecciones como la trombosis venosa profunda o la embolia pulmonar pueden agravarse con la terapia hormonal oral, lo que conlleva más riesgos de trombos.
- **EMBARAZO DIAGNOSTICADO O POSIBLE:** la terapia hormonal no es apropiada durante el embarazo debido a los efectos potenciales sobre el desarrollo fetal.
- **ENFERMEDAD SEVERA O DISFUNCIÓN HEPÁTICA ACTIVA:** las personas con una alteración hepática significativa podrían no metabolizar las hormonas adecuadamente, por lo que la THM no sería segura.
- **HIPERSENSIBILIDAD A CUALQUIER COMPONENTE DE LA TERAPIA HORMONAL:** las reacciones alérgicas previas a componentes de la THM podrían desaconsejar su uso.

No se debe utilizar la THM si se cumple alguna de estas condiciones específicas, porque se sabe que los riesgos para la paciente son mayores que los beneficios.

Es importante indicar que esa exclusión no se aplica a las afecciones relacionadas. Señalo esto porque existen muchos informes (incluidos miles de comentarios a mis publicaciones en redes sociales) de profesionales sanitarios bienintencionados que han ampliado esta lista de contraindicaciones y han excluido de la THM a mujeres por una especie de lógica de culpabilidad por asociación. Algunos de los conceptos erróneos más comunes son los siguientes:

I. **Los antecedentes de endometriosis te excluyen automáticamente de la THM.** FALSO. El tratamiento de la menopausia (quirúrgica o natural) con antecedentes de endometriosis sigue siendo controvertido. Un estudio de 2023 sugiere que existe riesgo de recidiva de endometriosis en la THM solo con estrógenos en pacientes que se sometieron a vaciamiento pélvico (TAH/BSO) como tratamiento de la enfermedad. Una paciente con antecedentes de endometriosis debería recibir un progestágeno continuo con su reemplazo de estrógeno para disminuir el riesgo de recaída.

2. **Los antecedentes de adenomiosis te excluyen automáticamente de la THM.** FALSO. La THM podría provocar hemorragias y dolor en caso de antecedentes de adenomiosis cuando el útero está intacto. No está contraindicada, pero el médico debe proceder con precaución y administrar siempre un progestágeno. Después de una histerectomía, no hay ningún problema documentado.

3. **Los antecedentes familiares de cardiopatías, hepatopatías o cáncer de mama te excluyen automáticamente de la THM.** FALSO. Las últimas investigaciones y el consenso de los expertos cuestionan la idea de que los antecedentes familiares por sí solos deban descartar a una mujer como candidata a la THM.

4. **La preocupación por un mayor riesgo de trombos debería excluirte automáticamente de la THM.** FALSO. Existe una diferencia entre los coágulos venosos (como los que se encuentran en el caso de trombosis venosa profunda o embolia pulmonar) y la trombosis arterial (como los que se encuentran en ciertos accidentes cerebrovasculares). En el caso de la trombosis venosa, está demostrado que el uso de estrógenos orales aumenta el riesgo de TVP en las fórmulas ORALES en dosis altas que contienen estrógenos. Sin embargo, las formulaciones no orales como las transdérmicas o las transmucosas no incrementan el riesgo de coagulación, pues evitan el efecto de primer paso del hígado. La trombosis arterial se debe casi siempre a «plaquetas pegajosas» y aumenta ligeramente con cualquier forma sistémica de estrógeno. Es importante señalar que en el estudio de la WHI no se observó un aumento del riesgo de trombosis arterial entre las mujeres que comenzaron la THS dentro de los diez años posteriores a su última menstruación.

5. **Los antecedentes de migrañas te excluyen automáticamente del uso de THM.** FALSO. El uso de THM en cual-

quiera de sus formas en una paciente con antecedentes de migraña sin aura no incrementa el riesgo de accidente cerebrovascular. En caso de antecedentes de migrañas con aura, hay más matices. Las directrices de los Centros para el Control y la Prevención de Enfermedades (CDC) y de la Organización Mundial de la Salud (OMS) recomiendan que las mujeres con migrañas con aura no utilicen anticonceptivos hormonales combinados y aconsejan precaución a la hora de prescribir anticonceptivos hormonales combinados a las mujeres con migrañas sin aura debido al aumento, muy leve pero presente, del riesgo de ictus isquémico (sobre todo en mujeres fumadoras). No se ha identificado una contraindicación similar para las personas con migraña que necesitan dosis de TH para el tratamiento de los síntomas de la menopausia y/o sus cefaleas, ya que las dosis son mucho más bajas para la THM que para la anticoncepción.

La decisión de iniciar una THM debe basarse siempre en el historial médico, los factores de riesgo y los síntomas. Y el profesional sanitario ha de consultar las investigaciones y las directrices clínicas actuales para asegurarse de ofrecerte las recomendaciones más actualizadas. Durante demasiado tiempo, a las mujeres se nos ha negado el acceso al tratamiento más eficaz para los síntomas de la menopausia basándose en conceptos erróneos y en la desinformación. ¡Nos merecemos algo mejor y debemos exigirlo!

USO DE LA TERAPIA HORMONAL DESPUÉS DEL TRATAMIENTO CONTRA EL CÁNCER, O SI ERES PORTADORA DEL GEN BRCA

Si eres superviviente de cáncer o portadora de las mutaciones BRCA, sé que la consideración de la terapia hormonal puede ir acompañada de muchas preguntas y temores en torno a la presencia del cáncer o el riesgo de que se reproduzca. También sé que puede ser un reto conseguir que un médico llegue a tener contigo la conversación sobre la THM. Lo habitual es que el debate ni siquiera se plantee porque muchos profesionales de atención médica no tienen la formación o los conocimientos adecuados sobre el tema.

Esto es lo que se le debería decir sobre la THM a una mujer menopáusica que se ha recuperado de un cáncer: «Haber tenido cáncer es una circunstancia especial, pero no es una contraindicación universal o automática para la terapia hormonal». A continuación, la orientación debería proceder de los datos científicos más actualizados en relación con el tipo y el estadio específicos de cáncer y la medicación que se le administra a la paciente.

Las últimas investigaciones en torno a la seguridad de la THM después de un cáncer resultan prometedoras. En 2020, la Sociedad Británica de la Menopausia publicó sus conclusiones basadas en una evaluación de los datos científicos actualizados sobre el uso de terapia hormonal después de determinados tipos de cáncer. Las pruebas revisadas indicaron que la THM no aumenta el riesgo de recurrencia en mujeres con cáncer de endometrio en estadio inicial, carcinoma de células escamosas de cuello uterino o adenocarcinoma de cuello uterino (cáncer cervical), o cáncer de vagina o vulva. Las pruebas tampoco mostraron efectos adversos sobre las tasas de supervivencia con terapia hormonal en mujeres con cáncer epitelial de ovario. En cuanto a las mujeres con antecedentes de cáncer de mama, la conclusión determinó que debería ser una contraindicación para el uso de la THM sistémica.

Teniendo en cuenta que el cáncer de mama es uno de los cánceres más comunes entre las mujeres, sé que es posible que muchas de vosotras hayáis dejado escapar un suspiro, un grito o un sollozo al leer esta última frase. El hecho de que a una mujer se le niegue la oportunidad de aliviar los síntomas de la menopausia después de soportar los tratamientos contra el cáncer puede resultar doblemente insultante. Y por eso quiero mencionar un análisis publicado en 2022, basado en una evaluación de más de ocho mil mujeres posmenopáusicas danesas supervivientes de cáncer de mama que utilizaron varios tipos de terapia hormonal. Para este estudio, los investigadores analizaron a mujeres que habían sido tratadas específicamente de cáncer de mama positivo en receptores de estrógeno en fase temprana. Llegaron a la conclusión de que ni el estrógeno vaginal ni la THM estaban relacionados con un mayor riesgo de recurrencia o mortalidad. Sin embargo, sí hallaron un mayor riesgo de recurrencia, pero no de mortalidad, en aquellas mujeres que utilizaron estrógenos vaginales mientras tomaban inhibidores de la aromatasa (en ocasiones usados en el tratamiento del cáncer de mama con receptores hormonales).

No comparto estos resultados contradictorios para confundirte, sino para hacer hincapié en la extrema importancia de tener acceso a un especialista en menopausia que siga y practique una medicina basada en la ciencia actualizada sobre el uso de la terapia hormonal tras la recuperación del cáncer de mama. De nuevo, la decisión de utilizar o no terapia hormonal requerirá una consideración detenida sobre el tipo y el estadio del cáncer tratado y de la medicación de la paciente.

Si eres portadora de las mutaciones BRCA1 y BRCA2, es probable que también hayas recibido un no rotundo o información contradictoria sobre el posible uso de la THM. Si no estás familiarizada con el BRCA1 y el BRCA2, se trata de mutaciones genéticas que aumentan el riesgo de desarrollar cáncer de mama y de ovario. Los datos en este campo analizan a las portadoras de BRCA en dos grupos: 1) las que se han sometido a una extirpación profiláctica de ambos ovarios, denominada salpingooforectomía bilateral de reducción de riesgo (RRBSO, por sus siglas en inglés), y 2) las que no se han sometido a una RRBSO.

En las mujeres que se han sometido a una RRBSO, las investigaciones no han demostrado un aumento del riesgo de cáncer de mama con el uso de THM. Dado que las RRBSO pueden recomendarse a mujeres jóvenes (de entre 35 y 40 años en el caso de BRCA1, y entre 40 y 45 años en el caso de BRCA2), la terapia hormonal puede ser especialmente importante para ayudar a reducir el riesgo de enfermedades crónicas como la osteoporosis y las cardiopatías, que se pueden desarrollar como resultado del bajo nivel de estrógenos. Si no te has sometido a una RRBSO, deberías comentar tus opciones con tu médico.

LOS POSIBLES EFECTOS SECUNDARIOS DE LA THM
(Y ALGUNAS ESTRATEGIAS QUE PUEDEN AYUDAR)

Supongamos que, después de hablar con tu médico y de sopesar detenidamente tu historial médico, has tomado la decisión de iniciar la terapia hormonal. ¿Y ahora qué? En primer lugar, siento decirte que no experimentarás un alivio instantáneo de los síntomas. Eso llegará con el tiempo, normalmente al cabo de unas cuatro semanas, pero la respuesta de cada persona es distinta. Y recuerda que es posible que tengas que ajustar la dosis, el sistema de administración o el horario antes de encontrar el protocolo más eficaz para ti.

Sí es posible que antes notes ciertos efectos secundarios. Siempre informo muy bien a mis pacientes sobre esta posibilidad, pero muchas no dejan de sorprenderse o preocuparse cuando aparecen esos efectos secundarios. Veamos algunos de los posibles efectos secundarios y estrategias para gestionarlos.

Posibles efectos secundarios de la terapia con estrógenos o la terapia con estrógenos y progestágenos

Lo que sigue es una selección. Encontrarás listas completas de efectos secundarios en los prospectos de cada medicamento recetado. En el caso de las fórmulas magistrales, tendrás que preguntar al farmacéutico.

Los efectos secundarios más comunes son:

- sangrado uterino anormal (que comienza o reaparece),
- sensibilidad mamaria (y en ocasiones aumento de tamaño).

Los efectos secundarios menos frecuentes son:

- náuseas,
- hinchazón abdominal,
- retención de líquidos en las extremidades,

- cambios en la forma de la córnea (que a veces provocan intolerancia a las lentes de contacto),
- dolor de cabeza (en ocasiones migraña),
- mareos,
- cambios de humor en el caso de la terapia estrógenos-progestágenos, en particular con una progestina (sintética),
- angioedema (hinchazón, más frecuente en ojos, los labios y los labios vaginales),
- cálculos biliares, pancreatitis.

Nadie quiere apuntarse a un sangrado anormal, pero este es un efecto secundario frecuente: el 40 % de las pacientes lo padecen después de empezar la THM, y es la razón principal por la que me llaman mis pacientes. Les aseguro que es algo previsible y bastante normal, que simplemente estamos «despertando» tejido que llevaba un tiempo dormido. La buena noticia sobre este efecto secundario frecuente es que suele desaparecer por sí solo, aunque en algunos casos conviene aplicar estrategias para controlarlo (véase a continuación). Si el sangrado anormal persistente se prolonga más de entre cuatro y seis meses desde el inicio de la terapia hormonal, es motivo suficiente para realizar una ecografía pélvica a fin de evaluar la cavidad endometrial y, cuando proceda, una biopsia endometrial y/o una histeroscopia.

Tratamiento de los efectos secundarios

Si experimentas efectos secundarios, existen estrategias que pueden ayudarte. Obviamente, los cambios en la medicación y/o la dosis requerirán la consulta con tu médico o con el profesional que te la prescriba.

Para la retención de líquidos, prueba a: restringir la sal; tomar una cantidad adecuada de agua; hacer ejercicio; tomar un diurético suave.

Para la hinchazón, prueba a: cambiar a una dosis baja de estrógeno continuo no oral; reducir la dosis de progestágeno a una cantidad que siga protegiendo el útero; cambiar a otra progestina o a progesterona micronizada.

Para la sensibilidad mamaria, prueba a: reducir la dosis de estrógeno; cambiar de estrógeno; restringir la sal; cambiar de progestágeno; reducir el consumo de cafeína y chocolate.

Para el dolor de cabeza, prueba a: cambiar a un estrógeno continuo no oral; reducir la dosis de estrógeno o progestágeno o ambos; cambiar a un régimen combinado continuo; cambiar a progesterona o a un derivado de 19-norpregnano; beber suficiente agua; limitar la sal, la cafeína y el alcohol.

Para los cambios de humor, prueba a: analizar la existencia previa de depresión o ansiedad con tu médico o terapeuta; reducir la dosis de progestágeno; cambiar de progestágeno o a progesterona micronizada; cambiar de progestágeno sistémico al sistema intrauterino de progestina; cambiar a un régimen combinado continuo de estrógeno-progestágeno; beber suficiente agua; limitar el consumo de sal, cafeína y alcohol.

Para las náuseas, prueba a: si usas estrógenos orales, tomar los comprimidos con las comidas o antes de acostarte; cambiar a otro estrógeno oral; cambiar a un estrógeno no oral; reducir la dosis de estrógeno o progestágeno.

Para el sangrado, prueba a: reducir la dosis de estrógeno o aumentar la de progestágeno, o cambiar a una formulación combinada sin progestágeno. Nota: actualmente la única formulación combinada disponible es Duavee, que es un SERM y puede ser caro porque no existe una versión genérica.

ELIGE TU PROPIA AVENTURA, EDICIÓN MENOPAUSIA

Enhorabuena: ¡has llegado al final del capítulo sobre terapia hormonal! *Uf.* Sé que es mucha información, y espero de verdad que te sirva para transitar mejor por tu propio viaje personal hacia la menopausia y más allá.

Sospecho que al final de este capítulo estarás en uno de dos grupos, y te sugiero que avances en la lectura dependiendo del grupo en el que te encuentres:

GRUPO 1: estás preparada para consultar a tu profesional sanitario cómo empezar con la THM. Si te encuentras en este grupo, te recomiendo que leas el siguiente capítulo, ya que te ayudará a obtener lo que necesitas de tu médico para comenzar con la THM. Después, léete el kit de herramientas para disponer de estrategias adicionales que te ayudarán.

GRUPO 2: te has dado cuenta de que la terapia hormonal no es para ti, ya sea porque tienes una contraindicación o porque no quieres usarla. Si te encuentras en este grupo, puedes echar un vistazo por encima a las preguntas específicas sobre la THM y los recursos que se mencionan en el siguiente capítulo, pero la mayor parte del capítulo seguirá siendo relevante para ti, sobre todo la sección que empieza en la página 166 titulada «Cómo aprovechar al máximo tu revisión anual a medida que cambian tus hormonas». ¡No te la saltes! En el kit de herramientas también encontrarás un montón de intervenciones no hormonales que pueden ayudarte a aliviar los síntomas y reducir los riesgos para la salud asociados a la disminución de los niveles hormonales, el sello distintivo de la transición menopáusica.

En cualquier caso, tienes opciones para tomar medidas. Cuanto antes pongas en práctica estrategias hormonales y/o no hormonales, antes podrás experimentar un alivio de los síntomas y mejor se adaptarán tu cuerpo y tu mente a los cambios que conlleva la menopausia.

CAPÍTULO 8

PREPÁRATE PARA LA CITA CON EL MÉDICO

Me preparé para la menopausia. De verdad que lo hice. Sin embargo, parecía que no serviría de nada. Daba igual todo el trabajo interior, la comida orgánica, la actividad física o la reducción del estrés: la perimenopausia iba a poder conmigo. Conozco a mujeres que la superaron sin problemas. Yo no soy una de ellas. Tengo 51 años y todavía tengo la regla. En los últimos cinco años me he convertido en una sombra de lo que fui. He ganado 20 kilos y soy incapaz de perderlos haga lo que haga. He tomado varios suplementos naturales para ayudarme con los síntomas, cada vez más numerosos y peores, como la fatiga (que ni siquiera es la palabra adecuada para definir lo agotada que estoy), la apatía, el desánimo y los cambios de humor, la incapacidad para concentrarme y la niebla mental, el dolor articular y por todo el cuerpo, los sofocos y los sudores nocturnos y el insomnio intermitente, sin olvidar la crisis de identidad. Después de dedicar mi vida a mis hijos y a ayudar a los demás, ¿esta es mi recompensa?

—Jody P.

Escribí *La nueva menopausia* con la esperanza de que se convirtiera en un recurso inestimable para todo lo relacionado con la menopausia. Sin embargo, tengo que admitir que el libro tiene sus limitaciones: no puede sustituir al médico o el profesional sanitario que, en última instancia (espero), te brindará el apoyo clínico que necesitas durante la perimenopausia y la menopausia. Es fundamental contar con un profesional sanitario que te escuche y te acompañe durante la transición a la menopausia.

Por desgracia, sé lo difícil que puede ser (porque muchas de vosotras me lo habéis contado) encontrar el apoyo médico necesario en esta etapa de la vida. Os han ignorado y os han negado la conversación y el acceso a tratamientos eficaces para los síntomas. También sé que esta experiencia puede dejarte con una sensación de derrota, pero ¿y si te dijera que, a partir de ahora, puedes empezar a visualizar otro resultado? Imagínate entrando en la consulta del médico equipada con la poderosa información que encontrarás en este capítulo y saliendo con un plan para lograr una mejoría de los síntomas. ¿Eres capaz de verlo? ¡Es posible! Voy a asegurarme de que tengas todo lo que necesitas para convertir esa visión en realidad.

LO PRIMERO ES LO PRIMERO: ENCONTRAR EL MEJOR PROFESIONAL EXPERTO EN MENOPAUSIA

Si ya tienes una relación con un profesional en el que confías, es posible que no necesites la información de esta sección. En ese caso, puedes pasar a «Cómo prepararte para la cita» (página 157), donde explico cómo debes hablar con tu médico sobre tus opciones terapéuticas, incluida la THM.

Sin embargo, antes de que salgas corriendo, quiero señalar que, aunque confíes en un médico y te sientas cómoda con él, es posible que no sea el más indicado para darte la atención que necesitas ahora. ¿Tu médico de cabecera de confianza, al que acudes cuando te duele la garganta o tienes un virus estomacal? Puede que no esté bien documentado sobre tus necesidades cambiantes. Y el increíble ginecólogo obstetra que te atendió en el parto, te operó y te prestó un excelente servicio durante veinte años podría haber recibido poca o ninguna formación sobre cuidados en menopausia y no haber tenido tiempo de convertirse en un experto en la materia. Sé que esto es así porque yo *fui* esa ginecóloga obstetra, y admito sin reparos que durante años no fui una profesional informada sobre la menopausia. Me basé en mi formación académica y práctica en la facultad de medicina y durante la residencia, y eso no era suficiente. Con todo esto quiero decir que no pasa nada por prescindir de tu médico habitual y buscar a alguien que pueda apoyarte mejor en tus necesidades médicas en este momento de tu vida.

────────────────**POR FAVOR, ¡COMPARTE!**────────────────

Si tienes un maravilloso profesional de atención médica de calidad para la menopausia, espero que visites <thepauselife.com> para recomendar la consulta de tu médico en nuestra base de datos imparcial de profesionales recomendados. De ese modo, otras mujeres de tu zona que busquen un profesional podrán ver la recomendación.

───

Si ahora mismo no cuentas con un profesional de atención médica, te ofrezco algunas sugerencias para buscar un profesional de la atención a la menopausia que encaje contigo. A ser posible, lo mejor es empezar esta búsqueda con el objetivo de encontrar un médico que te atienda de manera presencial. Con las visitas en persona, los profesionales pueden valorar tu estado de salud general, y las citas serán mucho más eficientes porque el médico podrá proporcionarte un tratamiento especializado o pruebas según vaya surgiendo la necesidad. Además, la atención presencial facilitará la comunicación de tus preguntas y tus preocupaciones, te permitirá obtener una respuesta inmediata y te ayudará a establecer una buena relación médico-paciente. Sin embargo, aunque destaque la importancia de las visitas presenciales, conozco la realidad de que en algunas regiones la atención especializada es limitada y es posible que tengas que contactar con un profesional de manera virtual. La verdad es que encontrar un médico virtual que te escuche y te respete como paciente es mucho mejor que un médico que te ignore en persona.

Estos son los pasos que debes seguir para encontrar un buen profesional:

1. **Ten en cuenta la cobertura del seguro.** Si dispones de seguro médico y tienes previsto o esperas utilizar la cobertura, comprueba qué profesionales tienes a tu disposición. La mayoría de las compañías de seguros ofrecen una función de búsqueda que te permitirá introducir tu región y la especialidad que buscas. Desgraciadamente, la atención a la menopausia no es una categoría habitual; será mejor que busques por ginecólogos obstetras y, si encuentras uno que pueda servirte, que llames para consultar si tiene experiencia en el tratamiento de mujeres menopáusicas. Si no hallas un profesional dentro de los planes de salud, consulta con tu compañía de seguros para determinar las alternativas.

2. **Consulta mi lista de médicos recomendados.** La lista de médicos recomendados de mi página web se elabora a partir de las aportaciones y los testimonios de mujeres de todo el mundo que han tenido una experiencia excepcional y desean compartirla. No conozco personalmente a los médicos de la lista, pero mi equipo se encarga de verificar cada referencia de la lista (confirmamos que están en activo y la información de contacto). Si no encuentras ningún profesional en tu zona, también puedes visitar la página web de la Menopause Society (<menopause.org>) y su base de datos «Find a Menopause Practitioner» para buscar un profesional local. Cuando identifiques a un posible candidato, conviene que llames y te asegures de que está dispuesto a hablar sobre la menopausia y tus opciones terapéuticas.

3. **Pide a tu médico que te derive.** Si acudes al médico de cabecera o al ginecólogo con un fuerte dolor de espalda o unos terribles dolores de cabeza, es probable que te deriven a un especialista

(un traumatólogo o un neurólogo, respectivamente). ¡No debería ser diferente con los síntomas de la menopausia! Lo ideal sería que tu médico actual reconociese su falta de conocimientos y te ayudase a encontrar a un profesional especializado en lo que necesitas.

4. **Pide referencias a tus conocidos.** Muchas personas se sienten más cómodas acudiendo a un médico recomendado por algún conocido. Pregunta a tus amigos, familiares, vecinos o compañeros de trabajo si pueden recomendarte un médico experto en cuidados en la menopausia. También puedes buscar sugerencias en los grupos de Facebook.

5. **Considera la posibilidad de recibir atención virtual para la menopausia.** Si no encuentras un profesional más o menos cerca de ti, puedes probar a buscar alguno que ofrezca telemedicina. Afortunadamente, cada vez son más los profesionales que ofrecen esta opción, que facilita el acceso a una atención de calidad. También puedes consultar las opciones de Evernow y Alloy Health. Consulta la sección de recursos, en la página 321, para obtener información de contacto.

CÓMO PREPARARTE PARA LA CITA

Cuando un grupo de investigadores de la Universidad de Yale analizó más de medio millón de reclamaciones al seguro de mujeres en distintas fases de la menopausia, descubrió que 300.000 estaban relacionadas con pacientes que buscaban asistencia médica para tratar síntomas importantes de la menopausia (y que el 75 % de las pacientes se quedó sin tratamiento). Comparto este dato por tres razones: primero, porque me dan ganas de gritar obscenidades y preguntar «¡¿Por qué?!» (y entonces mi marido asomará la cabeza y me dirá: «¿Qué pasa ahora?»); segundo, porque es una prueba de que si te sientes frustrada intentando encontrar alivio a tus síntomas de la menopausia, desde luego que no estás sola; y tercero, porque demuestra cómo tienes que abordar la cita con el médico: necesitas algo más que hacer preguntas y dar detalles de tus problemas, tienes que acudir preparada con una estrategia.

La mejor estrategia para tener éxito en tu cita con el médico consiste en tener un plan en cuanto a tiempos e información.

Tiempos

- PLANTÉATE LA POSIBILIDAD DE ADELANTARTE A LOS SÍNTOMAS DE LA MENOPAUSIA. En relación con el embarazo existe una cita médica específica que se denomina «consulta pregestacional». El propósito de esa visita consiste en ayudar a establecer los cuidados oportunos, revisar las opciones y recibir información sobre lo que cabe esperar. No existe una visita equivalente para la premenopausia y, sin embargo, ¿te imaginas cómo cambiarían nuestras vidas si una visita de ese tipo formase parte de la atención sanitaria estándar para las mujeres? He observado en mis pacientes que han decidido no esperar a que eso se convierta en la norma y acuden en busca de un plan. Quieren «adelantarse a los acontecimientos» antes de que empiecen los síntomas y tomar todas las medidas preventivas posibles. Es una idea radical con la que estoy de acuerdo al cien por cien.
- CONSIGUE UNA CITA A PRIMERA HORA. Te recomiendo que intentes programar la primera visita de la mañana para asegurarte de que el médico esté despejado. Sé que puede parecer una tontería, pero los médicos también son humanos, y su energía y su atención irán decayendo a medida que avance el día. Es posible que trates con la mejor versión de tu médico si lo ves por la mañana.
- RECONOCE LA NATURALEZA DE TU CITA. Cuando llames para concertar una cita, di que tienes problemas que te gustaría tratar, para que el responsable de la agenda sepa que debe reservar más tiempo (si puede). No esperes que la visita sobre la menopausia se incluya en una visita normal relacionada con la salud de la mujer (en las que se realizan pruebas de detec-

ción de cáncer de mama y de cuello uterino, y de enfermedades crónicas comunes, no para la menopausia). Deja claro que necesitas una «visita para abordar problemas» y asegurarte así de que te asignen el mayor tiempo posible.

- ACUDE EN AYUNAS. Dependiendo de la hora de tu cita (lo ideal es que sea temprano), considera la posibilidad de presentarte en ayunas (sin más comida/bebida que agua después de las doce de la noche). De este modo, si tu médico quiere hacerte alguna prueba que exija ir en ayunas, podrá hacértela en ese mismo momento en lugar de pedirte que vuelvas otro día.

Información

Antecedentes familiares

Anota tus antecedentes familiares de enfermedades, qué pariente las padeció y a qué edad. Se trata de información que te pedirá el profesional, y tenerla escrita de antemano le ahorrará tiempo y le proporcionará las notas que necesita para sus archivos. Y, lo que es más importante, esa información podría convertirte en candidata a ciertas pruebas médicas. Por ejemplo, si padeces fatiga y además tienes antecedentes familiares de hipotiroidismo, tu médico puede utilizar ese código de diagnóstico y aumentar tus posibilidades de que el seguro cubra la prueba. Tus antecedentes familiares también pueden determinar si eres candidata para ciertas terapias hormonales.

Diario de síntomas

Si todavía no lo has hecho, empieza un diario de síntomas para anotar cualquier cambio en tu salud. Toma nota de los dolores y las molestias nuevos, el aumento de la fatiga, los problemas gastrointestinales, las diferencias en el cabello o la piel, el aumento o la pérdida de peso, los problemas mentales o de memoria, etcétera. Sé lo más detallada que puedas: tu médico querrá saber cuánto tiempo llevas experimentando los síntomas y si se han vuelto más o menos severos. En el Apéndice C, página 329, se incluye un ejemplo de este tipo de diario; utiliza el espacio que se te proporciona como punto de partida para tu propio registro.

Conoce tus preferencias personales

Piensa en tus preferencias para gestionar tus síntomas y tu salud a largo plazo. ¿Quieres plantearte la terapia hormonal o prefieres un enfoque no hormonal? ¿Deseas recomendaciones de modificaciones en tu estilo de vida? Ten en cuenta tus objetivos y cómo te gustaría conseguirlos, y prepárate para compartir los detalles con el profesional sanitario. Debes estar lista para defender tus intereses y dejar claro que estás pidiendo a tu médico su opinión profesional basada en tu historial. Su respuesta a esa invitación a una relación de colaboración entre médico y paciente te dirá mucho sobre tus posibilidades de recibir la atención que deseas.

A continuación, encontrarás algunas preguntas para el médico que pueden ayudarte a dar con el profesional adecuado (las respuestas también pueden ayudarte a definir todavía más tus preferencias personales en cuanto a cuidados en la menopausia).

¿Podría contarme su experiencia y formación en prescripción de THM? ¿Está familiarizado con las últimas investigaciones y directrices?

¿Ha tratado con éxito a pacientes con síntomas similares a los míos utilizando THM? ¿Puede darme algún ejemplo concreto?

¿Cómo se mantiene al día de los avances y los nuevos estudios en el campo de la menopausia y la terapia hormonal?

¿Está abierto a mantener una conversación y considerar terapias alternativas o complementarias junto con la THM para optimizar mi plan de tratamiento?

¿Cómo aborda la gestión de los posibles efectos secundarios de la THM y qué medidas toma para minimizar los riesgos asociados?

¿Está abierto a explorar diferentes formas de THM en función de las preferencias de la paciente? ¿Cómo adapta los planes de tratamiento al estilo de vida de cada paciente?

¿Cómo apoya a las pacientes que podrían estar interesadas en acudir a usted desde otra clínica para sus necesidades de THM?

Si decidimos que no soy candidata para la THM, ¿cómo tratará mi menopausia?

Información científica actualizada sobre el uso de la terapia hormonal para la menopausia

No pretendo cargarte a ti, la paciente, con la responsabilidad de aportar pruebas científicas, pero te conviene estar preparada con algunos datos importantes. Te explico por qué: pocos médicos han recibido formación formal en medicina de la menopausia, y es probable que en la mayoría de los casos los requisitos anuales para la recertificación establecidos por la junta de la sociedad médica correspondiente (por ejemplo, la Junta Norteamericana de Obstetricia y Ginecología) no incluyan la investigación científica actualizada sobre la menopausia como parte del requisito de formación anual de tu médico. Esto es especialmente cierto cuando se trata de la información más reciente sobre la terapia hormonal para la menopausia. En otras palabras, es posible que tengas que ayudar a tu profesional sanitario para que este pueda ayudarte a ti.

En la actualidad, la mayoría de los profesionales sanitarios están agotados y tienen sobrecarga de trabajo. Además, están sometidos a una gran presión para no superar los quince minutos (o menos) en cada visita. Tenlo en cuenta cuando acudas a tu cita. Puedes subrayar o marcar parte de la información de este libro y mostrársela a tu nuevo médico. También puedes consultar (a continuación) las declaraciones y las estadísticas actualizadas sobre el uso de la terapia hormonal para la menopausia, así como un cuestionario muy útil sobre la menopausia. Repito esta información fundamental y útil en los apéndices A (declaraciones y estadísticas) y B (cuestionario) para que puedas separarlos si no quieres llevar el libro a la visita. En cualquier caso, prepárate para decir: «Aquí tiene información de fuentes fiables sobre el uso de la terapia hormonal en mujeres menopáusicas. Espero que podamos trabajar juntos para decidir el tratamiento más adecuado para mis síntomas».

DECLARACIONES Y ESTADÍSTICAS ACTUALIZADAS SOBRE EL USO DE LA TERAPIA HORMONAL EN LA MENOPAUSIA

En 2022, la **North American Menopause Society** (Sociedad Norteamericana de la Menopausia, NAMS), ahora Menopause Society, emitió su posición actualizada sobre la terapia hormonal, «The 2022 Hormone Therapy Position Statement of the North American Menopause Society» (*Menopause*, 2022, 29 [7], págs. 767-794. <doi.org/10.1097/GME.0000000000002028>). El nuevo consenso es que para las personas sanas nacidas mujeres menores de 60 años, y dentro de los diez primeros años desde la llegada de la menopausia, los beneficios de la terapia hormonal superan a los riesgos. Esta actualización supuso una importante revisión de su recomendación anterior, que afirmaba que la THM solo se recomendaba para síntomas graves y en la dosis más baja durante el menor tiempo posible.

En 2020, la **American Heart Association** (la Asociación Norteamericana del Corazón) publicó «Menopause Transition and Cardiovascular Disease Risk: Implications for Timing of Early Prevention: A Scientific Statement from the American Heart Association» (*Circulation*, 2020, 142 [25], págs. e506-e532. <doi.org/10.1161/CIR.0000000000000912>). Esta declaración reconoció el aumento acelerado del riesgo cardiovascular provocado por la transición menopáusica y destacó la importancia de las estrategias de intervención temprana para ayudar a reducir ese riesgo. Los resultados señalaron que las personas tratadas con terapia hormonal junto con un enfoque integral de nutrición y estilo de vida presentan menos riesgos cardiovasculares y menos probabilidades de sufrir consecuencias negativas de la enfermedad.

La **Administración de Alimentos y Medicamentos de Estados Unidos** ha aprobado la THM para tratar cuatro afecciones vinculadas a la menopausia:

1. **Síntomas vasomotores:** incluidos sofocos, sudores nocturnos, palpitaciones y trastornos del sueño.

2. **Pérdida de masa ósea:** incluidos el debilitamiento de los huesos y la osteoporosis.

3. **Hipoestrogenismo prematuro (deficiencia de estrógenos):** a consecuencia de la menopausia o de la menopausia prematura provocada por intervenciones quirúrgicas como la ooforectomía (con o sin histerectomía), o por radioterapia o quimioterapia.

4. **Síntomas genitourinarios:** incluyen micción frecuente, ardor al orinar, infecciones urinarias recurrentes, sequedad vaginal y dolor durante el coito.

Además, las investigaciones (*véanse* las citas de los estudios en las referencias del capítulo 8) han demostrado que la terapia hormonal puede ayudar a mejorar y aliviar los síntomas relacionados con las siguientes afecciones:

- SARCOPENIA (DISMINUCIÓN DE LA MASA MUSCULAR): la terapia hormonal puede contrarrestar la sarcopenia relacionada con el envejecimiento, la disminución de la producción de estrógenos y la transición a la menopausia.

- COGNICIÓN: cuando se inicia inmediatamente después de la histerectomía con ooforectomía bilateral, la terapia estrogénica puede proporcionar algún beneficio cognitivo.

- PROBLEMAS DE LA PIEL Y EL CABELLO: incluyen el debilitamiento del cabello y la piel, el aumento de hematomas y la pérdida de elasticidad de la piel.

- DOLOR EN LAS ARTICULACIONES: las mujeres participantes en varios estudios han notificado menos dolor o rigidez en las articulaciones con la terapia hormonal en comparación con el placebo.

- DIABETES: aunque no está aprobada por la FDA para el tratamiento de la diabetes de tipo 2, la THM en mujeres sanas con este tipo de diabetes preexistente puede mejorar el control glucémico cuando se utiliza para controlar los síntomas de la menopausia.

- **DEPRESIÓN:** aunque no están aprobadas por la FDA para el tratamiento de la depresión, las terapias basadas en estrógenos pueden complementar la respuesta clínica a los antidepresivos en mujeres de mediana edad y mayores cuando se prescriben para tratar los síntomas de la menopausia.

LA ESCALA DE GREENE: OTRA FORMA DE AYUDAR A TU MÉDICO A AYUDARTE

Además de la información actualizada mencionada sobre la THM, también puedes rellenar el cuestionario de la Escala de Greene antes de tu cita con un profesional sanitario especializado en menopausia. Este comprobador de síntomas se creó en 1976, pero no ha dejado de actualizarse como herramienta para ayudar a identificar las necesidades de tratamiento durante la transición menopáusica.

En la siguiente hoja de puntuación de síntomas de la menopausia, evalúa cada síntoma con 1 si es leve, 2 si es moderado, 3 si es severo y 0 si no padeces ese síntoma.

SÍNTOMA	PUNTUACIÓN
Sofocos	_____
Sensación de mareo	_____
Dolores de cabeza	_____
Irritabilidad	_____
Depresión	_____
No sentirse querida	_____
Ansiedad	_____
Cambios de humor	_____
Insomnio	_____
Cansancio inusual	_____
Dolor de espalda	_____
Dolores articulares	_____
Dolores musculares	_____
Vello facial nuevo	_____
Piel seca	_____

Sensación de hormigueo bajo la piel	_____
Falta de interés por el sexo	_____
Sequedad vaginal	_____
Relaciones sexuales incómodas	_____
Frecuencia urinaria	_____
TOTAL	_____

Adaptado de Greene, J. G., «Constructing a standard climacteric standard», *Maturitas*, 1998, 29, págs. 25-31.

Una puntuación de 15 o más suele indicar que es probable que la deficiencia de estrógenos esté contribuyendo a tus síntomas, y en mi consulta esto significa que empezamos a hablar de terapia inmediatamente. Las puntuaciones de 20 a 50 son comunes en mujeres sintomáticas; con un tratamiento adecuado adaptado a ti, tu puntuación debería bajar a 10 o menos en un plazo de tres a seis meses.

SEÑALES DE ALARMA QUE SUGIEREN QUE TU BÚSQUEDA DEL PROFESIONAL ADECUADO PODRÍA NO HABER TERMINADO

Ojalá pudiera decirte que cuando acabes el trabajo de buscar un profesional sanitario y estés preparada para la cita, todo lo demás saldrá a la perfección. No puedo prometer tal cosa. La realidad es que el resultado de tu cita es imprevisible. Espero de verdad que vaya bien, pero hay algunas cosas que yo consideraría señales de que no ha ido bien. Si escuchas cualquiera de las siguientes frases, te sugiero que continúes con tu búsqueda del profesional adecuado:

• «LO SIENTO, ES LO QUE TE TOCA AHORA». Sí, la menopausia es una etapa natural, pero eso no significa que tengas que soportar los síntomas sin ayuda. Otras frases igualmente inaceptables serían «Es tu nueva normalidad» y «Vas a tener que lidiar con ello». Siguiente.

- «NO PRESCRIBO THM». También es inaceptable que el profesional sanitario te diga que no receta terapia hormonal. En última instancia, la decisión depende de ti y, como mínimo, te mereces una conversación sobre si los beneficios superan a los riesgos en tu caso y con tu historial médico personal. Siempre debería ser una conversación con matices, nunca un «no» rotundo. Si el profesional se niega de todos modos, no olvides que puedes consultar la base de datos de profesionales certificados de la Menopause Society (<https://portal.meno pause.org/NAMS/NAMS/Directory/Menopause-Prac titioner.aspx>).[1]

- «SOLO LE RECETARÉ TERAPIA HORMONAL DURANTE UN TIEMPO LIMITADO». No permitas que el profesional te imponga restricciones temporales innecesarias: por ejemplo, que prescriba la terapia una sola vez o durante solo uno o dos años. La medicina responsable consiste en insistir en el seguimiento de los efectos secundarios adversos de una medicación prescrita, pero la conversación sobre la duración del uso de la THM debe ser continua. Si tus síntomas persisten, seguirás necesitando ayuda para controlarlos.

CÓMO APROVECHAR AL MÁXIMO TU REVISIÓN ANUAL A MEDIDA QUE CAMBIAN TUS HORMONAS

Espero que te estés sometiendo a la revisión anual. Estas revisiones tienen por objeto detectar una serie de enfermedades y afecciones comunes, y son importantes. Puedes solicitar el examen anual a tu médico de cabecera o preguntar a tu especialista en menopausia si te conviene realizar ese examen anual. En cualquier caso, aprovecharás al máximo la revisión si tienes ciertos conocimientos básicos sobre la finalidad de los análisis de sangre estándar que se realizan y

1. La Asociación Española para el Estudio de la Menopausia tiene un listado de profesionales en nuestro país. (N. de la E.)

planteándote algunas pruebas complementarias que conviene realizar en la menopausia.

Análisis de sangre estándar (y pruebas complementarias que debes solicitar)

Un apunte sobre los posibles costes y la cobertura del seguro: la visita de control y los análisis de sangre que la acompañan casi siempre están cubiertos por el seguro, pero es muy difícil precisar qué pruebas complementarias pueden estar cubiertas. Algunas compañías no pagarán nada que esté fuera de lo que se ha negociado previamente como parte del chequeo; otras serán más flexibles. Por esta razón, es posible que desees solicitar algunas pruebas de laboratorio adicionales durante una visita por un problema específico de los síntomas de la menopausia (las compañías de seguros son más proclives a cubrir pruebas relacionadas con los síntomas específicos y el historial) en lugar de durante la revisión anual. Me gustaría poder ofrecerte una orientación más universal en este campo, pero cada seguro es un mundo.

Hemograma completo (CBC), perfil metabólico completo (PMC) y perfil de lípidos

Son pruebas de detección estándar que no requieren síntomas para que el seguro las cubra en una revisión anual.

Un *hemograma completo* (CBC, por sus siglas en inglés) mide y cuenta todas las células sanguíneas, incluyendo glóbulos rojos, glóbulos blancos, plaquetas, hemoglobina y hematocrito. Los resultados de esta prueba permiten diagnosticar infecciones subyacentes que pueden causar un recuento alto o bajo de glóbulos blancos, leucemia o linfoma, anemia y ciertas deficiencias vitamínicas.

El *perfil metabólico completo* (PMC) da detalles sobre la función metabólica, hepática y renal. Se analizan electrolitos (sodio, calcio y potasio), albúmina, nitrógeno ureico en sangre, dióxido de carbono, cloruro, creatinina, glucosa, bilirrubina total, proteínas y enzimas hepáticas.

El *perfil de lípidos* (en ayunas) mide el colesterol HDL («bueno»), el colesterol LDL («malo») y los triglicéridos. Se trata de niveles de colesterol que proporcionarán una imagen de la salud general de tu corazón, y tu médico revisará y comentará contigo los detalles. Si quieres ir un poco más allá, puedes utilizar los resultados de tus pruebas de laboratorio para calcular tu ratio HDL-triglicéridos. Según un estudio publicado en el *Journal of the American Heart Association*, este cociente puede ser un buen indicador de los principales problemas cardiovasculares en las mujeres, sobre todo en las mujeres posmenopáusicas. Para calcular la ratio HDL-triglicéridos, simplemente divide tu nivel de triglicéridos entre tu nivel de HDL en mg/dL (o mmol/L) y, a continuación, compara tu resultado con esta escala:

IDEAL: 2 o menos
BUENA: de 4 a 6
MALA: más de 6

Si tu ratio es ideal o buena, continúa comprobándola cada vez que te analicen los niveles de colesterol. Si es mala, asegúrate de comentarlo con tu médico lo antes posible. También puedes empezar a aplicar los cambios nutricionales y otras estrategias indicadas en la entrada del kit de herramientas «Colesterol alto/triglicéridos altos» (véase pág. 250).

Solicita estas pruebas complementarias: lipoproteína (a) y apolipoproteína B, también conocidas como Lp(a) y ApoB.

La ApoB y la Lp(a) son dos marcadores importantes que los profesionales sanitarios comprueban para evaluar el riesgo de padecer enfermedades cardíacas, y son especialmente importantes si tu ratio HDL/triglicéridos está en el rango de puntuación «mala».

Deja que te explique de manera sencilla por qué es importante revisarlas.

La ApoB es una proteína que se encuentra en la sangre y que se encarga de transportar el colesterol a diversas partes del cuerpo, incluidas las arterias. Los niveles elevados de ApoB se asocian a un mayor riesgo de aterosclerosis, una enfermedad en la que se acumulan depósitos de grasa en las arterias, lo que puede provocar cardiopatías y accidentes cerebrovasculares. Al comprobar tus niveles de ApoB, tu médico puede obtener una medida más precisa del colesterol perjudicial en tu sangre que con solo el colesterol LDL. Puede ser útil para evaluar con mayor precisión tu riesgo de sufrir cardiopatías.

La Lp(a) es un tipo de partícula de colesterol presente en la sangre, y los niveles elevados se asocian con un mayor riesgo de cardiopatía, sobre todo cuando se trata de la enfermedad de las arterias coronarias. Los niveles elevados de Lp(a) pueden contribuir a la formación de placas en las arterias, con el consiguiente riesgo de infartos y otros problemas cardiovasculares. Comprobar tus niveles de Lp(a) puede ayudar a determinar tu predisposición genética a padecer cardiopatías.

El control de los niveles de ApoB y Lp(a) es importante porque proporciona una evaluación más completa del riesgo cardiovascular que las pruebas tradicionales de colesterol. Conocer tus niveles puede ayudar al médico a adaptar mejor tu plan de tratamiento o los cambios en tu estilo de vida para reducir el riesgo de cardiopatía. Es fundamental que comentes los resultados con tu profesional sanitario para entender tu riesgo individual y desarrollar un plan para mantener o mejorar tu salud cardíaca.

Hemoglobina A1c (HbA1c)

La prueba de HbA1c mide el azúcar en sangre medio de los últimos dos o tres meses. Cuanto mayor sea tu HbA1c, mayor será tu riesgo de desarrollar diabetes de tipo 2. Un marcador alto de HbA1c también puede incrementar el riesgo de padecer alzhéimer y cáncer.

Solicita esta prueba complementaria: si tienes antecedentes familiares de obesidad, acantosis nigricans u otros factores de riesgo conocidos de resistencia a la insulina, plantéate la posibilidad de solicitar que te realicen la prueba del modelo homeostático para evaluar la resistencia a la insulina (HOMA-IR). El HOMA-IR permite evaluar tu capacidad de respuesta a la insulina dividiendo la insulina en ayunas entre la glucosa en ayunas.

Perfil tiroideo

En los análisis de sangre anuales se suele analizar la hormona estimulante de la tiroides o TSH, un importante marcador de la función tiroidea. Sin embargo, en algunos casos, la TSH por sí sola no permite identificar una afección tiroidea subyacente.

Solicita esta prueba complementaria: pide un perfil tiroideo completo que incluya TSH y T4 libre, T3 libre, T3 inversa y dos tipos de niveles de anticuerpos tiroideos llamados anti-TPO y antitiroglobulina. Definitivamente recomiendo que pidas que te midan estos factores específicos si padeces síntomas como fatiga crónica, intolerancia al frío, caída del cabello, falta de memoria, estreñimiento, aumento o pérdida de peso sin explicación aparente o sentimiento general de depresión. Resulta muy habitual que los trastornos tiroideos no se diagnostiquen durante demasiado tiempo; asegúrate de pedir este este análisis completo la próxima vez que vayas al médico.

Vitamina D

El 42 % de las pacientes tienen un nivel bajo de vitamina D, y esa cifra empeora con la edad y la menopausia. Esta deficiencia puede ser debida al lugar de residencia (es decir, a una exposición limitada al sol); a una piel más oscura, que limita la absorción; a una cuestión genética; a un problema de absorción, o a una enfermedad renal. Los niveles bajos de D pueden hacerte más propensa a desarrollar osteoporosis, y unos niveles saludables de este nutriente crucial pueden favorecen la salud inmunológica y cardíaca.

Solicita estas pruebas complementarias: zinc y magnesio. El cuerpo utiliza el zinc en la producción de células y en las funciones inmunitarias. En caso de deficiencia de zinc, el cuerpo no puede producir células nuevas sanas. Esta deficiencia provoca síntomas como pérdida de peso inexplicable, heridas que no cicatrizan, falta de agilidad mental y disminución de los sentidos del olfato y el gusto.

También conviene controlar el nivel de magnesio, cuya carencia se relaciona con la falta de sueño, problemas nerviosos, trastornos del estado de ánimo, fatiga, calambres musculares, dolores de cabeza, cabello débil y uñas quebradizas. También es importante para la salud del corazón, la tensión arterial y el equilibrio de la tiroides.

Análisis de sangre no habituales

Los siguientes análisis no se realizan de forma rutinaria a todas las pacientes, pero creo que son importantes y relevantes en la menopausia, y cualquier médico puede solicitarlos con solo marcar un par de casillas en el documento correspondiente (de nuevo, la cobertura del seguro puede ser otro problema y es fundamental contar con la documentación adecuada). En mi clínica de menopausia recomiendo estas pruebas a todas mis pacientes.

Perfil de anemia (hierro, ferritina, folato y vitamina B_{12})

Aunque el perfil CBC (hemograma completo) comprobará la anemia, recomiendo este perfil más completo para las mujeres en la transición menopáusica. La anemia en la menopausia es una de las principales causas de la fatiga crónica, y esta afecta a más del 70 % de las mujeres posmenopáusicas. Por eso es importante analizarla en todas mis pacientes. La vitamina B_{12} baja es común entre las personas vegetarianas y veganas, pero también puede existir entre las omnívoras debido a problemas de mala absorción de nutrientes causados por el uso excesivo de antibióticos, por la celiaquía o por la enfermedad de Crohn. La falta de hierro puede presentarse como anemia o incluso hipotiroidismo. Aunque no tengas anemia (cosa que se puede comprobar con un hemograma), sí puedes presentar una deficiencia de hierro; por eso es importante realizar pruebas de hierro y ferritina por separado.

Pruebas de inflamación crónica: proteína C-reactiva ultrasensible (HsCRP) y velocidad de sedimentación de eritrocitos

Cuando los niveles de estrógenos comienzan a disminuir durante la perimenopausia, empezamos a perder su efecto antiinflamatorio. El resultado se manifiesta en muchos casos como inflamación crónica inespecífica. Es posible comprobar y controlar los niveles de inflamación analizando marcadores inflamatorios específicos, como la proteína C-reactiva ultrasensible (HsCRP), la velocidad de sedimentación de eritrocitos o sedimentación globular y la viscosidad plasmática. Sugiero a mis pacientes que se hagan un análisis de estos marcadores antes y unos cuatro meses después de haber introducido modificaciones en su estilo de vida. Los resultados nos permiten determinar el éxito de cualquier intervención nutricional/dietética/con suplementos/farmacológica para ayudar a reducir estos marcadores.

La HsCRP se produce de forma natural en el hígado como respuesta a la inflamación. Un nivel elevado de CRP en la sangre puede deberse a varias afecciones inflamatorias. La prueba de velocidad de sedimentación de eritrocitos también puede ayudar a tu médico a identificar la presencia de inflamación. Ambas medidas se toman inicialmente para ayudar a establecer una referencia de la inflamación, y si una paciente necesita implementar estrategias de reducción de la inflamación, podemos utilizar esa referencia para facilitar el seguimiento de las mejoras. Si no somos capaces de bajar los valores con nuestras intervenciones, empezamos a investigar causas alternativas de ese nivel elevado.

RECUERDA LA IMPORTANCIA DEL AUTOCUIDADO

Espero que puedas utilizar la información y las herramientas de este capítulo para hacerte oír cuando busques atención sanitaria de calidad para la menopausia. Mientras buscas, te animo a que también priorices el autocuidado centrándote en conseguir un sueño de calidad, poniendo en práctica técnicas para reducir el estrés, siguiendo una dieta antiinflamatoria y haciendo ejercicio de manera regular. Aunque no hay garantía de que estas estrategias de estilo de vida reduzcan todos los síntomas, la constancia puede producir cierto alivio y, sin duda, aportará beneficios deseados para la salud.

TERCERA PARTE

SÍNTOMAS Y SOLUCIONES

CAPÍTULO 9

CONDUCTAS DIARIAS QUE FAVORECEN LA SALUD EN LA MENOPAUSIA

Durante mis estudios de medicina y a lo largo de mi carrera profesional aprendí que los síntomas más probables de la menopausia eran los sofocos, los sudores nocturnos y el síndrome genitourinario. También estaba bien establecido que existía un mayor riesgo de osteoporosis. Y básicamente eso era todo; como hacer de una montaña un grano de arena. Lo que ahora está claro, muchos años después, es que la menopausia desempeña un papel en decenas de síntomas y trastornos (véase pág. 191).

Mi generación de estudiantes de medicina y ginecología-obstetricia recibió poca formación sobre la menopausia: a lo mejor una clase de una hora en la facultad de medicina y otras seis horas en la residencia. No había «clínicas de menopausia», no existía una formación especializada en menopausia. Y al final de mi residencia todo el mundo pensaba que la terapia de reemplazo hormonal era peligrosa debido a los hallazgos iniciales del estudio WHI (en el capítulo 3 se trata esta cuestión).

Cada año, desde mi residencia, he completado la formación médica continua exigida para la certificación de la junta. De los miles de artículos que la Junta Norteamericana de Obstetricia y Ginecología (ABOG) ha recopilado para mi revisión, solo se me ocurren unos cuantos específicos de la menopausia. De hecho, no existe una categoría de «menopausia» en los conjuntos de revisión del consejo. Cirugía, obstetricia, ginecología pediátrica y ética están cubiertas, pero no hay una categoría específica para la menopausia.

Para ser sincera, ahora me doy cuenta de que durante años fui una profesional pésima en lo que a atención a la menopausia se refiere. Confiaba plenamente en lo que me proponía la ABOG, y pensaba que estaba bien preparada para atender a las mujeres en menopausia. Aunque estoy increíblemente orgullosa de lo que aprendí en mi formación de ginecología y obstetricia, ahora sé que había enormes lagunas en mis conocimientos sobre la salud óptima de la mujer menopáusica.

Mi visión de la menopausia empezó a cambiar cuando ocurrieron tres cosas casi a la vez: yo misma llegué a la menopausia, mis pacientes comenzaron a tener la menopausia en masa (teníamos más o menos la misma edad) y yo empecé a hablar de la menopausia en las redes sociales. Observé un repunte de síntomas y cambios aparentemente inexplicables en mi salud. Mi colesterol aumentó de repente a pesar de no haber cambiado mi dieta ni el ejercicio que practicaba. Mi dolor articular pasó a ser casi invalidante sin presencia de lesiones. Y la fatiga interfería en mi vida. Me di cuenta de que muchas de mis pacientes se quejaban de las mismas cosas, y cuando comencé a compartir mis síntomas en las redes sociales, recibí miles de comentarios que decían: «¡Yo también!».

No tenía ni idea de que mi aumento del colesterol, el dolor en las articulaciones y la fatiga podían guardar relación con la menopausia. Mis seguidoras también me preguntaban si un determinado trastorno podría estar relacionado con los cambios hormonales de la menopausia. Cosas como el hombro congelado, el vértigo, la disfunción de la articulación temporomandibular (ATM)... «¿Podrían tener algo que ver con la menopausia?» Las preguntas seguían llegando, y empecé a detectar patrones. En un esfuerzo por ayudar y por satisfacer mi propia curiosidad médica, me puse a investigar a fondo la literatura científica reciente y encontré pruebas claras de que sí: en muchos casos, había una relación. Me quedé impactada. Recuerda que no me habían enseñado que la menopausia era algo más que los «síntomas clásicos». Además, me habían enseñado que las mujeres tienden a somatizar, es decir, a convertir sus síntomas psicológicos en físicos. Sin embargo, había pruebas claras de los vínculos entre los síntomas y las enfermedades en múltiples sistemas de órganos. Y esos datos no eran de conocimiento general ni se difundían a través de los canales de formación continua habituales para la gente de mi especialidad.

Identificar la evidencia de un vínculo es una cosa, pero encontrar una investigación que haya determinado la eficacia de un tratamiento específico para un síntoma de la menopausia es otra muy distinta. Para preparar el kit de herramientas para la menopausia (que empieza en la página 191) he dedicado innumerables horas a este último aspecto, indagando en la ciencia de las soluciones, o de las posibles soluciones al menos. Lo que descubrí es que para algunos síntomas existen pruebas claras de que determinados tratamientos pueden ser útiles o preventivos. Por ejemplo, las migrañas y los cambios en la composición corporal se han estudiado a fondo en el contexto de la menopausia, de modo que las recomendaciones del kit de herramientas son sólidas. Síntomas como el tinnitus y el asma, por otra parte, se han empezado a relacionar con la menopausia desde hace muy poco y las conclusiones no son tan concretas. En esos casos, he estudiado los aspectos del tratamiento en páginas web especializadas. En muchas de estas áreas necesitamos mucha más investigación. Afortunadamente, se está prestando un interés y una atención sin precedentes a la menopausia, y espero que eso se traduzca en una mayor inversión en su estudio científico y, a su vez, en una capacidad cada vez mayor para tratar unos síntomas que pueden provocar mucho sufrimiento.

Un punto que quedó claro tras revisar cientos de estudios es que existen unas verdades universales sobre los medios para lograr una buena salud después de la menopausia. La primera verdad: la buena salud menopáusica no se consigue por casualidad. Y la segunda: nunca, jamás, se va a lograr con una sola pastilla, suplemento o tratamiento aislado. Por el contrario, es el resultado de la adopción de un conjunto de conductas y hábitos diarios que muchas de nosotras hemos descuidado (o a los que no prestamos atención y «esquivamos sin consecuencias» en nuestros años de juventud). Esas conductas diarias se centran en los componentes fundamentales del kit de herramientas para la menopausia: nutrición, ejercicio, farmacología y suplementación. Si puedes prestar atención a estas áreas de tu vida y crear comportamientos positivos, patrones que favorezcan la salud, habrás recorrido una buena parte del camino para mejorar tu calidad de vida durante la transición menopáusica y después. Además, reducirás el riesgo de enfermedades crónicas en el futuro. Veamos cada uno de estos componentes fundamentales.

NUTRICIÓN ANTIINFLAMATORIA

Una base fundamental del kit de herramientas para la menopausia es la nutrición antiinflamatoria. Con la disminución de los niveles de estrógeno durante la transición a la menopausia se pierde un aliado increíblemente valioso en la lucha contra la inflamación. Puedes compensar esta pérdida cuidando mucho lo que comes. La nutrición antiinflamatoria consiste en consumir grasas saludables, carnes magras y frutas y verduras ricas en antioxidantes, además de aumentar la ingesta de fibra. También implica limitar el consumo de alcohol, carnes procesadas y alimentos procesados en general. Si comes así la mayor parte del tiempo, podrás reducir muchos síntomas y efectos secundarios de la menopausia, como el aumento de peso, la pérdida de masa ósea y el riesgo de enfermedades crónicas como las cardiopatías y la diabetes de tipo 2.

EJERCICIO DE FUERZA Y RESISTENCIA

El ejercicio aporta mejoras únicas para la salud cardiovascular, metabólica y mental, y por eso resulta esencial para cuidarse en todas las etapas de la vida. En la menopausia, la disminución de los niveles hormonales provoca la pérdida de masa muscular y ósea. En ese caso, el objetivo con el ejercicio consiste en trabajar de manera estratégica para contrarrestar ese efecto. Tienes que hacer ejercicio para incrementar y conservar el músculo y la fuerza (no para lograr una versión idealizada de tu yo «delgado»). Por tanto, el mejor ejercicio para ti es el entrenamiento de resistencia, que debe incluir el levantamiento de pesas y la realización de movimientos funcionales sencillos con el propio peso corporal. También es importante hacer mucho ejercicio aeróbico, como caminar y/o correr para estimular la resistencia respiratoria y cardiovascular a medida que envejecemos.

—————Cardio + entrenamiento de resistencia: ————— una combinación imbatible

El entrenamiento aeróbico, también conocido como «cardio», es el ejercicio que implica movimientos continuos y rítmicos que elevan la frecuencia cardíaca y la respiración. Existen numerosas opciones de ejercicio de cardio: por ejemplo, correr, montar en bicicleta, nadar, bailar, practicar remo, practicar boxeo y muchas otras (esto significa que, si no has encontrado un ejercicio de cardio que te guste, tienes que probar otro). Se ha demostrado que el entrenamiento aeróbico resulta especialmente eficaz para reducir la acumulación de grasa, a la que somos más propensas en la menopausia.

Los beneficios son mayores si se realizan ejercicios cardiovasculares y de resistencia. Esta combinación proporciona los beneficios de la pérdida de grasa del entrenamiento aeróbico y los efectos del desarrollo muscular del entrenamiento de resistencia. Por eso es la mejor combinación posible para una composición corporal saludable. Levantar pesas o realizar ejercicios como flexiones de brazos favorece el aumento de masa muscular, lo que ayuda a contrarrestar la pérdida de masa muscular y el declive del metabolismo propios de la edad. Si deseas leer un excelente libro sobre el tema, te recomiendo *Siempre fuerte*, de la doctora Gabrielle Lyon.

FARMACOLOGÍA BASADA EN LA EVIDENCIA

El término *farmacología* se refiere a los tratamientos que tu profesional sanitario puede recetarte o recomendarte para reducir síntomas, como los sofocos, los sudores nocturnos, la pérdida de masa ósea, la deficiencia prematura de estrógenos, y problemas genitourinarios, como la sequedad vaginal y la micción frecuente. El principal tratamiento farmacológico para algunos síntomas (no todos) de la menopausia es la terapia hormonal. Cuando haya pruebas fehacientes de la eficacia de la THM para reducir o eliminar un síntoma, lo pondré de manifiesto. También te lo haré saber si no existe suficiente investigación para recomendarla como parte de tu búsqueda de alivio para un síntoma específico. Si no eres candidata para la terapia hormonal (repasa el capítulo 7 para determinar si sería adecuada para ti), existen otros medicamentos y suplementos que pueden ser muy eficaces para tratar tus síntomas. En lo que respecta a los tratamientos farmacológicos, es esencial que te reúnas con tu profesional formado en menopausia y que reviséis tus síntomas, objetivos y antecedentes familiares para que te ayude a identificar los métodos más recomendables y seguros para ti.

SUPLEMENTACIÓN ESTRATÉGICA

En el kit de herramientas comprobarás que algunas estrategias para tus síntomas incluyen el uso de determinados suplementos. Los suplementos pueden desempeñar un papel muy importante en el cuidado de tu salud, sobre todo si te faltan nutrientes específicos o si ciertos objetivos de salud requieren un apoyo adicional. Y si presentas una deficiencia clínica conocida, es de esperar que tu médico te ayude con la prescripción de las dosis adecuadas de suplementos para corregirla. Sin embargo, los suplementos nunca deben sustituir a una dieta rica en frutas, verduras, proteínas magras, cereales integrales y grasas saludables: simplemente no hay pastilla o polvo capaz de reproducir el espectro completo de nutrientes, fibra y beneficios para la salud que podemos obtener de los alimentos.

Quiero señalar que tomar dosis elevadas de suplementos no te dará ningún superpoder contra una enfermedad vinculada a una deficiencia. Por ejemplo, la deficiencia de vitamina C daña el sistema inmunológico, pero tomar grandes dosis no te dará más resistencia contra la enfermedad. Sé que algunos practicantes de medicinas alternativas y empresas de suplementos afirman que la megadosis es una especie de cura milagrosa, pero no es cierto (lo que no impide que a ellos les parezca perfectamente bien que compres y tomes más suplementos de los que necesitas).

La importancia de la seguridad y la pureza de los suplementos

Los suplementos son muy populares, y eso se traduce en que los consumidores tienen muchas opciones, lo que a su vez puede provocar confusiones a la hora de elegir las mejores opciones. Como profesional sanitaria y proveedora de suplementos a través de mi propia empresa, recomiendo dar prioridad a los productos de alta calidad, seguros y puros. Veamos algunas consideraciones fundamentales para garantizar la calidad, la seguridad y la pureza de tus suplementos:

1. *Pruebas realizadas por terceros.* Las marcas de suplementos respetables invierten en pruebas realizadas por terceros. Esos laboratorios independientes analizan la pureza y la potencia de los suplementos para garantizar que cumplen con lo que figura en la etiqueta.
2. *Transparencia.* Las marcas de confianza son transparentes en cuanto a sus fuentes de suministro, procesos de fabricación y medidas de control de calidad. Deberías poder acceder fácilmente a la información sobre la procedencia de los ingredientes, cómo se procesan y qué medidas se toman para evitar la contaminación.

3. *Evita las mezclas patentadas.* Algunos suplementos se esconden detrás de mezclas patentadas, que agrupan ingredientes sin especificar las dosis individuales. Esta falta de transparencia hace que resulte imposible saber lo que se está consumiendo en realidad. Elige productos con las cantidades de ingredientes claramente indicadas.

4. *Comprueba si contiene alérgenos.* Si tienes alergias o sensibilidad a alguna sustancia, lee con atención las etiquetas para asegurarte de que los suplementos no contengan alérgenos comunes como gluten, soja, lácteos o frutos secos.

Antes de empezar un nuevo régimen de suplementos, consulta con un profesional sanitario experto, sobre todo si padeces algún problema de salud o estás tomando medicación. Tu médico o el profesional que te atienda pueden ayudarte a determinar qué suplementos son seguros y adecuados para tus necesidades. Por supuesto, debes asegurarte de que el profesional sanitario con el que trabajas está cualificado para ofrecerte asesoramiento sobre suplementos (o sobre cualquier otro tema relacionado con la salud, vaya). Puedes comprobar sus cualificaciones verificando sus credenciales y asegurándote de que tiene experiencia en atención sanitaria o nutrición y de que cumple con las normas éticas básicas.

Además de los componentes fundamentales de la salud en menopausia que encontrarás más representados en el kit de herramientas, he descubierto que hay algunas otras áreas de la vida en las que la práctica de unos buenos hábitos puede aportar grandes beneficios. Entre esas prácticas figuran las medidas para reducir el estrés, optimizar el sueño y participar en la comunidad.

REDUCCIÓN DEL ESTRÉS

El estrés crónico no solo deteriora la calidad de vida; además, puede elevar los niveles de glucocorticoides. Los glucocorticoides son hormonas del estrés, como el cortisol, que en niveles altos pueden causar y exacerbar la disfunción metabólica provocada por los cambios hormonales de la menopausia. Las hormonas del estrés debilitan la respuesta inmunitaria, favorecen la hipercolesterolemia y reducen la utilización de la glucosa por parte de los tejidos musculares, lo que incrementa el riesgo de hiperglucemia, resistencia a la insulina y diabetes de tipo 2.

Tomar medidas para reducir el estrés puede ayudarte a evitar algunas de las alteraciones metabólicas que provoca. La reducción del estrés también estimula la salud mental, mejora el bienestar general y disminuye algunos síntomas de la menopausia. Es posible que ya hayas identificado actividades que te ayudan a reducir tus niveles de estrés, y la clave pasa por ser constante con su práctica. El *mindfulness*, la meditación y la respiración, escribir un diario y el yoga son técnicas que pueden ayudar a reducir los niveles de estrés agudo con el tiempo. Algunas terapias, como la cognitivo-conductual (TCC), también pueden ayudar, ya que animan a identificar y desafiar las creencias normativas, y eso te permite establecer unas expectativas realistas y adoptar pensamientos más funcionales.

OPTIMIZACIÓN DEL SUEÑO

La menopausia es un notable perturbador del sueño. Puede provocar sudores nocturnos, agitación, apnea del sueño u otras afecciones que interfieren en un sueño reparador. Como ocurre con el estrés crónico, un patrón de sueño deficiente puede contribuir a elevar los niveles de cortisol. También puede incrementar el riesgo de desarrollar afecciones crónicas relacionadas con el sueño, como la apnea del sueño y el insomnio, que se asocian a un mayor riesgo de depresión, hipertensión, diabetes de tipo 2, infarto de miocardio y accidente cerebrovascular. Disfrutar de un sueño de calidad durante la transición a la menopausia y después no se consigue por casualidad. Algunas de las formas más eficaces de fomentar un sueño reparador son:

- LOGRAR LA TEMPERATURA ADECUADA. Se duerme mejor cuando la temperatura oscila entre los 15,5 y los 19,5 grados. Si no es posible alcanzar ese rango de temperaturas, plantéate utilizar un ventilador de pie que favorezca una buena circulación del aire.
- HACER EJERCICIO CON REGULARIDAD. Las investigaciones demuestran que incorporar el ejercicio regular a tu vida puede ayudarte a conciliar el sueño antes y a aumentar su duración y su calidad. El momento del día para realizar ejercicio puede ser importante: a algunas personas les cuesta más conciliar el sueño si hacen ejercicio cerca de la hora de acostarse. Presta atención a la respuesta de tu cuerpo a la actividad física en relación con el descanso y haz los ajustes necesarios.
- CUIDAR LA HIGIENE DEL SUEÑO. Esto es fundamental en la menopausia. Puedes prepararte para una buena noche de sueño evitando dormir la siesta después de las tres de la tarde, creando rituales relajantes a la hora de acostarte y respetando un horario de sueño. También descansarás mejor si evitas las cenas copiosas y minimizas la exposición a la luz cerca de la hora de acostarte, sobre todo la que emiten los televisores LED y las pantallas de los móviles. Una buena regla consiste en mantener los aparatos electrónicos fuera del dormitorio.

PARTICIPACIÓN EN LA COMUNIDAD

El tránsito por la menopausia puede ser una experiencia muy solitaria, incluso si se tiene la suerte de contar con un grupo de amigas íntimas de edad similar. Esto se debe a que la edad exacta de inicio de la perimenopausia y la gravedad de los síntomas pueden variar mucho, y es posible que tus amigas no te entiendan hasta que ellas también estén en esa situación. Por suerte, las redes sociales y otras comunidades de internet están llenas de personas que sí te entienden y que se ayudan mutuamente a sentirse menos solas en su viaje por la menopausia y menos confundidas por los extraños síntomas que aparecen. Yo ofrezco acceso gratuito a nuestra «'Pause Life Community», y hay muchos otros espacios en línea estupendos, como Hey Perry, Stripes, The Swell y PeloPause. Conectar con otras personas que entienden por lo que estás pasando y que están dispuestas a mantener conversaciones abiertas y honestas puede proporcionar validación, información, estrategias, amistad y mucho más, todo ello de un valor incalculable.

BUENAS PRÁCTICAS PARA LA MENOPAUSIA

Los siguientes consejos constituyen un «kit de herramientas básico» general que se aplica a todas las mujeres en menopausia:

NUTRICIÓN

- Plantéate el ayuno intermitente por sus beneficios antiinflamatorios (más información en la página 216).
- Uso de algún mecanismo de seguimiento de la alimentación: mi favorito es Cronometer.[1]
- Ingesta adecuada de proteínas: al menos 1,3-1,6 gramos de proteína por kilogramo de peso corporal ideal al día.
- Menos de 25 gramos de azúcares añadidos al día.
- Más de 25 gramos de fibra al día.

MOVIMIENTO

- Estiramientos diarios.
- Entrenamiento de equilibrio diario.

1. Aclaración: soy afiliada de Cronometer, y mis alumnos que se inscriben en mi programa en línea de la dieta Galveston acceden a la versión de pago, pero Cronometer también ofrece una versión gratuita.

- Entrenamiento de resistencia: centrado en aumentar progresivamente la carga, tres días por semana (un día de empuje, un día de tirón y un día de piernas).
- Entrenamiento cardiovascular (véase recuadro, pág. 181).

FARMACOLOGÍA

- Plantéate la THM si en tu caso los beneficios superan a los riesgos.
- Otra farmacología según indicación.

SUPLEMENTACIÓN (SI NO PUEDES OBTENERLA DE LOS ALIMENTOS)

- Ingesta de fibra para superar los 25 gramos al día.
- Ácidos grasos omega-3, 2 g/día.
- Vitamina D, 4.000 UI/día con vitamina K.
- Creatina, 5 g/día.
- Péptidos de colágeno específicos con Fortibone para la fuerza ósea y Verisol para el colágeno de la piel.
- Opcional: cúrcuma, berberina, vitamina E según factores de riesgo/enfermedad.

REDUCCIÓN DEL ESTRÉS

- *Sol:* ver la luz del sol aumenta la producción de serotonina, el neurotransmisor relacionado con el estado de ánimo y el bienestar.
- *Tocar la hierba (de verdad):* los estudios demuestran que el *grounding*, que es la práctica de tocar superficies naturales, como la hierba o la tierra, con las manos o los pies puede reducir las hormonas del estrés y los marcadores de inflamación crónica.
- *Estrategias adicionales:* son tan personales como cada una de nosotras. Averigua qué te funciona a ti. Yoga, meditación, escribir un diario, llamar a tu mejor amiga, hacer ejercicio, poner lími-

tes, pasear por la playa o una caminata por la naturaleza... Existen muchas estrategias fantásticas para reducir el estrés.

- *Limita el consumo de alcohol:* puede sonar contradictorio, ya que es habitual tomar una copa para «relajarnos», pero nuestra tolerancia al alcohol parece caer en picado (necesitamos más investigación al respecto) al mismo tiempo que nuestras hormonas. Beber puede intensificar la sensación de ansiedad y desánimo durante la menopausia, además de alterar el sueño de manera drástica.

OPTIMIZACIÓN DEL SUEÑO

- Plantéate la posibilidad de utilizar un dispositivo portátil de seguimiento del sueño. Yo uso uno y me ha ayudado a darme cuenta de los hábitos que afectan a mi sueño.
- Incorpora buenos hábitos de higiene del sueño.

CAPÍTULO 10

KIT DE HERRAMIENTAS PARA LA MENOPAUSIA: SECCIÓN DE RECURSOS EN FUNCIÓN DE LOS SÍNTOMAS

M i objetivo principal al crear este kit consiste en proporcionarte herramientas que contribuyan a aliviar los síntomas de la menopausia y a reducir el aumento asociado de los riesgos para la salud. Pero también quiero que el kit de herramientas sirva como herramienta de expansión; quiero que abra las mentes (del público en general y de la comunidad médica) a los numerosos síntomas posibles de la menopausia.

Espero que la larga lista de síntomas potenciales sirva como validación de que sí, estos síntomas existen al margen de tu experiencia, y sí, es posible que surjan como resultado de los cambios hormonales que comienzan durante la transición menopáusica. Durante demasiado tiempo, los síntomas no clásicos de la menopausia han sido desestimados por la comunidad médica al atribuirlos únicamente al envejecimiento, lo que ha llevado a no tratar, validar o evaluar a las pacientes que sufren innecesariamente los síntomas de la menopausia.

Si te han ignorado o te han negado la atención y el apoyo médicos adecuados, yo te veo y te escucho, y estoy a tu lado. Espero que este kit de herramientas te ayude a gestionar de forma proactiva tu salud y tu bienestar durante esta importante transición vital.

– 191 –

CÓMO SE UTILIZA EL KIT DE HERRAMIENTAS PARA LA MENOPAUSIA

Creo que el kit de herramientas se explica por sí mismo, pero quiero proporcionarte algunas notas que pueden ser útiles. En primer lugar, encontrarás las entradas. Algunos síntomas tienen la misma causa subyacente y el enfoque para su tratamiento es similar, por eso están agrupados. Por ejemplo, la caída del cabello, el acné, el olor corporal y el crecimiento de vello indeseado durante la menopausia están relacionados con un aumento relativo de andrógenos; así, encontrarás las estrategias sugeridas en «Afecciones inducidas por andrógenos» (y si buscas alguno de estos problemas, como el olor corporal, por separado, una referencia cruzada te dirigirá al epígrafe en el que se trata).

Observarás que el número y el tipo de estrategias para cada síntoma varían. Como he mencionado, esto se debe a que la investigación no es igual de sólida para todos los síntomas. Algunos tienen múltiples enfoques, incluyendo la nutrición, la farmacología, la suplementación y el ejercicio, mientras que otros solo tienen un enfoque farmacológico. En el caso de aquellos que presentan estrategias en diversas áreas, mi consejo consiste en implementar la estrategia de la nutrición siempre en primer lugar, y después el ejercicio, la farmacología y los suplementos. Sea cual sea la estrategia que decidas probar, la clave está en ser constante y paciente mientras esperas una mejora perceptible.

Acné, *véase* **Afecciones inducidas por andrógenos**

Afecciones inducidas por andrógenos (acné/caída del cabello/olor corporal/vello no deseado)

Dado que todos estos síntomas tienen la misma causa, los he agrupado en una sola entrada.

Durante la perimenopausia es posible observar un aumento relativo de la producción de andrógenos, las hormonas sexuales (como la testosterona) que se asocian a características masculinas, como el desarrollo muscular y el crecimiento del vello facial. Con «relativo» me refiero a que el aumento de andrógenos no es un hecho aislado, sino que se produce como respuesta a otros cambios hormonales y cambios químicos, entre ellos:

- MENOS GLOBULINA FIJADORA DE HORMONAS ESTEROIDEAS (SHBG). La disminución de la producción de estrógenos y progesterona hace que el hígado produzca menos globulina fijadora de hormonas esteroideas (SHBG). La SHBG es una proteína que se une a las hormonas sexuales en su viaje por el torrente sanguíneo y las desactiva. Cuando los niveles de SHBG disminuyen, hay más andrógenos libres y activos en la sangre.
- DISMINUCIÓN DE LA CONVERSIÓN DE ANDRÓ- GENOS EN ESTRÓGENOS. El número de folículos ovári- cos disminuye en la perimenopausia, y menos folículos equivale a menos conversión de andrógenos en estrógenos.
- PRODUCCIÓN CONTINUA DE ANDRÓGENOS POR PARTE DE LAS GLÁNDULAS SUPRARRENALES. Al- gunos andrógenos son producidos por las glándulas suprarrena- les, y su contribución pasa a ser relativamente más significativa a medida que disminuye la producción ovárica de estrógenos. Una contrapartida es que el aumento relativo de andrógenos puede provocar un incremento del deseo sexual en algunas mu- jeres.

Es importante señalar que no todas las mujeres experimentan un aumento sintomático significativo de andrógenos durante la perimenopausia, y los efectos pueden variar mucho de una persona a otra. El equilibrio hormonal durante esta transición es complejo, y también recibe la influencia de los factores genéticos y el estado general de salud. En algunas mujeres, el aumento relativo de andró- genos puede provocar cualquiera de los cuatro problemas que si- guen.

Acné

Me pasé años luchando contra los cambios que se estaban produciendo en mi cuerpo sin darme cuenta de que era la perimenopausia. ¡Ni siquiera sabía que existía tal cosa! Estaba experimentando un aumento de peso inexplicable, acné quístico, depresión y sangrado ocasional y muy irregular. Intenté buscar solución con varios médicos, suplementos, tratamientos... Nadie me sugirió nunca que podría ser la perimenopausia. Mi propia ginecóloga, que es de mi edad, se compadecía de mí, pero no tenía respuestas... ¡ni siquiera para ella misma! Me di cuenta cuando vi un directo en Facebook de la doctora Haver. Al final me hicieron una histerectomía a causa del sangrado irregular, así que no tengo claro en qué punto de mi viaje menopáusico me encuentro (a menos que me haga un análisis de sangre para determinarlo). Mientras tanto, estoy controlando mis síntomas siguiendo la dieta Galveston. Me ha ayudado a reducir la frecuencia y la gravedad de los síntomas, y a tomar el control de mi salud de una forma que ningún médico se había planteado hasta el momento.

–Margaret W.

El acné es una enfermedad inflamatoria crónica que afecta al folículo piloso, al tallo piloso y a las glándulas sebáceas de la piel. Si tuviste acné en la adolescencia o en la juventud, conoces bien las muchas formas que puede adoptar: entre otras, poros obstruidos, granos, puntos negros y granos quísticos dolorosos que pueden dejar cicatrices.

A algunas personas les sorprende que el acné pueda aparecer o reaparecer en la mediana edad, pero tiene sentido si tenemos en cuenta que es más probable que aparezca en épocas de agitación hormonal, como la pubertad o la perimenopausia. Esto se debe a que las glándulas sebáceas de la piel están controladas en gran parte por los niveles de andrógenos, como la testosterona y la DHEA; si experimentas un aumento relativo de andrógenos durante la transición menopáusica, puede aumentar el riesgo de que desarrolles acné de aparición adulta o, si lo experimentaste en la adolescencia, una recurrencia.

También nos volvemos más propensas al acné en torno a la menopausia debido a un aumento de la sensibilidad general de la piel causado por la pérdida de humedad, colágeno y elastina. La exposición al sol, los cosméticos, el tabaco, los medicamentos, el estrés y la falta de sueño pueden provocar la aparición de acné en las pieles más sensibles y envejecidas.

Estrategias para mejorar el acné de la menopausia

Existen muchas opciones en el mercado para controlar y mejorar el acné adulto, y el mejor tratamiento para ti variará en función de la gravedad de tu caso. Dado que el tratamiento del acné puede ayudar a minimizar las cicatrices, es importante no posponerlo.

El acné de la menopausia puede mejorar siendo constante con ciertos hábitos de vida que, además, también favorecen la salud general. Por ejemplo, tomar medidas para reducir el estrés, seguir una dieta baja en azúcar y rica en fibra y antioxidantes, y hacer ejercicio con regularidad. Y si todavía no has incorporado una rutina de cuidado para pieles maduras, hazte este regalo. Una rutina antes de acostarte que nutra la piel mientras duermes es imprescindible y puede ayudar a reducir la aparición de acné.

Si has desarrollado acné menopáusico, plantéate la posibilidad de acudir a un dermatólogo que te ayude a diseñar un protocolo para las características específicas de tu problema. Un protocolo puede incluir procedimientos en la consulta que ayuden a tratar las cicatrices del acné y a minimizar el envejecimiento de la piel.

Opciones farmacológicas: el acné leve suele mejorar con un tratamiento tópico prolongado:

- Los RETINOIDES TÓPICOS incluyen prescripciones como adapaleno (0,3 %), tretinoína, retinol o retinaldehído. De estos, la tretinoína sería el más eficaz, pero puede provocar irritación en pieles sensibles.

- El PERÓXIDO DE BENZOILO, disponible con o sin receta médica, debe utilizarse con precaución, ya que puede provocar irritación y sequedad en la piel.
- El ÁCIDO AZELAICO es un medicamento con propiedades antiinflamatorias y antimicrobianas. También puede ayudar con la hiperpigmentación posinflamatoria.
- La DAPSONA EN GEL es un tratamiento antimicrobiano y antiinflamatorio que se tolera bien y se puede utilizar como terapia de mantenimiento durante largos períodos.
- Las TERAPIAS DE COMBINACIÓN CON RECETA a base de peróxido de benzoilo y adapaleno o tretinoína y clindamicina también son eficaces, pero pueden presentar un mayor potencial irritante.
- Las CREMAS HIDRATANTES NO COMEDOGÉNICAS pueden ayudar a reducir los brotes de acné.

Otras opciones de tratamiento incluyen el uso de anticonceptivos orales, que pueden ser útiles durante la perimenopausia porque disminuyen la producción ovárica de andrógenos. Por desgracia, todavía no se ha analizado la THM como tratamiento para el acné de la menopausia.

Si tu acné es más moderado o severo, o es resistente a los tratamientos tópicos, podría ser recomendable una terapia sistémica como un antiandrógeno o isotretinoína. La espironolactona, un diurético que se usa en el tratamiento de la hipertensión arterial, se utiliza habitualmente fuera de lo indicado por su efecto antiandrógeno. Se presenta en forma de comprimido (con receta) y ha demostrado ser útil para mejorar el acné hormonal y el quístico.

Olor corporal

Me extrajeron el DIU de progesterona cuando tenía 43 años. Mi médico me dijo que aún podía quedarme embarazada, pero no mencionó el choque hormonal. Se me cayó el pelo (y mucho), empecé a notar que escaseaba en la zona de la coronilla, tenía un olor corporal horrible como a cebolla cuando sudaba, y en mis partes íntimas también sucedió algo raro. Desarrollé acné y grasa en el cuero cabelludo y piel seca en todo el cuerpo. Tenía más deseo sexual. Mi médico me dijo que analizar mis hormonas no me iba a ayudar y que no me pasaba nada. Finalmente fui a un naturópata que me dio unas hierbas para ajustar mis niveles de progesterona, y descubrí que estaba produciendo una gran cantidad de 5-DHT. Empecé a tomar Serenoa repens y noté una mejora inmediata. Dos años más tarde, por fin me siento yo misma. Me está volviendo a crecer el pelo, no huelo, mis partes femeninas ya no son repugnantes, y mi cuero cabelludo graso y mi piel seca están mucho mejor.

–Nadine H.

El aumento relativo de testosterona durante la menopausia puede provocar una mayor concentración de bacterias en el sudor, con la consiguiente alteración del olor corporal, y no para mejor. La transpiración excesiva durante los sofocos y los sudores nocturnos también puede alimentar a las bacterias de las axilas, intensificando todavía más el olor. El aumento del estrés y la ansiedad, habituales en la menopausia, también pueden modificar el olor del sudor (sí, el estrés realmente apesta).

Estrategias para minimizar el olor corporal

Puedes reducir el olor corporal controlando los sofocos (y la sudoración excesiva que pueden provocar) mediante la terapia hormonal para la menopausia. No eliminará por completo el olor corporal, pero si reducimos la sudoración, el mal olor se atenuará.

Otros enfoques para el olor corporal son los siguientes:

- *SERENOA REPENS* es un suplemento herbal oral derivado del fruto de una palmera arbustiva. Se ha demostrado que sus extractos interfieren con la actividad androgénica bloqueando la conversión de testosterona en dihidrotestosterona (DHT), el andrógeno más asociado con el olor corporal acre.

- La ESPIRONOLACTONA es un fármaco que también puede ayudar a reducir el olor corporal al bloquear los efectos de los andrógenos en la piel. Habla con tu médico sobre la posibilidad de que te recete esta opción.
- El ÁCIDO MANDÉLICO aplicado sobre la piel puede bloquear la digestión de las bacterias de los fluidos corporales. Es bacteriostático y no irritante. Se suele aplicar sobre la piel como desodorante y ofrece una alternativa a los desodorantes comunes que contienen aluminio. Mi marca favorita es Lume Whole Body Deodorant.

Caída del cabello

Cuando estaba cerca de los cincuenta, empecé a experimentar muchos síntomas: bursitis de cadera, dolor de rodilla, caída del cabello, problemas de sueño, pérdidas de orina, sensibilidad en los senos, infecciones urinarias, hombro congelado, erupciones cutáneas y más. Unos años antes me habían diagnosticado un trastorno de tiroides. En un momento dado, tuve un endocrinólogo que me recetaba medicamentos para la tiroides, consulté a un cirujano ortopédico por mis problemas articulares, pregunté a mi ginecólogo acerca de la disfunción sexual y la sensibilidad mamaria, un urólogo me trataba la incontinencia, y acudía a un dermatólogo por la caída del cabello y los problemas de piel. El endocrino y el ginecólogo discutían sobre si eran mi tiroides o mis hormonas femeninas las que seguían causando los síntomas persistentes. Al final encontré una endocrina privada en California que me ayudó con todos estos síntomas. Me recetó THS, que resolvió muchos de mis problemas. Ella contemplaba el sistema hormonal como una unidad completa.

–Denise S.

La caída del cabello durante la menopausia es frecuente, y en muchos casos provoca una gran angustia. Puede producirse como respuesta a diversos factores, entre ellos, el estrés, los fármacos, las enfermedades y la predisposición genética, pero se debe principalmente al aumento relativo de andrógenos que puede empezar a tener lugar durante la transición menopáusica. Las formas más habituales de caída del cabello en la menopausia son:

- La ALOPECIA DE PATRÓN FEMENINO (APF) implica la caída gradual del pelo en la coronilla empezando en la parte central. La línea frontal del cabello suele permanecer intacta.
- El EFLUVIO TELÓGENO (ET), o caída repentina del cabello, puede surgir a raíz de factores estresantes importantes, enfermedades crónicas, COVID o medicamentos específicos. Estas dos afecciones pueden coexistir, y la APF puede empeorar tras un episodio agudo de ET.
- La ALOPECIA DE PATRÓN MASCULINO (APM), aunque menos común, puede afectar a las mujeres y provocar caída o calvicie en la parte superior de la cabeza y en las sienes.
- La ALOPECIA FRONTAL FIBROSANTE (AFF), que se observa sobre todo en mujeres posmenopáusicas, es una afección inflamatoria que puede provocar la caída del cabello en las sienes y en todo el cuerpo, incluidas las cejas y las pestañas.

Otras afecciones no relacionadas con la menopausia, como la enfermedad tiroidea, las alopecias cicatriciales, la tricotilomanía y la alopecia areata, también pueden ser causas potenciales de la caída del pelo. Es importante consultar a un dermatólogo para averiguar la causa de los síntomas.

Estrategias para prevenir la caída del cabello

Con la caída del cabello en la menopausia, el objetivo del tratamiento suele consistir en evitar esa caída más que estimular su crecimiento. Por este motivo, si notas que estás perdiendo pelo y te interesa conservarlo, es importante que acudas al dermatólogo cuanto antes. Tu médico también puede hacerte pruebas para detectar posibles deficiencias nutricionales que podrían provocar o empeorar la caída del cabello; en muchos casos, se pueden corregir con suplementos.

Opciones farmacológicas: existen varias opciones de tratamiento para la caída del pelo, pero solo una ha sido aprobada por la FDA para el tratamiento de la APF:

- El MINOXIDIL TÓPICO (aprobado por la FDA) favorece el crecimiento del cabello prolongando la fase anágena y aumentando el tamaño del folículo. Normalmente se utiliza junto con antiandrógenos orales (como la espironolactona). Yo misma uso minoxidil. Compro el del 5 % para hombres, lo pongo en un espray y me lo aplico en el cuero cabelludo por la noche, en secciones de 5 centímetros, tres veces por semana. Entre los posibles efectos adversos figuran el crecimiento de vello facial nuevo y no deseado, la dermatitis de contacto y la irritación. Al principio, el minoxidil puede provocar un aumento de la caída del cabello, pero después la densidad capilar se estabiliza o mejora en un plazo de cuatro a seis meses.

Otras posibilidades de tratamiento son:

- Terapia láser de baja intensidad.
- Terapia con plasma rico en plaquetas.
- Trasplante capilar.
- También se consideran útiles los tratamientos hormonales, los antiandrógenos y la terapia con estrógenos, aunque todavía no existen pruebas concluyentes que demuestren que la THM es eficaz por sí sola para estimular el crecimiento del cabello en mujeres posmenopáusicas.
- La espironolactona es un fármaco que bloquea los andrógenos. Está aprobada por la FDA para el tratamiento de otras afecciones, pero no para la caída del cabello. De todos modos, los médicos la recetan a menudo para tratar este problema.

- La finasterida, otro fármaco con receta, es eficaz para la alopecia de patrón masculino, pero no está aprobado para mujeres.
- El tratamiento con estrógenos y terapias complementarias como el bimatoprost, el champú de ketoconazol y la luz láser son otras posibilidades.
- Los aerosoles, los polvos y las extensiones pueden mejorar el aspecto de la densidad capilar.

Crecimiento de vello no deseado

El hirsutismo es una afección que provoca un crecimiento excesivo de vello grueso y/u oscuro en zonas sensibles a los andrógenos, como el pecho, la espalda o la cara. El rostro, la barbilla, el labio superior y las mejillas son las zonas más sensibles a los andrógenos y, por tanto, aquellas en las que resulta más probable ver un mayor crecimiento del vello.

La causa subyacente del hirsutismo siempre tiene algo que ver con los andrógenos. Durante los años reproductivos puede aparecer vello no deseado cuando los ovarios producen andrógenos en exceso, como ocurre en el caso del síndrome de ovario poliquístico (SOP) o de hipersensibilidad a los niveles normales de andrógenos (lo que se denomina «hirsutismo idiopático»). Durante la menopausia o en los años posreproductivos puede aparecer vello no deseado debido a un aumento de andrógenos en relación con la disminución de estrógenos. En un cruel giro del destino, es posible que estimules el crecimiento de vello facial sin saberlo si utilizas minoxidil para tratar la alopecia de patrón femenino.

Estrategias para reducir el crecimiento de vello no deseado

El tratamiento del crecimiento de vello no deseado varía mucho en función de lo frustrante o angustioso que te resulte. Algunas mujeres tienen suficiente con unas buenas pinzas y una buena iluminación. Para otras, eso no se parece a un «tratamiento» ni de lejos. Si perteneces a este segundo grupo, puedes consultar a tu dermatólogo para que te ayude a diseñar un plan contra el crecimiento de vello no deseado. El plan puede incluir un análisis para comprobar los niveles excesivos de andrógenos y descartar otras anomalías, e implementar un tratamiento con esa información en la mano.

Opciones farmacológicas. Algunas opciones de tratamiento son:

- Antiandrógenos/bloqueantes androgénicos como la espironolactona.
- Inhibidores de la 5α-reductasa, como la finasterida y la dutasterida.
- Terapia farmacológica seguida de depilación mecánica (por ejemplo, con pinzas, cera o afeitado).
- Decoloración y/o agentes depilatorios químicos.
- Electrólisis o tratamientos con láser (entre los posibles efectos adversos figuran foliculitis, despigmentación y vello enquistado).
- La terapia con estrógenos puede retrasar la progresión del hirsutismo, pero no convertirá los pelos gruesos en vellos más finos.

Ansiedad, *véase* Trastornos de salud mental y cambios de humor

Apnea del sueño

No estoy motivada, tengo michelines, grasa en la espalda, grasa en las axilas, niebla mental, apnea del sueño, respiración por la boca y depresión. Estos síntomas comenzaron gradualmente al poco de cumplir 40 años, y ahora tengo casi 53 y todavía estoy en la perimenopausia. ¡Estoy muy frustrada y solo quiero sentirme mejor!

—Tami F.

La apnea obstructiva del sueño (AOS) es un trastorno respiratorio potencialmente grave que puede bloquear las vías respiratorias superiores durante el sueño y provocar dificultades para respirar o que dejes de respirar por completo. Está relacionada con un mayor riesgo de sufrir enfermedades cardiovasculares, accidentes cerebrovasculares, trastornos metabólicos y un deterioro de las funciones neurocognitivas relacionadas con el aprendizaje, la memoria y el lenguaje.

La AOS se asocia tradicionalmente con los hombres, pero algunas investigaciones recientes han revelado una relación entre la menopausia y la apnea obstructiva del sueño. Los resultados determinaron que la disminución de estrógenos durante la menopausia puede afectar a los músculos de las vías respiratorias superiores e incrementar las posibilidades de colapso de esas vías durante el sueño. La investigación en este campo es relativamente reciente y se encuentra en desarrollo; por tanto, lo que sabemos sobre la relación entre la menopausia y la AOS podría cambiar con el tiempo. Sin embargo, es fundamental que tomemos consciencia de que existe una relación entre la apnea del sueño y la menopausia. Hay una clara brecha de género en el diagnóstico y el tratamiento de la AOS, tal vez porque las mujeres no manifiestan los mismos síntomas que los hombres. En lugar de roncar con fuerza o jadear durante el sueño, las mujeres son más propensas a experimentar somnolencia diurna, algo que los médicos tienden a achacar a otros factores, como la depresión o..., bueno, la menopausia. Y las mujeres que roncan (se lo ha dicho su compañero de cama) pueden sentir vergüenza y no informar de este síntoma, sobre todo si se ha observado que los ronquidos son muy fuertes.

Lo cierto es que resulta peligroso guardar silencio sobre los síntomas de la apnea del sueño si tenemos en cuenta su relación con importantes riesgos para la salud. Si experimentas somnolencia diurna crónica, cambios de humor, problemas cognitivos (como dificultad para concentrarte) o despertares continuados durante la noche, o si te han dicho que roncas o que haces pausas extrañas en la respiración mientras duermes, deberías plantearte la revisión correspondiente para saber si padeces apnea del sueño.

Estrategias para tratar la apnea del sueño

Entre los factores de riesgo de la apnea del sueño figuran el sobrepeso y la obesidad, el tabaquismo, el consumo de alcohol, la hipertensión, la diabetes de tipo 2 y la hiperlipidemia (colesterol alto). En la menopausia, la pérdida de músculo y el aumento de la obesidad abdominal también pueden combinarse para aumentar el riesgo de AOS. Por lo tanto, puedes reducir potencialmente el riesgo y los síntomas de la apnea del sueño centrándote en las mismas modificaciones de hábitos para favorecer tu salud general durante la menopausia: entre otras, seguir una dieta antiinflamatoria y hacer ejercicio con regularidad.

Esperemos que el aumento de la investigación sobre la relación entre la menopausia y la apnea del sueño permita ampliar pronto la lista de opciones para tratar este trastorno respiratorio potencialmente grave.

Opciones farmacológicas

Una máquina de presión positiva continua en las vías respiratorias (CPAP, por sus siglas en inglés) es un dispositivo que se utiliza mientras se duerme y que introduce aire en las vías respiratorias para ayudar a prevenir obstrucciones. No siempre resulta fácil ser constante con el uso de la CPAP, pero se trata de una forma muy eficaz de reducir la apnea del sueño y los riesgos y síntomas relacionados.

Los aparatos bucales, que son piezas que empujan la mandíbula inferior y la lengua hacia delante, pueden ayudar a tratar algunos casos de AOS. Se obtienen a través del dentista.

Una investigación realizada a mediados de la década de 2000 reveló que la terapia hormonal sustitutiva (THM) puede reducir la gravedad de los trastornos respiratorios durante el sueño en mujeres menopáusicas. De nuevo, ¡necesitamos más investigación en este campo!

Arrugas, *véase* **Cambios en la piel**

Artralgia, *véase* **Dolor musculoesquelético**

Artritis, *véase* **Dolor musculoesquelético**

Asma

El asma es una enfermedad en la que se inflaman las vías respiratorias, lo que provoca síntomas como sibilancias, tos o dificultad para respirar. Aunque la inflamación que causa los síntomas se localiza en los pulmones, la inflamación sistémica o crónica puede influir en el desarrollo o el empeoramiento del asma.

El asma es más frecuente y grave en las mujeres que en los hombres, lo que ha llevado a pensar que las hormonas, y en concreto el estrógeno, podrían ser un factor clave. Sabemos que la disminución de estrógeno en la menopausia reduce la protección contra la inflamación en todo el cuerpo, lo que significa que todos los sistemas corporales quedan expuestos a las enfermedades inflamatorias. Esto incluye la aparición de una susceptibilidad a la enfermedad o la disfunción en los pulmones. Algunos estudios sugieren que el asma de aparición tardía (después de los 40 años) se desencadena por el tipo de inflamación sistémica que puede darse cuando los niveles de estrógeno fluctúan y disminuyen. Por desgracia, este tipo de asma puede ser más difícil de tratar que el que se desarrolla a una edad más temprana, y es posible que sea menos sensible a los medicamentos antiinflamatorios.

Estrategias para tratar el asma

Las investigaciones han descubierto que las mujeres posmenopáusicas con asma presentan una disminución más significativa de estrógenos que las mujeres posmenopáusicas sin asma, lo que sugiere que el estrógeno realmente desempeña un papel fundamental en la protección de la salud respiratoria. Por esta razón, «reponer» el estrógeno es una consideración muy importante en lo que respecta al asma en la menopausia, pero hasta ahora la investigación ha arrojado resultados contradictorios. Echemos un vistazo.

Una investigación publicada en la revista médica *Asthma and Lower Airway Disease* reveló que la terapia hormonal sustitutiva se asocia a un menor riesgo de desarrollar asma de aparición tardía en mujeres menopáusicas. Otras investigaciones determinaron que la THM resulta útil para normalizar los niveles de estrógeno en mujeres asmáticas, y también se demostró que reduce los síntomas relacionados con la menopausia y el asma. Sin embargo, otro estudio publicado en 2021 arrojó resultados contradictorios: descubrió que el uso de terapia hormonal se asocia con el desarrollo de asma de nueva aparición. No obstante, en el caso de las mujeres que desarrollaron asma, la interrupción de la THM demostró ser eficaz para eliminar la enfermedad.

No comparto toda esta información para confundirte, sino para asegurarme de que tengas una imagen completa de la situación. Sospecho que lo que está pasando con la salud respiratoria y la THM podría ser similar a lo que hemos visto en las áreas de la salud cardíaca o neurológica. Es decir, si una persona tiene una progresión preexistente de la inflamación en una zona, la terapia hormonal podría contribuir al estado inflamatorio en lugar de ayudar a corregirlo o evitar un daño celular adicional. Hemos podido utilizar la hipótesis del momento oportuno (véase pág. 50) para proteger a las mujeres vulnerables a la progresión de enfermedades del corazón y el cerebro, pero no se ha estudiado en relación con los pulmones. Hasta que dispongamos de datos científicos más concluyentes, te recomiendo que hables con tu médico sobre los síntomas potenciales relacionados con el asma que debes tener en cuenta después de empezar la terapia hormonal para la menopausia. Si aparecen nuevos síntomas, es posible que tengas que plantearte reducir o suspender la THM.

ATM, *véase* **Disfunción de la articulación temporomandibular**

Aumento de peso, *véase* **Cambios en la composición corporal/Grasa abdominal**

Boca seca, *véase* **Problemas dentales**

Cálculos renales

Los cálculos renales son depósitos minerales dolorosos en los riñones. En 2023, una investigación pionera sugirió una correlación entre los niveles de estrógeno y los cálculos renales, y arrojó luz sobre un avance potencial en el tratamiento de esta afección. Curiosamente, la investigación descubrió que los niveles más altos de estrógeno podrían estar relacionados con un menor riesgo de sufrir la enfermedad de cálculos renales. Para entender el motivo, tenemos que ver cómo afecta el estrógeno a un actor fundamental en este escenario: una proteína llamada PAT1.

La PAT1 es una proteína presente en el riñón que ayuda a desplazar los iones con carga negativa a través de las membranas celulares. Uno de esos iones, el oxalato, es un componente importante de los cálculos renales. Cuando el estrógeno está presente, parece ralentizar la actividad de PAT1, lo que provoca una disminución del transporte de oxalato. Esto significa que el estrógeno parece reducir la formación de cálculos renales al dificultar la acumulación de minerales en los riñones.

La relación entre el estrógeno y los cálculos renales no solo tiene que ver con la prevención de cálculos dolorosos, sino también con el funcionamiento óptimo de los riñones. La capacidad del estrógeno para ajustar la PAT1 parece ayudar a equilibrar los iones de carga negativa en el cuerpo, y mantener este equilibrio es crucial para asegurarnos de que los riñones funcionen de manera correcta y eficaz.

Estrategias para tratar los cálculos renales

La investigación en este campo es tan reciente que todavía no disponemos de estrategias basadas en pruebas. Lo emocionante es que se está prestando atención a la importancia de la privación de estrógeno en la salud de la mujer: ¡cada vez sabremos más cosas! Por ahora, asegúrate de hablar de tu estado hormonal con tu médico si tienes problemas de cálculos renales.

Cambios de humor, *véase* **Trastornos de salud mental y cambios de humor**

Cambios en el ciclo menstrual

Mi ciclo siempre había sido como un reloj, el mismo día en cada ciclo, hasta que de repente las menstruaciones empezaron a ser más abundantes y frecuentes. Los sangrados abundantes se convirtieron en sangrar aproximadamente el 70 % del año. Decidí que eso no era normal y fui al médico, que estuvo de acuerdo en que no lo era. Me pidió una ecografía de inmediato. El resultado fue «sangrado inexplicable». Tenía una ginecóloga proactiva que analizó mis opciones y acordamos que mi primer paso debía ser un DIU (Mirena). A los dos meses ya no tenía la regla. Dos años después, pasé varios meses con problemas para dormir debido a los sofocos o, como a mí me gusta decir, por «ponerme térmica». Mi médico me hizo análisis de sangre, me informó de que técnicamente era posmenopáusica y me dio opciones para ayudarme con los síntomas. Ahora estoy con parches de estradiol, y los síntomas están mejorando poco a poco. Me siento agradecida por tener un médico que no me ha ignorado y por haberme informado sobre la menopausia por mi cuenta. Sé que no deberíamos sufrir en silencio.

–Tracy E.

Como resultado de las fluctuaciones hormonales que se producen durante la perimenopausia, la mayoría de las mujeres experimentarán cierto grado de irregularidad menstrual durante la transición menopáusica. Sin embargo, «la mayoría» no significa «todas»: entre el 15 y el 25 % de las mujeres presentan cambios mínimos o ningún cambio en la regularidad menstrual antes de su última regla.

Si eres de las afortunadas que tienen o han tenido menstruaciones regulares, algunos de los cambios notables en tu ciclo mensual podrían ayudar a predecir a qué distancia te encuentras de la menopausia. Por lo general, una vez transcurridos sesenta días o más sin la regla, es probable que llegues a la menopausia en un plazo de dos años. Quiero hacer hincapié en las palabras *por lo general*, porque la menopausia no siempre sigue las reglas y no siempre se puede clasificar fácilmente.

Veamos una lista de la variedad de cambios menstruales que podrías experimentar a medida que tus hormonas empiezan a cambiar:

- REGLAS MÁS ABUNDANTES: están causadas por las fluctuaciones de estrógeno y progesterona, y son más probables hacia el final de la transición. Son más frecuentes en mujeres con obesidad y en mujeres con fibromas.
- REGLAS MÁS LIGERAS: se deben a la disminución de los niveles hormonales.
- CICLOS MÁS LARGOS: los cambios hormonales pueden alterar la regularidad de la ovulación y hacer que transcurra más tiempo entre reglas. Los ciclos más largos son más probables en la perimenopausia tardía.
- CICLOS MÁS CORTOS: los cambios hormonales también pueden reducir el intervalo entre menstruaciones. Los ciclos más cortos son más frecuentes en la perimenopausia temprana.
- MANCHADO IRREGULAR: el sangrado leve que se produce entre reglas es común en la perimenopausia y se debe a las fluctuaciones hormonales.
- MENSTRUACIONES INTERMITENTES: se produce cuando los ovarios dejan de liberar óvulos de forma regular o durante el embarazo.

- CAMBIOS EN LOS SÍNTOMAS MENSTRUALES: la intensidad de los calambres y los síntomas del SPM podrían cambiar.

Es muy común que cualquiera de los cambios señalados en esta lista esté causado por las fluctuaciones hormonales. Sin embargo, eso no significa que las fluctuaciones hormonales sean la causa del sangrado uterino anormal en todos los casos. Por este motivo, es muy importante que acudas al ginecólogo. Lo ideal sería que este especialista te escuche de verdad y te ayude a distinguir entre los síntomas perjudiciales y las simples molestias. Para ayudar a tu médico a identificar mejor lo que podría estar pasando, te recomiendo que escribas un diario de síntomas y lo lleves a la visita. En el Apéndice C tienes una plantilla.

Si tus años reproductivos han estado relativamente libres de problemas ginecológicos, es posible que pienses que puedes controlar los cambios menstruales sin ayuda médica. No obstante, es de vital importancia que no ignores ningún tipo de sangrado excesivo, inusualmente abundante o prolongado, sobre todo si va acompañado de dolor u otros síntomas. Podría indicar problemas subyacentes como adenomiosis, fibromas, pólipos o hiperplasia. Si las pruebas pertinentes indican la presencia de alguno de estos problemas, no hay una necesidad médica inmediata o establecida de una histerectomía o una ooforectomía. Existen otras opciones, como la inserción de un DIU de progestágeno o la ablación endometrial. Si tu médico te sugiere que la única opción es la extirpación del útero, de los ovarios o de ambos, te recomiendo encarecidamente que busques una segunda opinión. La menopausia quirúrgica tiene consecuencias drásticas, y nadie debería llegar a ese punto a menos que sea del todo necesario.

Si ha pasado un año o más tiempo desde tu última regla y eres posmenopáusica, cualquier sangrado vaginal se considera anormal y debe ser evaluado. Si empezaste la terapia hormonal hace menos de seis meses, el sangrado podría ser el resultado de la adaptación de su cuerpo a la THM, pero debes informar de tus síntomas a tu médico de todos modos.

Estrategias para los cambios menstruales perimenopáusicos

Conviene que consultes a tu ginecólogo para que te indique la estrategia o el tratamiento más adecuado para ti. Estas son algunas de las opciones que podría recomendarte:

- GESTIÓN EXPECTANTE: se define como una espera atenta o una vigilancia estrecha por parte de profesionales médicos en lugar de recurrir a un tratamiento inmediato.
- MEDICAMENTOS HORMONALES: los anticonceptivos orales, los progestágenos o los dispositivos intrauterinos hormonales (DIU), por ejemplo, pueden ayudar a regular el ciclo menstrual y reducir el sangrado anormal.
- ANTIINFLAMATORIOS NO ESTEROIDEOS (AINE, COMO LA ASPIRINA O EL IBUPROFENO): pueden ayudar a aliviar el dolor y a reducir el sangrado durante la menstruación.
- ANTIFIBRINOLÍTICOS: el ácido tranexámico, por ejemplo, ayuda a contrarrestar el sangrado menstrual abundante que podría estar causado por un aumento de la fibrinólisis, el proceso anticoagulante natural del cuerpo.
- DILATACIÓN Y LEGRADO: para extirpar tejido uterino anormal si se determina que es la causa del sangrado abundante.
- ABLACIÓN ENDOMETRIAL: se utiliza calor, frío, láser o electricidad para destruir de manera permanente el revestimiento uterino, reduciendo o deteniendo así el sangrado menstrual.
- HISTERECTOMÍA: es una posible recomendación en los casos más graves o cuando otros tratamientos han fracasado, pero rara vez, o nunca, como primera medida. Aunque una histerectomía significa la extirpación del útero, también interrumpe el riego sanguíneo a los ovarios, lo que a su vez acelera el deterioro de su función. Por eso, la histerectomía puede hacer que una mujer llegue a la menopausia una media de 4,4 años antes que si el útero estuviera intacto.

Si estás en la posmenopausia y experimentas algún sangrado, es muy importante que te revisen para descartar cáncer de endometrio o de cuello uterino y vaginitis atrófica o SGM. La vaginitis atrófica es una causa común de sangrado posmenopáusico y, si se diagnostica, se tratará con estrógenos tópicos o lubricantes/hidratantes.

Cambios en la composición corporal/grasa abdominal

Pensaba que me había tocado la lotería: 55 años, todavía con la regla como un reloj y sintiéndome como si tuviera 30. ¡La vida era estupenda! Hasta que dejó de serlo (gracias, COVID, por lanzarme a la menopausia de cabeza). ¡Empecé a tener erupciones volcánicas de sudor casi de la noche a la mañana! Me despertaba tres o cuatro veces cada noche, completamente desvelada, empapada y preguntándome qué demonios le estaba pasando a mi cuerpo. En una de esas noches de insomnio, me levanté de la cama con los hombros, las caderas y los pechos doloridos, ¡y con el abdomen como si estuviera embarazada de seis meses! Y, aun así, no sabía de nadie que hubiera pasado por lo mismo, y pensé: «¿Dónde están todas las mujeres que han viajado entre la lava, con dolor y en silencio? ¿POR QUÉ? ¿Por qué nos quedamos calladas entre la confusión, la vergüenza y la incredulidad? ¿Con la idea que, de alguna manera, solo nos pasa a nosotras? ¡Vamos, amigas, esto es real y serio, y tenemos que hablar de ello y recuperar la salud!

—Cyndi F.

La mayoría de nosotras ganamos peso sin desearlo en algún momento de nuestras vidas; sabemos lo que se siente, cómo pueden cambiar nuestros cuerpos con ese aumento de peso, y tenemos algunas estrategias a las que recurrimos para ayudarnos a volver al punto en el que queremos estar. Y después está el aumento de peso hormonal que puede ocurrir en la perimenopausia. Puede parecer repentino, más un cambio de forma que un aumento de peso. Puede ser obstinado y mantenerse igual a pesar de las estrategias que antes sí nos daban resultados. Simplemente parece distinto. Porque lo es.

Como mencioné en el capítulo 6, una de las principales razones por las que las mujeres acuden a mi consulta es este tipo de aumento de peso diferente, característico y casi siempre sorprendente. Suelo explicar que existe una razón, y que esa razón es el cambio en los niveles de estrógeno. A medida que los niveles de estrógeno empiezan a fluctuar en la perimenopausia y tienden a bajar, pueden comenzar a producirse cambios en el lugar donde almacenamos la grasa: concretamente, aumenta la grasa intraabdominal. Es posible que empieces a tener la sensación de que tu barriga sobresale y que los pantalones te aprietan cada vez más. La causa probable es el nuevo depósito de grasa visceral.

La grasa visceral es un tipo de grasa abdominal profunda que puede causar numerosos problemas metabólicos porque libera proteínas inflamatorias, que tienen efectos de amplio alcance. La grasa visceral se relaciona con el colesterol alto, la resistencia a la insulina y la inflamación crónica, y es un factor de riesgo para la diabetes de tipo 2, las enfermedades cardiovasculares y el deterioro cognitivo.

El problema es que la pérdida de estrógenos parece programarnos para ganar grasa visceral, con saltos significativos observados en este tipo de grasa entre la premenopausia y la posmenopausia: un estudio demostró que el 5-8 % de la grasa corporal total de una mujer premenopáusica es grasa visceral, mientras que en una mujer posmenopáusica sería el 15-20 %.

La buena noticia es que existen varias estrategias que pueden ayudar a combatir el aumento de grasa visceral. Es posible que no se parezcan a nada de lo que has probado, así que te animo a mantener la mente abierta.

Estrategias para hacer frente a los cambios en la composición corporal

Muchas de las estrategias mencionadas en las «Buenas prácticas para la menopausia» descritas en la página 187 también sirven para abordar el aumento de la grasa visceral. Entre ellas figuran una dieta rica en fibra natural, proteínas magras, frutos secos, semillas, frutas, legumbres y antioxidantes, y baja en carbohidratos procesados (insistiré en los detalles en esta entrada para facilitar su uso). Existen unas cuantas estrategias que han demostrado ser eficaces para fomentar la pérdida de grasa abdominal, entre ellas:

- NO FUMAR. Si fumas, dejar de fumar puede provocar cambios significativos en la pérdida de grasa visceral y la disminución general del riesgo de enfermedad cardiovascular, accidente cerebrovascular y otros trastornos metabólicos. Visita la página web de Prevención del tabaquismo del Ministerio de Sanidad (<estilosdevidasaludable.sanidad.gob.es/tabaco/home.htm>) para obtener recursos que pueden ayudarte a dejar de fumar.
- ENCONTRAR LAS PRÁCTICAS DE REDUCCIÓN DEL ESTRÉS ADECUADAS PARA TI. El estrés aumenta los niveles de hormonas del estrés, como el cortisol, que agravan la inflamación y contribuyen al aumento de grasa visceral. Además, el estrés reduce la calidad de vida y empeora los síntomas de la menopausia. Durante esta etapa de nuestras vidas es imperativo dar prioridad a encontrar las prácticas adecuadas para reducir el estrés. Lo que funcionaba a los veinte o a los treinta puede que no sirva ahora. Pregúntate: «¿Qué me aporta una sensación de paz y calma?». Si tus respuestas te conducen a una práctica concreta, empieza a dedicarle más tiempo. Si no se te ocurre nada, aquí tienes algunas ideas: dar paseos cortos, respirar más aire fresco, escribir un diario, utilizar una aplicación de meditación o participar en sesiones con un orientador o un terapeuta.
- DORMIR BIEN. Los estudios sugieren que la falta de sueño crónica podría estar relacionada con el aumento de la grasa visceral. El reto en la menopausia consiste en encontrar maneras de conseguir un sueño de calidad mientras lidiamos con los sudores nocturnos perturbadores y el aumento de otros síntomas que pueden interferir con el sueño, como la apnea del sueño y la ansiedad. En la entrada del kit de herramientas sobre los trastornos del sueño encontrarás una lista de estrategias, pero tu primer objetivo debe ser mejorar tu higiene general del sueño.

Esto significa comprobar la temperatura de la habitación, la ropa de cama y que la ropa que utilices sea cómoda, además de eliminar ruidos y luces que puedan molestar.

También te animo a:

- PARTICIPAR EN UNA COMUNIDAD. Puede que te sientas completamente sola lidiando con la transición menopáusica y sus síntomas, pero ahí fuera hay muchísimas mujeres que se identifican y entienden lo que estás experimentando. Conectar con ellas podría ayudarte a aliviar esa sensación de aislamiento. En los últimos años se ha producido una explosión de comunidades menopáusicas en internet en las que se ofrecen oportunidades de conexión y se facilita el acceso a la información. Puedes consultar nuestra comunidad de la página 'Pause Life, Stripes, etcétera.
- TOMAR UNA MEDIDA DE REFERENCIA. He descubierto que, con muchas de mis pacientes, determinar su índice cintura-cadera puede ser útil para establecer un marcador fiable para medir cualquier cambio. Para obtener tu índice cintura-cadera, mide tu cintura por la parte más estrecha (normalmente en el ombligo o justo encima) y, a continuación, mídete las caderas por la parte más ancha. Divide la medida de tu cintura entre la medida de la cadera (medida de la cintura ÷ medida de la cadera). En las mujeres, un índice de 0,85 o menos indica un menor riesgo de desarrollar ciertas enfermedades.

Nutrición

Entre las estrategias nutricionales aconsejables figuran:

- ADOPTA UNA DIETA ANTIINFLAMATORIA: una dieta rica en carbohidratos complejos, proteínas magras y grasas saludables (frutos secos, semillas, aguacates, aceites de oliva o de aguacate y pescados grasos) reducirá la inflamación, favorecerá la producción hormonal y mejorará tu salud en general. Visita nuestra página web <thepauselife.com> para más información sobre la dieta Galveston.

- LIMITA LOS AZÚCARES AÑADIDOS: no consumas más de 25 gramos de azúcar añadido al día. Los azúcares añadidos son los que se utilizan al cocinar y procesar alimentos y alcohol.

- AUMENTA EL CONSUMO DE FIBRA: intenta consumir al menos 25 gramos de fibra al día. La mayor parte de la fibra debe proceder de los alimentos, pero a muchas personas les cuesta alcanzar este objetivo. He creado un suplemento de fibra para mis pacientes y mis alumnos; consulta <thepauselife.com> para más detalles.

- COME MÁS PROTEÍNA: como he comentado en la página 187, tus necesidades específicas de proteína pueden variar. De todos modos, los estudios demuestran que las personas que toman al menos 1,2-1,6 gramos de proteína por cada kilo de peso corporal ideal tienen menos grasa abdominal, más músculo y un índice de fragilidad más bajo (basado en medidas de fuerza funcional, como la fuerza de agarre, levantarse del suelo, etcétera) que las personas que ingieren menos proteína. Entre las buenas fuentes de proteínas figuran los huevos enteros, el pescado, las legumbres, los frutos secos, la carne y los lácteos.

- OBTÉN PROBIÓTICOS DE LOS ALIMENTOS: entre los alimentos ricos en probióticos figuran el yogur, el chucrut, la sopa de miso, los quesos tiernos, el kéfir, el pan de masa madre, la leche acidófila y los encurtidos. Plantéate la posibilidad de tomar un suplemento probiótico si no puedes obtener probióticos de los alimentos.

- PLANTÉATE EL AYUNO INTERMITENTE (AI): la investigación ha demostrado que el AI puede ser una estrategia eficaz para ayudar a reducir la grasa visceral. El estudio PROFAST demostró que doce semanas de AI combinadas con un suplemento probiótico en adultos con obesidad y prediabetes dieron como resultado una pérdida del 5 % de peso corporal, un descenso de los niveles de azúcar en sangre y una reducción significativa de la grasa corporal total, la grasa abdominal y la grasa visceral, así como un aumento de la masa libre de grasa (músculo) medida mediante DEXA. Un estudio adicional de 2022 reveló que el AI combinado con proteínas repartidas a lo largo del día da mejores resultados que la dieta estándar de restricción calórica en cuanto a pérdida de peso, composición corporal, salud cardiometabólica y control del hambre. Existen varias formas de realizar el ayuno intermitente, como explico con detalle en *La dieta Galveston*. Lo que recomiendo a mis pacientes es el método de ayuno 16:8, que significa 16 horas de ayuno continuo y una «ventana» de alimentación de 8 horas.

Ejercicio

Aunque no se puede atacar la grasa visceral con ejercicios abdominales, la actividad física regular puede provocar cambios metabólicos positivos que promueven la pérdida de grasa visceral y evitan la acumulación de grasa abdominal adicional. El ejercicio regular es uno de los «tratamientos» más potentes para ayudar a corregir los cambios en la composición corporal provocados por las hormonas. Un investigador llegó a afirmar que el ejercicio es «fundamental para mitigar la acumulación de grasa visceral durante la menopausia». Un buen equilibrio entre entrenamiento cardiovascular vigoroso y entrenamiento de fuerza proporcionará los beneficios metabólicos que promueven un índice cintura-cadera saludable, estimulan la salud de los huesos y las articulaciones, y producen endorfinas que levantan el estado de ánimo y mejoran el sueño.

Suplementos

Algunos estudios demuestran que el aceite de pescado omega-3 y los suplementos de fibra pueden facilitar la pérdida de grasa visceral.

También se ha demostrado que los probióticos ayudan a reducir específicamente la grasa abdominal, con pruebas que revelan que los probióticos a base de *Lactobacillus* son capaces de reducir la grasa visceral y subcutánea, y los probióticos a base de *Bifidobacterium* reducirían la grasa visceral.

El aceite de borraja presenta una elevada concentración de ácido gamma-linolénico (GLA), un ácido graso estudiado por su capacidad para reducir la inflamación. Se ha observado que ayuda a reducir el índice cintura-cadera de las mujeres menopáusicas.

Opciones farmacológicas

En una investigación publicada en el *Journal of Clinical Endocrinology and Metabolism* se observó que el uso de la terapia hormonal para la menopausia (THM) se asociaba con reducciones significativas de la grasa visceral. Sin embargo, es importante tener en cuenta que este beneficio no se observó en personas que habían utilizado terapia hormonal en el pasado, lo que sugiere que, si te planteas dejar de usar la terapia, es fundamental contar con estrategias de apoyo.

————Las hormonas que controlan tu peso————

A lo largo de este libro me he centrado mucho en la complicada sinfonía de hormonas sexuales, como el estrógeno y la testosterona, que tiene lugar dentro de tu cuerpo e influye en gran parte de lo que ahí sucede. Pues bien, hay otra sinfonía de lo que podríamos denominar «hormonas del apetito». Estas hormonas desempeñan un papel importante en el control del hambre y la sensación de saciedad, e incluyen la insulina, la leptina, la grelina, el cortisol y algunas más. En *La dieta Galveston* trato ampliamente estas hormonas y propongo planes de comidas y recetas que podrían ayudar a optimizar su función en la menopausia. Si todavía no lo has hecho, puedes consultar el libro o el programa en línea en <thepauselife. org> para obtener estos recursos, pero también puedes conseguir grandes logros en el campo de la hormona del apetito aplicando muchas de las estrategias de nutrición que se abordan en el kit de herramientas.

El uso de fármacos agonistas del GLP-1, como la semaglutida, es opcional en el tratamiento del aumento de peso en la menopausia. Como ocurre con cualquier fármaco, es preciso sopesar los beneficios frente a los riesgos. Mis colegas y yo apoyamos el uso de estos medicamentos si están indicados, pero advertimos que hay que asegurarse de que la paciente consuma una cantidad adecuada de proteínas y realice un entrenamiento regular de resistencia. Estos hábitos pueden ayudar a garantizar que la pérdida de peso no incluya una pérdida excesiva de músculo, lo que incrementaría el riesgo de osteoporosis y fracturas.

Cambios en la piel

No me di cuenta de que mi cuerpo estaba experimentando los síntomas de la perimenopausia a los 38 años. Me sentía como si unos extraterrestres se hubieran llevado mi cuerpo real y lo hubieran sustituido por un impostor. Un cuerpo extraño con ansiedad, pérdida de memoria, piel seca, picores, sofocos, irritabilidad, reglas irregulares, ¡y eso era solo el principio! Me sentía perdida, sola y, si soy sincera, ¡completamente loca! Mi madre falleció a los 62 años, y yo fui la primera de mis amigas que empezó con el «cambio». Me sentía sola y no tenía a nadie con quien hablar. Fue una fase aterradora; solo quería recuperar a la que era, feliz y cuerda. Mi mejor amiga me dijo que siguiera a la doctora Haver en las redes sociales. La doctora me dio herramientas para aprender a ayudarme a mí misma. ¡Eternamente agradecida!

–Jennifer H.

No se puede negar que tu piel va a cambiar durante la menopausia. Se debe en gran medida al hecho de que la menopausia conlleva una pérdida acelerada de colágeno, elastina y agua en la piel, un triplete que puede provocar varios cambios (incluido el aumento de la sensibilidad de la piel). La disminución de estrógenos que comienza en la perimenopausia también causa una reducción del flujo sanguíneo a la piel, lo que se traduce en una peor reparación de heridas. Además, puede contribuir a una disminución de la grasa facial, lo que podría modificar el contorno del rostro. Otros posibles cambios en la piel en torno a la menopausia son:

- piel seca,
- arrugas/pérdida de colágeno,
- deterioro de la función de cicatrización/barrera,
- pérdida de densidad,
- picor,
- picor en las orejas (la piel de las orejas parece especialmente susceptible a estos cambios, y es una zona más difícil de tratar),
- eccema,
- dermatitis,
- percepción aumentada de envejecimiento.

Los cambios en el colágeno, la elastina y el agua que se producen en la menopausia pueden contribuir a su manera a los cambios que vemos en el espejo.

El colágeno, una proteína presente en la piel, es responsable de su fuerza y elasticidad. Perdemos casi un tercio del colágeno de la piel en los primeros cinco años después de la menopausia, y continuaremos perdiendo un 2 % adicional cada año durante los quince años siguientes. Esta pérdida de colágeno se produce después de la menopausia independientemente de la edad cronológica.

La elastina es la proteína responsable de la elasticidad de la piel. Cuando perdemos elastina en la menopausia, el resultado es un aumento de las arrugas y una notable flacidez.

La pérdida de agua desempeña un papel importante en la eficacia de la piel como barrera, y ayuda a prevenir la sequedad cutánea. Durante los años de premenopausia, las células de la piel retienen agua para aumentar su resistencia a los irritantes externos y mantener la hidratación. Sin embargo, durante la menopausia empezamos a experimentar lo que se conoce como «pérdida de agua transepidérmica», que disminuye la integridad de la barrera cutánea y contribuye a la sequedad. Estos dos cambios dan lugar a una piel más sensible y propensa al prurito (picor), la xerosis (piel extremadamente seca), el eccema y la dermatitis. Por desgracia, beber más agua no compensa esta pérdida biológica de agua.

Estrategias para abordar los cambios en la piel

Tratándose del órgano más grande, la piel responde a las mismas prácticas para una buena salud que benefician al resto del cuerpo: entre otras, seguir una dieta antiinflamatoria rica en antioxidantes que protegen frente al daño celular, hacer ejercicio para aumentar la circulación sanguínea, no beber alcohol en exceso y no fumar.

También es esencial proteger la piel de los rayos UV del sol, ya que los daños que provocan aceleran el envejecimiento y aumentan el riesgo de sufrir cáncer de piel. Las estrategias adecuadas de protección frente a los rayos UV incluyen:

- utilizar los protectores solares más eficaces disponibles, que actualmente son los que contienen óxido de zinc o de titanio; el uso correcto de los protectores solares implica la reaplicación frecuente según las instrucciones de la marca,
- llevar ropa que proteja de los rayos UV,
- evitar las horas de máxima radiación solar.

Además de estas prácticas básicas de salud y protección de la piel, existen otras opciones que pueden ayudarnos a mejorar la piel en la menopausia.

Opciones farmacológicas

Se ha demostrado que la terapia estrogénica sistémica reduce la pérdida de agua transepidérmica, lo que puede contribuir a reducir la aparición de dermatitis y otras afecciones cutáneas. También se ha demostrado que la terapia estrogénica incrementa el colágeno de la piel hasta niveles premenopáusicos, y que ayuda a aumentar el grosor de la piel y prevenir una mayor pérdida de colágeno. Los resultados se pueden observar a solo tres meses de comenzar la THM, y parece que el aumento de colágeno se produce con independencia del modo de administración del estrógeno al organismo.

Algunos estudios han demostrado que el estrógeno tópico puede incrementar la elastina cuando se aplica a zonas como las nalgas y el abdomen. Yo utilizo una crema de estriol (con receta) y la recomiendo a mis pacientes. No obstante, el estrógeno sistémico no contribuyó al aumento de los niveles de elastina.

También existe un mercado creciente de productos para el cuidado de la piel que contienen fitoestrógenos y moduladores selectivos de los receptores de estrógeno (SERM), que son capaces de abordar directamente la deficiencia de estrógenos en la piel. Estos productos parecen prometedores, pero en el momento de escribir estas líneas no disponíamos de suficiente investigación para recomendar estas opciones frente a otros tratamientos.

Productos/tratamientos

Existen varios productos que pueden ayudarte a mejorar la salud de la piel a medida que tus hormonas cambian durante la transición menopáusica y más allá. En la siguiente lista figuran algunos. También te sugiero que sigas al doctor Anthony Youn en las redes sociales para estar al tanto de los avances más recientes en el ámbito de la salud y la protección de la piel.

- Las cremas hidratantes con ingredientes como ceramidas y ácido hialurónico pueden ayudar a retener la humedad y la hidratación de la piel.
- Se ha demostrado mediante estudios que el uso de 4'-acetoxi-resveratrol (4AR) y equol mejora la salud y el aspecto de la piel en la menopausia. Disponible sin receta médica.

- Otras investigaciones han demostrado que la ingesta oral de un péptido de colágeno llamado Verisol incrementó los niveles de elastina y un precursor clave del colágeno, además de producir una reducción significativa de las arrugas en los ojos. Este es el colágeno que utilizo en la fórmula de mi suplemento de colágeno 'Pause Life; ¡llevo años utilizándolo!
- Los retinoides tópicos y los hidroxiácidos alfa y beta pueden mejorar la textura de la piel.
- Los *peelings*, el láser fraccionado, el láser vascular y los tratamientos de luz pulsada intensa ofrecidos por tu dermatólogo o una clínica de medicina estética pueden tratar problemas específicos de la piel.
- Las inyecciones de ácido hialurónico y toxinas como la toxina botulínica (bótox) pueden mejorar las arrugas y la pérdida de volumen de manera temporal.
- Los tratamientos con radiofrecuencia y ultrasonidos focalizados estimulan la producción de colágeno y la remodelación de los tejidos en las capas más profundas de la piel.
- Los estimuladores del colágeno, como el ácido poli-L-láctico, restauran la estructura subyacente de la piel. Los ácidos hialurónicos modificados pueden aportar volumen y alisamiento en zonas faciales específicas.

Colesterol alto/triglicéridos altos

Entré «oficialmente» en la menopausia en octubre de 2022, a los 56 años. Durante el último año he experimentado un terrible dolor en las articulaciones, aunque tengo un peso normal y buena salud en general, sigo una dieta antiinflamatoria saludable y hago ejercicio varias veces a la semana. Mi médica de cabecera me hizo todo tipo de análisis, incluidas pruebas de inflamación y artritis reumatoide (todos los resultados fueron normales). Me salió el colesterol alto por primera vez en mi vida, y me dijo que «siguiera trabajando» en mi dieta saludable. Un cirujano ortopédico al que consulté por el dolor articular me dijo que simplemente tenía «mala suerte». Ninguno de los dos médicos llegó a pensar que mi dolor articular o el colesterol alto pudieran tener algo que ver con la menopausia/la falta de estrógenos. Acabo de empezar con la THS (parche de estradiol más progesterona) y tengo muchas esperanzas de que mi dolor articular y el colesterol mejoren.

–Beverly W.

El colesterol es una sustancia cerosa y grasa presente en la sangre. El cuerpo lo utiliza para fabricar hormonas, construir membranas celulares y metabolizar ciertas vitaminas. El colesterol es necesario para realizar estas importantes tareas, pero si los niveles son demasiado altos, el exceso se puede acumular en las arterias y acabar causando obstrucciones. Las obstrucciones arteriales constituyen un importante problema de salud, ya que pueden provocar infartos y accidentes cerebrovasculares.

Para comprobar tus niveles de colesterol, el médico solicitará un análisis de sangre que mide el colesterol total, el colesterol de lipoproteínas de baja densidad (LDL), el colesterol de lipoproteínas de alta densidad (HDL) y los triglicéridos. El LDL se conoce históricamente como colesterol «malo» por su papel en el desarrollo de obstrucciones arteriales, y el HDL se conoce comúnmente como colesterol «bueno» porque ayuda a eliminar el colesterol de la sangre. En mi consulta, también compruebo la apolipoproteína B, que verás escrita como ApoB, y la lipoproteína(a), denominada Lp(a), ya que son más específicas para evaluar el riesgo de enfermedad de las arterias coronarias que el perfil general de lípidos. Estas son las pruebas que yo pediría específicamente (en el capítulo 8 encontrarás una lista de los análisis de sangre que debes plantear con tu médico).

Los niveles de colesterol suelen aumentar bruscamente en la menopausia. En mi consulta, la mayoría de las pacientes menopáusicas se sorprenden al comprobar un aumento en sus lipidogramas, con casos de hasta un 10-15 % de aumento en los niveles de LDL y triglicéridos a pesar de no haber realizado cambios significativos en la dieta o el ejercicio. Estos aumentos se atribuyen en general al envejecimiento, pero se ha determinado que la disminución de estrógenos en la menopausia desempeña un papel independiente en la alteración de los niveles de lípidos; a medida que disminuyen los estrógenos, disminuyen las HDL y aumentan las LDL y los triglicéridos.

Esto no es del todo sorprendente, pues hay pruebas que demuestran que el estrógeno está relacionado con los niveles de colesterol. En las mujeres que menstrúan, los niveles de colesterol suben y bajan ligeramente a medida que cambian los niveles de estrógeno durante el ciclo mensual. Y dado que el estrógeno actúa como antioxidante, cuando disminuye en la menopausia, las partículas LDL se oxidan con mayor libertad y pasan a ser más dañinas y peligrosas para las arterias.

Algún día sabremos más sobre el efecto del estrógeno en el colesterol, y parece probable que los detalles tengan algo que ver con el hígado. El hígado es el centro de mando del cuerpo para la producción de colesterol y el metabolismo, y las células hepáticas contienen receptores de estrógeno que establecen el perfil lipídico.

La única forma de saber si tus niveles de colesterol no son saludables consiste en que tu médico incluya el perfil de lípidos cuando solicite un análisis de sangre. Los lípidos anormales no suelen presentar síntomas perceptibles a pesar de que pueden contribuir al estrechamiento de las paredes arteriales debido a la acumulación de placa. Lo ideal sería hacerse un análisis de lípidos cada cinco años si los valores son normales, y más a menudo si no están dentro de la normalidad.

Estrategias para controlar el colesterol alto

Nutrición

Las estrategias nutricionales incluyen:

- DIETA RICA EN ANTIOXIDANTES: la alimentación destinada a maximizar los antioxidantes te ayudará a compensar la pérdida del impacto antioxidante natural del estrógeno. Entre otros alimentos ricos en antioxidantes tenemos las verduras de hoja verde, como las acelgas, las espinacas y las hojas de remolacha; las crucíferas, como el brócoli y la coliflor; legumbres, como las lentejas y los garbanzos, y las calabazas, los frutos del bosque, los cítricos y el chocolate negro.

- REGULACIÓN DIETÉTICA DEL ESTRÉS OXIDATIVO: también puedes tomar la decisión dietética de evitar los alimentos que aumentan el estrés oxidativo, que contribuye en gran medida a alterar los valores normales de los lípidos. Esto incluiría, por ejemplo, limitar las carnes procesadas, los fritos y las bebidas azucaradas.

- PESCADO AZUL: la ingesta de ácidos grasos omega-3 de pescados grasos no fritos se relaciona con un menor riesgo de cardiopatía coronaria, probablemente como resultado de su capacidad para reducir los niveles de triglicéridos. Entre las opciones de pescado azul figuran las sardinas, el salmón, la caballa, el bacalao negro y el atún rojo. Una mayor ingesta de ácidos grasos omega-3 en el tiempo también se ha relacionado con un menor riesgo de enfermedad de las arterias coronarias.

- PROBIÓTICOS DE ORIGEN ALIMENTARIO: las investigaciones han demostrado que los probióticos pueden tener un efecto significativo en los niveles de colesterol y ayudar a reducir los niveles de triglicéridos y LDL. Algunas de las mejores fuentes son el yogur, el yogur griego, el suero de mantequilla, el requesón, el ajo, el vinagre de sidra de manzana y los alimentos fermentados o encurtidos, como el chucrut y cualquier hortaliza encurtida.

Suplementos

Vitamina D: en las mujeres posmenopáusicas, el aumento de los niveles de vitamina D se ha asociado con una disminución de los triglicéridos, de la grasa corporal y del síndrome metabólico. Las investigaciones también han mostrado que las participantes en un estudio que tomaron vitamina D junto con calcio mostraron un incremento de los niveles de vitamina D, lo que se vinculó con una disminución de los niveles de LDL y triglicéridos y con un aumento del HDL.

Está claro que la vitamina D participa en la regulación de los lípidos, y deberíamos asegurarnos de mantener nuestros niveles en un rango saludable durante la menopausia. Algunas directrices recomiendan tan solo 600-800 UI/día; sin embargo, cerca del 80 % de las mujeres que acuden a mi consulta tienen una deficiencia grave de vitamina D. Así, actualmente recomiendo una dosis diaria de mantenimiento de 4.000 UI/día (el máximo sin riesgo de toxicidad) y más por prescripción médica en caso de deficiencia clínica. En mi opinión, deberías pedir un análisis de tus niveles de vitamina D cada vez que te hagas un análisis de sangre. En el capítulo 8 se abordan las pruebas de laboratorio que deberías planear con tu médico. Para mis pacientes he creado un suplemento a base de vitamina D, omega-3 y vitamina K (véase <thepauselife.com> para más detalles).

Ácidos grasos omega-3: si no consumes pescado azul con regularidad, puedes buscar un suplemento de ácidos grasos omega-3 que contenga ácido eicosapentaenoico (EPA) y docosahexaenoico (DHA). Se ha demostrado que los suplementos de aceite de pescado tienen un efecto moderado en la reducción de los niveles de colesterol. Su consumo continuado se ha relacionado con una reducción general de los niveles de triglicéridos. El efecto hipolipemiante de los ácidos grasos omega-3 es constante si se tiene el colesterol normal, alto o casi alto.

Berberina: la berberina es un compuesto natural que se encuentra en plantas como el sello de oro y el agracejo. Se ha utilizado durante mucho tiempo en la medicina nativa americana y en la medicina china para tratar diversas afecciones, y la investigación ha demostrado que puede ayudar a mejorar los perfiles de lípidos. En concreto, se ha demostrado que contribuye a reducir los niveles de LDL y triglicéridos y a aumentar los de HDL. Se puede adquirir como suplemento sin receta médica; la mayoría de los estudios que mostraron beneficios utilizaban 500 miligramos una o dos veces al día. Yo la recomiendo a mis pacientes con perfiles lipídicos anormales.

Fibra: el psilio es un suplemento de fibra natural que ha mostrado ser muy prometedor en la reducción de los niveles de colesterol LDL y colesterol total. En estudios clínicos bien controlados con más de mil quinientos sujetos, las dosis de psilio de entre 6 y 15 g/día (la mayoría de los estudios utilizaron una dosis diaria de 10 gramos) demostraron reducciones sustanciales en los niveles de colesterol. Las reducciones más significativas se observaron en personas con altos niveles iniciales de colesterol. El psilio también puede ser útil cuando se combina con estatinas y secuestrantes de ácidos biliares. Si buscas un suplemento de fibra, he creado uno para mis pacientes que contiene psilio y otros cereales beneficiosos; está disponible en <thepauselife.com>).

Opciones farmacológicas

La *terapia hormonal para la menopausia (THM)* puede ser útil para mejorar el perfil lipídico general y reducir el riesgo de cardiopatía. Hay algunas consideraciones especiales en lo que respecta al uso de la THM por su efecto reductor del colesterol:

- Si ya tienes hipertrigliceridemia (triglicéridos altos), es importante tener en cuenta que las dosis más altas de estrógeno oral pueden aumentar los triglicéridos. Por esta razón, podría ser más conveniente utilizar THM transdérmica, una dosis oral más baja o un SERM (modulador selectivo de los receptores de estrógeno) como la tibolona.
- La combinación de estrógeno y un progestágeno puede ser menos eficaz para mejorar los perfiles lipídicos en comparación con el estrógeno solo, porque el progestágeno puede contrarrestar algunos de los efectos beneficiosos del estrógeno sobre los niveles de colesterol. Sin embargo, las mujeres con el útero intacto deben tomar siempre un progestágeno con el estrógeno para proteger el revestimiento endometrial.
- Según la hipótesis del momento oportuno (que se detalla en el capítulo 3, en la página 31), el uso de la THM podría ser más seguro si se inicia antes de que hayan pasado diez años o más desde

la llegada a la menopausia. Si han pasado diez años o más desde que entraste en la menopausia y presentas factores de riesgo significativos para la enfermedad de las arterias coronarias, convendría que te hicieses la prueba de calcio coronario antes de comenzar cualquier tipo de THM que contenga estrógeno Esta prueba revelará la calcificación actual de las arterias y puede ayudar a tu médico a determinar la seguridad del uso de la THM para ti.

Medicamentos hipolipemiantes: aunque las modificaciones del estilo de vida y algunos suplementos pueden desempeñar un papel fundamental en el control de los perfiles lipídicos anormales durante la menopausia, algunas mujeres pueden necesitar medicamentos hipolipemiantes. Estos fármacos, en especial las estatinas, son de uso generalizado para reducir el riesgo de enfermedades cardiovasculares. Sin embargo, es fundamental tener en cuenta que las estatinas no previenen las enfermedades cardiovasculares ni la muerte por enfermedad cardiovascular en las mujeres con la misma eficacia que en los hombres (lo explico a continuación).

—Cuestionando el valor de las estatinas para las mujeres—

Hace tiempo que las estatinas se consideran una herramienta poderosa para ayudar a reducir los niveles de colesterol y el riesgo de enfermedad cardiovascular. Estos populares fármacos actúan inhibiendo una enzima que interviene en la producción de colesterol en el hígado, lo que provoca una reducción de los niveles de colesterol en el torrente sanguíneo. Las estatinas son de prescripción común para los niveles altos de colesterol, pero un debate reciente en la comunidad médica se ha centrado en una pregunta importante: ¿son las estatinas tan eficaces y beneficiosas para las mujeres como para los hombres? Todavía no se ha llegado a una conclusión, pero la respuesta parece inclinarse hacia el no.

1. *Beneficios para la supervivencia*: un punto clave de controversia es el impacto de las estatinas en la supervivencia global. Según

los datos disponibles en este ámbito, el uso de estatinas en mujeres con enfermedades cardiovasculares o antecedentes de infarto de miocardio o ictus (lo que se denomina «prevención secundaria») no ha mostrado una reducción de la mortalidad global. La conclusión es que las estatinas no parecen aumentar las probabilidades de supervivencia de las mujeres de este grupo.

2. *Prevención primaria*: del mismo modo, en las mujeres sin enfermedades cardiovasculares que toman estatinas (en lo que se denomina «prevención primaria») no se ha comprobado un beneficio en la mortalidad global ni una reducción de los episodios cardiovasculares, como infartos de miocardio y accidentes cerebrovasculares. En conclusión, las estatinas no parecen aportar beneficios significativos a las mujeres sanas sin antecedentes de cardiopatía.

Otra consideración en cuanto al uso de estatinas es un efecto secundario potencialmente debilitante: el dolor musculoesquelético. Una de las quejas más habituales de las personas que toman estatinas es el dolor muscular, que se puede manifestar como molestia, cansancio o debilidad muscular. El dolor puede ser una aflicción leve o suficientemente grave para dificultar las actividades cotidianas. Dado que hasta el 70 % de las mujeres ya sufren dolor musculoesquelético como efecto secundario de la menopausia, añadir una estatina a la mezcla podría provocar más molestias.

Sé que esto deja abierta la cuestión del uso de estatinas, y si ya estás tomando una, es posible que te preguntes si deberías dejar de tomarla. Creo que por ahora resulta esencial evaluar el uso de forma individual. Está claro que las estatinas no deberían prescribirse universalmente a todas las mujeres con el colesterol alto, pero para algunas los beneficios pueden ser mayores que los riesgos. No me gusta nada parecer un disco rayado, pero necesitamos más investigación para decidir si las estatinas representan el mejor enfoque farmacológico para la prevención de los efectos adversos de las enfermedades cardiovasculares en mujeres con el colesterol alto. Es absolutamente necesario que lo hables a fondo con tu médico.

Crecimiento de vello no deseado (bigote), *véase* **Afecciones inducidas por andrógenos**

Debilitamiento del cabello, *véase* **Afecciones inducidas por andrógenos**

Depresión, *véase* **Trastornos de salud mental y cambios de humor**

Disfunción de la articulación temporomandibular

En la perimenopausia empecé a sufrir mucho de ATM. También empecé a notar zumbidos en los oídos, y ninguno de los dos ha desaparecido. Llevo un pequeño protector bucal por la noche para ayudarme con la ATM por si aprieto la mandíbula, pero no parece que me ayude. Lo tengo desde hace unos ocho años. Los zumbidos en los oídos son permanentes. Nunca se van y a veces son muy fuertes.

–Maureen D.

Las articulaciones temporomandibulares (ATM) conectan la mandíbula inferior con el cráneo y permiten los movimientos de la mandíbula para comer, hablar y otras actividades. En el trastorno temporomandibular (TTM), las articulaciones, los músculos, los huesos y los nervios que intervienen en estos movimientos pueden irritarse y provocar un dolor intenso, dolor de cabeza, dolor de muelas y dificultad para hablar. Los TTM también pueden ser el resultado de una mandíbula dislocada o de la pérdida de hueso en la mandíbula. Las mujeres tenemos tres veces más probabilidades que los hombres de padecer un TTM crónico, es decir, dolor de mandíbula durante al menos seis meses.

El hecho de que haya muchas más mujeres que hombres con TTM ha llevado a los investigadores a investigar una posible relación hormonal. Los estudios demuestran que la incidencia de los TTM alcanza su punto máximo entre los 45 y los 64 años, lo cual coincide con la disminución de los niveles hormonales asociada a la menopausia. Sabemos a ciencia cierta que la pérdida de estrógenos puede provocar un aumento de las proteínas inflamatorias, como las citoquinas, que inician y contribuyen a la progresión de los trastornos de las articulaciones temporomandibulares. Otras investigaciones que compararon la prevalencia y la gravedad de los TTM entre mujeres menopáusicas y premenopáusicas revelaron que los TTM eran significativamente más frecuentes en las mujeres menopáusicas.

Estrategias para abordar los TTM

Si padeces síntomas de TTM, como dolores de cabeza frecuentes, dolor de muelas, dificultad para hablar o chasquidos dolorosos en la mandíbula, te recomiendo que acudas a tu dentista para que te indique las opciones de tratamiento. Te sugerirá una amplia variedad de estrategias, incluyendo medicamentos antiinflamatorios como el ibuprofeno, inyecciones de bótox, relajantes musculares, pomadas tópicas y acupuntura.

Opciones farmacológicas

La terapia hormonal para la menopausia (THM) ha demostrado ejercer un impacto modesto en la progresión de los TTM, lo cual significa que puede ayudar a ralentizar el desarrollo del trastorno. Teniendo en cuenta lo que sabemos sobre el papel que puede desempeñar la sustitución hormonal para ayudar a restaurar la densidad ósea, la THM podría resultar especialmente útil en los TTM causados por la pérdida de hueso en la mandíbula.

Los investigadores también están estudiando las distintas vías de señalización de los estrógenos que podrían estar implicadas en el control del dolor en los trastornos temporomandibulares. Los moduladores selectivos de los receptores de estrógeno (SERM), que son medicamentos que se unen a los receptores de estrógenos para ayudar a «activarlos» o «desactivarlos», podrían constituir un tratamiento farmacológico potencialmente eficaz en los TTM.

Disfunción sexual

Tengo 60 años. Llevo diez años con problemas por la menopausia. Primero, el picor en la piel, como descargas eléctricas, además de cambios de humor, rabia, dolores de cabeza, síntomas gripales una vez al mes, agotamiento, sofocos, sudores nocturnos, pérdida de autoestima, niebla mental, falta de deseo sexual, sequedad vaginal, un dolor horrible durante el sexo, aumento de peso, orgasmos inexistentes y depresión. Mi vida sexual es pésima. Mi marido ha sido muy paciente, cariñoso e incluso creativo en la cama, pero las cosas que antes me gustaban, sexualmente hablando, ya no me interesan. No es que me quiten las ganas, es que no siento nada físicamente. El síntoma más duro que sigo teniendo y que me deja fatal es que, antes de un sofoco, tengo la sensación más triste que he experimentado en mi vida. Es una sensación de oscuridad absoluta. Dura una fracción de segundo y empiezo a sudar. Entonces la sensación desaparece. Después de un día completo en el que esto ocurre más de quince veces, estoy emocionalmente agotada y me cuestiono toda mi vida. Estoy destrozada.

–Elizabeth L.

La función sexual es una parte compleja e integral del bienestar general y la calidad de vida. Durante la menopausia, es frecuente que se produzcan cambios en la salud sexual que pueden ser angustiosos y tener un impacto significativo en tus relaciones. Comprender las causas de la disfunción sexual durante la menopausia puede ayudar a eliminar el misterio en torno a los cambios que sufras, y explorar las opciones de tratamiento puede darte la esperanza de que el alivio (y la recuperación del placer sexual) están cerca.

La disfunción sexual en la menopausia puede manifestarse de varias formas, por ejemplo:

- TRASTORNO DEL DESEO SEXUAL HIPOACTIVO (TDSH): el TDSH se caracteriza por una falta persistente o recurrente de fantasías sexuales y deseo de actividad sexual. La prevalencia del TDSH es mayor en las mujeres de mediana edad, entre el 14,5 y el 33 %, y puede deberse a cambios hormonales, factores psicológicos y problemas de pareja. Calculo que casi el 50 % de las pacientes que atiendo en mi clínica especializada en la menopausia tienen TDSH.

- TRASTORNO DE LA EXCITACIÓN: en la menopausia es habitual tener dificultades en torno a la excitación sexual, y no está solo en tu cabeza: es el resultado de la reducción del flujo sanguíneo genital, la sequedad vaginal y la disminución de la sensibilidad. Estos cambios físicos pueden provocar molestias durante la actividad sexual y reducir el deseo sexual.

- TRASTORNO ORGÁSMICO: los cambios hormonales, la disminución del flujo sanguíneo en la región pélvica o factores psicológicos pueden dificultar la consecución del orgasmo o provocar orgasmos menos intensos durante la menopausia.

- DOLOR DURANTE EL SEXO: el síndrome genitourinario de la menopausia (SGM) puede provocar dolor durante las relaciones sexuales. El debilitamiento y la sequedad de los tejidos vaginales pueden causar molestias, ardor o dolor durante las relaciones, con la consiguiente disminución del deseo sexual (véase también la entrada dedicada al SGM en la página 296.)

- PROBLEMAS EN LA RELACIÓN: los cambios en el deseo y la función sexual pueden tensar las relaciones íntimas. Incluso si te sientes conectada y apoyada por tu pareja, la falta de deseo o interés por la intimidad física puede provocar desconexión y distanciamiento.

Estrategias para afrontar la disfunción sexual

Como médico que trabaja con mujeres, me parece crucial abordar la conversación sobre la salud sexual durante la menopausia y ofrecer un espacio seguro para que mis pacientes expresen sus preocupaciones. Demasiadas mujeres se enfrentan a dificultades con los cambios en su salud sexual, y no tienen por qué. Tu médico puede trabajar contigo para crear un plan de tratamiento personalizado que tenga en cuenta los factores específicos de tu experiencia de la disfunción sexual. Durante la menopausia es posible recuperar la satisfacción sexual y mejorar la calidad de vida en general, pero todo empieza por estar dispuesta a hablar abiertamente de tus síntomas con tu médico o el profesional sanitario que te atienda.

En mi clínica, todas mis pacientes realizan el siguiente cuestionario. Tú también puedes hacerlo para ayudarte en tu conversación con tu médico.

——Lista de comprobación de los síntomas sexuales——

Responde estas preguntas sobre tu función sexual general en los últimos tres meses.

1. ¿Estás satisfecha con tu función sexual?
   Sí/No. En caso negativo, continúa.

2. ¿Desde cuándo estás insatisfecha con tu función sexual?

   _____

3. ¿Cuál(es) de los siguientes problemas de disfunción sexual se aplican en tu caso? (marca uno o más):
   a. Poco o ningún interés por el sexo.
   b. Disminución de la sensibilidad genital.
   c. Disminución de la lubricación vaginal (sequedad).
   d. Dificultad para alcanzar el orgasmo.
   e. Problemas de dolor durante el coito.
   f. Otros.

4. ¿Qué problema (de la pregunta 3) es el más molesto?
   (marca a, b, c, d, e o f con un círculo).

5. ¿Te gustaría hablar de ello con tu médico?
   Sí/No

Llevar un estilo de vida saludable que incluya una alimentación antiinflamatoria, ejercicio regular y prácticas de reducción del estrés pueden mejorar el bienestar general y la función sexual. En muchos casos, sin embargo, abordar la disfunción sexual durante la menopausia requerirá algo más que unos cuantos ajustes en el estilo de vida. Un enfoque integral que tenga en cuenta los aspectos físicos, psicológicos y relacionales suele ser el más eficaz.

Las opciones de tratamiento no farmacológico incluyen:

- EDUCACIÓN: informarte sobre los cambios menopáusicos, la salud sexual y las expectativas pueden ayudarte a comprender mejor tu cuerpo y aliviar tus preocupaciones. Una gran referencia en este campo es el libro de la doctora Kelly Casperson (y el pódcast del mismo título) *You Are Not Broken*. También recomiendo *Tal como eres*, de la doctora Emily Nagowski.
- PSICOTERAPIA: la terapia individual o de pareja, como la terapia cognitivo-conductual o la terapia sexual, pueden ayudar a abordar las cuestiones psicológicas, mejorar la comunicación y fomentar la intimidad.
- TERAPIA DEL SUELO PÉLVICO: la fisioterapia puede resultar beneficiosa para las mujeres con problemas del suelo pélvico que empeoran la disfunción sexual.
- TERAPIAS ALTERNATIVAS: algunas mujeres encuentran alivio para los síntomas de la disfunción sexual mediante terapias complementarias, como la acupuntura o la práctica del *mindfulness*.
- COMUNICACIÓN: la comunicación abierta y honesta con la pareja es vital para abordar los problemas de relación vinculados a la disfunción sexual. La terapia de pareja puede facilitar el diálogo y la búsqueda de soluciones.

Las opciones farmacológicas incluyen:

- TERAPIA HORMONAL: la terapia hormonal, incluido el reemplazo de estrógeno y testosterona, puede tratar los síntomas genitourinarios de la menopausia que contribuyen a la disfunción sexual. La terapia con testosterona en particular ha demostrado ser muy prometedora para mejorar el deseo sexual en las mujeres menopáusicas. Para más información, véase pág. 135.

- MEDICAMENTOS APROBADOS POR LA FDA: existen dos medicamentos aprobados por la FDA para el tratamiento de los trastornos del deseo sexual en mujeres premenopáusicas. Se utilizan con frecuencia fuera de indicación en mujeres posmenopáusicas, pero las pruebas se realizaron con mujeres premenopáusicas. Estos medicamentos son la flibanserina, que aumenta el deseo sexual actuando sobre los receptores de serotonina, y la bremelanotida, que actúa sobre los receptores de melanocortina.

- HIDRATANTES Y LUBRICANTES VAGINALES: de venta libre o con receta, pueden aliviar la sequedad vaginal y las molestias durante el sexo.

Disminución del deseo sexual, *véase* **Disfunción sexual**

Distensión abdominal, vientre hinchado, *véase* **Problemas gastrointestinales**

Dolor articular, *véase* **Dolor musculoesquelético**

Dolor durante el coito, *véase* **Disfunción sexual**

Dolor musculoesquelético

Tengo 52 años, dos hijos, y trabajo como terapeuta ocupacional con niños con necesidades especiales. Nunca he tenido problemas para responder a los requisitos físicos de mi trabajo, como levantar a niños pequeños de sus sillas para trabajar con ellos en el suelo o correr con los niños por los pasillos. A los cuarenta y pico, mi regla empezó a ser irregular, y fui ganando peso y perdiendo energía. Mi ginecólogo me hizo pruebas para descartar otras patologías y me diagnosticó oficialmente perimenopausia. Lo más duro fue que me dolía el cuerpo: las articulaciones y sobre todo los músculos, hasta el punto de que tenía espasmos musculares y dolor pélvico intenso. Ese dolor aparecía con frecuencia justo antes de mi ciclo menstrual. No podía hacer ejercicio y mis compañeros de trabajo tenían que ayudarme con las exigencias físicas de mi puesto. Entonces empezaron los sofocos y el insomnio. Incluso mi eccema, que no había aparecido desde que era adolescente, volvió a brotar. Sentía que me derrumbaba.

–Karen C.

Dolor musculoesquelético (DME) es un término singular para un conjunto de síntomas que pueden incluir dolor muscular, dolor articular (artralgia), inflamación articular (artritis) y hombro congelado. El hombro congelado tiene su propia lista de opciones de tratamiento, por lo que encontrarás una entrada específica en la página 253.

El DME es uno de los síntomas más molestos que veo en mis pacientes, y las quejas al respecto también son frecuentes en las redes sociales. El dolor del DME lo invade todo, igual que la frustración, ya que los síntomas se ignoran a menudo achacándolos «a la edad» o se diagnostican erróneamente como fibromialgia (véase recuadro sobre la fibromialgia y la menopausia, pág. 227).

El DME puede aparecer en cualquier momento de la menopausia, pero resulta especialmente frecuente en la perimenopausia; algunos informes muestran que algo más del 70 % de las mujeres perimenopáusicas padecen DME. En la posmenopausia, las mujeres también se enfrentan a un mayor riesgo de experimentar un aumento del nivel del dolor en lo que los médicos describimos como dolor musculoesquelético de moderado a intenso. No se sabe a ciencia cierta por qué se produce este notable aumento del DME durante la transición menopáusica y en la posmenopausia, pero dado el momento en que se informa del aumento de los síntomas, podemos suponer por lógica que los cambios hormonales son los principales responsables. Además, hemos visto que la THM es eficaz en la reducción de la frecuencia y la gravedad de los dolores articulares asociados a las transiciones de la menopausia.

Veamos un poco más sobre los síntomas del DME:

- ARTRALGIA: la artralgia es el dolor en una o más articulaciones sin señales clínicas de inflamación o enfermedad articular subyacente. Los estudios han demostrado que la artralgia está presente en al menos el 50 % de las mujeres en torno a la menopausia, y alrededor del 21 % de las mujeres lo califican como el síntoma más molesto de la menopausia. Estas artralgias también pueden ir acompañadas de dolor muscular, fatiga, cambios de humor, trastornos del sueño, aumento de peso, ansiedad y/o estrés.

- ARTRITIS: a diferencia de la artralgia, la artritis implica señales clínicas de inflamación articular o una anomalía patológica subyacente. Es importante diferenciar entre artralgia y artritis porque los tratamientos pueden ser distintos. Tendrás que informar a tu médico de los detalles de los síntomas de tu dolor articular para que pueda evaluar y excluir la posibilidad de una artritis incipiente u otro trastorno reumático inflamatorio subyacente.

Fibromialgia y menopausia

La fibromialgia es una enfermedad crónica que causa dolor en todo el cuerpo, incluyendo dolor musculoesquelético, y otros síntomas como fatiga, depresión, ansiedad y problemas de memoria. Estos mismos síntomas también pueden producirse en respuesta a los cambios hormonales de la menopausia; la diferencia es que se cree que el origen de la fibromialgia está relacionado con un problema del procesamiento del dolor por parte del sistema nervioso central y no con las fluctuaciones hormonales. Sin embargo, dado que los síntomas pueden ser muy similares, los investigadores han planteado la teoría de que el dolor musculoesquelético en muchos casos se diagnostica erróneamente como fibromialgia, y que la deficiencia de estrógenos también podría participar en el desarrollo de la fibromialgia. Los datos apoyan con firmeza esta teoría.

Cuando los investigadores analizaron a cien pacientes con fibromialgia primaria, dos factores fundamentales coincidían con el diagnóstico de los cambios hormonales de la menopausia: 1) las mujeres eran el género más afectado, y 2) la edad media de inicio de los síntomas de la fibromialgia se situaba en torno a los 46 años (en el momento de la perimenopausia). Curiosamente, de las cien pacientes, 65 habían llegado a la menopausia antes de ser diagnosticadas de fibromialgia, y la edad media de la menopausia era de 42 años (mucho antes que la media típica de 51). También destacable: muchas de las mujeres habían sufrido una menopausia inducida quirúrgicamente y no habían recibido suficiente terapia estrogénica. A partir de estas estadísticas, al menos en este grupo de participantes, parecía evidente que los cambios en los niveles de estrógenos estaban asociados de algún modo con la aparición de la fibromialgia.

Otras investigaciones han identificado la deficiencia de estrógeno como un factor que contribuye significativamente al desarrollo de la fibromialgia y han demostrado que la terapia estrogénica podría ayudar a aliviar los síntomas en determinadas pacientes.

Estrategias para reducir el dolor musculoesquelético

En primer lugar, si experimentas síntomas de dolor musculoesquelético, hagas lo que hagas, haz algo. No tienes por qué quedarte sentada y sufrir un dolor que puede ser debilitante y perturbador. En segundo lugar, sea cual sea la estrategia que elijas, asegúrate de ser constante con ella, ya que la disminución de la intensidad de los síntomas puede no ser perceptible de inmediato.

Veamos algunas estrategias para minimizar los síntomas del DME.

Nutrición

Una dieta antiinflamatoria rica en frutas, verduras, proteínas magras y grasas saludables puede ayudar a reducir la inflamación y el dolor articular. Evitar los alimentos procesados y refinados, los aditivos artificiales y el exceso de alcohol también puede reducir la inflamación.

Ejercicio

La actividad física regular ayuda a mantener las articulaciones lubricadas y sanas. Si te duelen las articulaciones, prueba a realizar ejercicio de bajo impacto, como yoga o natación. Además, asegúrate de incorporar pausas para hacer estiramientos, paseos cortos o momentos breves de actividad a lo largo del día para reducir la rigidez y estimular la circulación.

Suplementos

Los ácidos grasos omega-3 y los suplementos de fibra pueden ayudar a reducir la inflamación y mejorar la salud general de las articulaciones. Además, algunos compuestos naturales como la cúrcuma y el resveratrol parecen esperanzadores en el tratamiento del dolor articular.

Opciones farmacológicas

La terapia hormonal para la menopausia (THM) se ha relacionado con una reducción del dolor y la rigidez articular, y podría ser beneficiosa para las mujeres que experimentan un dolor articular intenso durante la menopausia. Cabe señalar que, en un estudio, la prevalencia del dolor o la rigidez articular y de los dolores y las molestias generales fue el doble en las mujeres que interrumpieron la THM que en las que dejaron de tomar el placebo.

Los AINE (antiinflamatorios no esteroideos), como el ibuprofeno, el naproxeno y la aspirina, alivian el dolor y la inflamación del DME, pero solo deben utilizarse a corto plazo.

Dolores de cabeza, *véase* **Migrañas/Dolores de cabeza**

Dolores musculares, *véase* **Dolor musculoesquelético**

Eccema, *véase* **Cambios en la piel**

Enfermedad autoinmune (nueva o empeoramiento)

En el transcurso de varios años me diagnosticaron una enfermedad autoinmune tras otra: liquen escleroso, hombro congelado, artritis reumatoide y enfermedad inflamatoria intestinal. Todas me las diagnosticaron o mi médico de cabecera o diferentes especialistas, por lo que nadie tenía una visión en conjunto. Después de leer varios libros sobre la menopausia en los que se mencionaban las enfermedades autoinmunes de pasada, até cabos y volví al médico. Durante más de cinco años tuve reglas con coágulos abundantes, y de pronto pararon. Hablamos de que la THM parecía oportuna, y llevo un mes utilizando un parche de estrógeno y píldoras de progesterona desde hace un mes (tengo 50 años). ¡Por favor, habla del vínculo entre los trastornos autoinmunes y la menopausia!

—Caroline L.

En una enfermedad autoinmune, el sistema inmunitario del cuerpo ataca a sus propias células y tejidos sanos. En una respuesta inmunitaria sana, la inflamación es algo bueno —protege de las enfermedades y ayuda a recuperarse de las lesiones—, pero una respuesta inflamatoria excesiva puede sentar las bases de la autoinmunidad. Existen más de ochenta enfermedades autoinmunes, entre ellas, la artritis reumatoide, la esclerosis múltiple, la enfermedad de Graves y la de Hashimoto (ambas de la tiroides) y la psoriasis. Las mujeres tenemos el doble de probabilidades de padecer enfermedades autoinmunes, y se diagnostican sobre todo en épocas de estrés profundo o de cambios hormonales significativos. ¡Obviamente, la menopausia cumple ambos requisitos!

Se ha descubierto que los cambios hormonales que se producen durante la menopausia afectan a los procesos inflamatorios y provocan alteraciones en el funcionamiento del sistema inmunitario, que es en el que se originan las enfermedades autoinmunes. La reducción natural de la producción de estrógenos también influye. Como he mencionado en capítulos anteriores, el estrógeno es profundamente antiinflamatorio y, cuando disminuye durante la transición menopáusica, es posible que se desarrolle un estado proinflamatorio crónico de bajo grado.

Al parecer, la disminución de los niveles de estrógeno también altera la proporción de neutrófilos y linfocitos, dos tipos fundamentales de glóbulos blancos que desempeñan un papel importante en la protección contra virus, bacterias y enfermedades. Los investigadores han descubierto que, durante la transición a la menopausia, la proporción se puede desviar y provocar un desequilibrio que incrementa el riesgo de sufrir alguna enfermedad autoinmune.

Estrategias contra las enfermedades autoinmunes

Ayudas para protegerse frente a las enfermedades autoinmunes o aliviarlas:

- Se ha descubierto que la TERAPIA HORMONAL PARA LA MENOPAUSIA (THM) tiene un efecto protector en personas con artritis reumatoide, probablemente debido a la capacidad del estrógeno para ayudar a reducir la inflamación de las articulaciones.
- La VITAMINA D contribuye a la regulación del sistema inmunitario y ayuda a reducir la inflamación. No es de extrañar que los niveles bajos de vitamina D se hayan identificado como un factor desencadenante clave en el desarrollo de enfermedades autoinmunes. Aunque no existe una dosis universal ni una cantidad de exposición al sol que haya demostrado prevenir o mejorar las enfermedades autoinmunes, sí se ha comprobado que la suplementación resulta beneficiosa. Te recomiendo que te

analicen el nivel de vitamina D cada año y que tomes suplementos si tu nivel está por debajo de lo recomendado.

- Las investigaciones han demostrado que los compuestos vegetales llamados «flavonoides» podrían proteger contra las enfermedades autoinmunes al impedir que el sistema inmunitario se dañe a sí mismo. Puedes obtener flavonoides de alimentos como las manzanas, los arándanos, las cebollas, los cítricos y las espinacas, así como de algunos tipos de té, incluido el verde.
- Los PROBIÓTICOS que contienen *Lactobacillus* y *Bifidobacterium* pueden favorecer el equilibrio entre las células inmunitarias, algo fundamental para prevenir las enfermedades autoinmunes. Los probióticos también han demostrado ser útiles para aliviar los síntomas gastrointestinales y reducir la inflamación en caso de artritis reumatoide, colitis ulcerosa y esclerosis múltiple.
- La CURCUMINA es un compuesto vegetal presente en la especia cúrcuma, de color amarillo dorado. En forma de suplemento ha demostrado tener increíbles propiedades curativas. En lo que respecta al sistema inmunitario, la curcumina tiene la capacidad de contrarrestar los efectos de las citoquinas, proteínas inflamatorias que contribuyen al tipo de daño celular presente en las enfermedades autoinmunes.

Enfermedad del hígado graso no alcohólica (EHGNA)

La enfermedad del hígado graso no alcohólica (EHGNA) es una afección en la que se acumula un exceso de grasa en las células hepáticas. Si no se trata, puede evolucionar a una esteatohepatitis no alcohólica (EHNA), cirrosis o cáncer de hígado. Como su nombre indica, la EHGNA no está relacionada con el consumo de alcohol. El daño o la enfermedad hepática causada por el consumo excesivo de alcohol se denomina enfermedad hepática (hepatopatía) alcohólica.

En los últimos años, la prevalencia de la EHGNA ha aumentado en las mujeres, y la investigación demuestra que las mujeres posmenopáusicas tienen 2,4 veces más probabilidades de desarrollar hígado graso no alcohólico que en la premenopausia. Se cree que este aumento del riesgo se debe en parte a la pérdida de estrógenos, que predispone a las mujeres menopáusicas a ganar grasa visceral. Como tal vez recuerdes del capítulo 6, es el tipo de grasa abdominal que se deposita en la cavidad abdominal, cerca del hígado y otros órganos vitales. La grasa visceral es un disruptor metabólico que tiende a interferir en la función de los órganos y puede contribuir a la acumulación de grasa en el hígado. Si más del 5-10 % del hígado se convierte en grasa, es probable que se desarrolle la enfermedad del hígado graso no alcohólica.

Otros factores que pueden aumentar el riesgo de padecer EHGNA incluyen:

- niveles elevados de testosterona libre, testosterona biodisponible e índice de andrógenos libres (elevados de forma natural o por el uso de un reemplazo de testosterona; véase nota sobre los pellets Biote, pág. 137),
- deficiencia de vitamina D,
- menopausia quirúrgica,
- diabetes de tipo 2,
- obesidad,
- resistencia a la insulina,
- síndrome metabólico,
- consumo elevado de bebidas edulcoradas con fructosa, como los refrescos.

Estrategias para reducir el riesgo de EHGNA

Nutrición

Puedes reducir el riesgo de padecer la enfermedad del hígado graso no alcohólica tomando medidas para mantener unos niveles normales de lípidos, glucosa e insulina. Una dieta baja en azúcares añadidos y rica en fibra y antioxidantes, en especial alimentos ricos en vitamina D (pescados grasos, setas) y vitamina E (frutos secos, semillas y algunos aceites vegetales), puede ayudar a mantener estos niveles en el rango saludable. Se necesita más investigación para determinar la dosis y la duración óptimas de la suplementación con vitamina D en pacientes con EHGNA, y por eso es mejor obtenerla de fuentes alimentarias.

Suplementos

En las personas que han desarrollado EHGNA, los siguientes suplementos (combinados con una dieta sana y ejercicio) podrían ayudar a mejorar la salud del hígado por sus propiedades antioxidantes y antiinflamatorias, y al reducir la inflamación y proteger contra posibles daños hepáticos adicionales:

- VITAMINA E (LA MÁS ESTUDIADA): en forma de tocoferol, se ha demostrado en múltiples estudios que 800 UI/día mejoran la estructura y la función del hígado, además de reducir el riesgo de muerte por EHGNA.
- SILIMARINA/CARDO MARIANO: 420-450 mg/día con la formulación Eurosil 85.
- ÁCIDOS GRASOS OMEGA-3: 4 g/día fue la dosis media en los estudios.
- COENZIMA Q10: 100 mg/día.
- BERBERINA: 0,3-1,5 g/día; todas las dosis aportaron beneficios.
- CURCUMINA/CÚRCUMA: 500 mg/día combinada con piperina para favorecer la absorción (he creado un suplemento de cúrcuma para mis pacientes y alumnas; véase <thepauselife. com> para más detalles).

Actividad física

La actividad física regular es esencial para la salud metabólica general, y también beneficia al hígado y a otros órganos.

Cuando los investigadores analizaron qué tipo de ejercicio era más eficaz para reducir el riesgo de EHGNA, descubrieron que las personas que realizaban 150 o más minutos semanales de actividad física y las que realizaban dos o más entrenamientos de fuerza por semana presentaban menos riesgos de sufrir EHGNA.

Opciones farmacológicas

Incluso con hábitos saludables, el descenso de los niveles de estrógenos puede conllevar el riesgo de un aumento de la grasa visceral y la acumulación de grasa en el hígado, que pueden provocar EHGNA. Las investigaciones demuestran que la terapia hormonal podría ejercer un efecto protector contra la EHGNA en las mujeres posmenopáusicas, aunque haya síndrome metabólico. La terapia transdérmica (administrada mediante un parche) podría ser la más beneficiosa para prevenir el desarrollo y detener la progresión de la EHGNA.

Enfermedad del hígado graso, *véase* Enfermedad del hígado graso no alcohólica

Falta de concentración, *véase* Niebla mental

Fatiga

Pensaba que tenía COVID persistente o que me pasaba algo grave. Sufría palpitaciones, ansiedad, tinnitus, fatiga, insomnio, depresión y cambios de humor. Había dejado de hacer ejercicio porque pensaba que tenía problemas de corazón, y eso no hizo sino empeorar mis síntomas. Me examinó un cardiólogo y me recetó una dosis baja de betabloqueantes (tenía la tensión alta), pero eso fue todo. Acudí a mi médico de cabecera para pedirle análisis. Tenía el colesterol alto. Quería darme una pastilla para cada síntoma: una estatina, un antidepresivo, un somnífero, etcétera. Entonces descubrí la cuenta de la doctora Haver en redes y concerté una cita con mi ginecólogo. Le di una lista de mis problemas, hablamos de la THS y empecé a tomar estradiol y progesterona. ¡PAM! ¡He recuperado mi vida! He vuelto al gimnasio y ahora estoy trabajando en mi alimentación.

–Cindy S.

Con estas vidas tan ajetreadas y tantas responsabilidades que nos restan energía a medida que cumplimos años, estar cansadas es lo más normal. Sin embargo, el tipo de fatiga que puede aparecer durante la menopausia va más allá de la sensación de cansancio después de un largo día: puede ser física y mentalmente agotadora, y provocar una sensación casi insoportable de pesadez o la necesidad de tumbarse. Según he observado, este es uno de los factores que más merman la resiliencia de mis pacientes con el tiempo.

Los estudios también demuestran que la fatiga es un síntoma muy común durante la perimenopausia y la posmenopausia. En un estudio transversal con 300 mujeres, la sensación creciente de fatiga se asoció con la progresión de las etapas de la menopausia. El estudio reveló que:

- el 19,7 % de las mujeres premenopáusicas informaron de síntomas de agotamiento físico y mental,
- en la perimenopausia, el porcentaje aumentó al 46,5 %,
- en la posmenopausia, un alarmante 85,3 % de las mujeres experimentaban fatiga.

La pregunta es: ¿por qué ocurre esto? La respuesta se halla en los cambios hormonales que acompañan a la menopausia. A medida que el cuerpo se adapta a la reducción de la producción de estrógeno y progesterona, otras hormonas (las de las glándulas suprarrenales y tiroideas, por ejemplo) pueden comportarse de manera distinta. Estas hormonas regulan el uso de energía en el organismo, y cualquier desequilibrio puede provocar una sensación de cansancio.

Y, además, tenemos el cansancio adicional que producen ciertos síntomas de la menopausia, como los sofocos y los sudores nocturnos, que pueden causar despertares frecuentes durante la noche y problemas para volver a conciliar el sueño. Todo ello puede alterar los patrones de sueño y favorecer todavía más la fatiga durante el día.

La fatiga en la menopausia también puede verse exacerbada por otros factores que pueden desarrollarse en esta etapa de la vida, por ejemplo:

- APNEA DEL SUEÑO: los trastornos del sueño como la apnea son más propensos a desarrollarse a medida que envejecemos y pueden deteriorar la calidad del sueño y provocar fatiga diurna. Resulta esencial descartar estos trastornos con un profesional sanitario.
- MEDICAMENTOS: algunos medicamentos con receta (en especial los que ayudan a tratar la ansiedad o la depresión) pueden tener efectos secundarios como la fatiga.

Estrategias para reducir la fatiga

Sueño

Parece obvio, pero es importante decirlo de todos modos: si experimentas fatiga relacionada con la menopausia, es vital que cuides tu sueño. Una de las estrategias más eficaces para dormir más consiste en crear el entorno ideal para el sueño. Esto incluye una temperatura adecuada (entre 15,5 y 19,5 grados) en el dormitorio y un espacio confortable: elimina las luces brillantes y los ruidos molestos, utiliza ropa ligera y asegúrate de que la ropa de cama sea la adecuada para la temperatura de la habitación. También es recomendable que elimines la exposición a los dispositivos emisores de luz azul (teléfono móvil, tableta y televisores LED) dos o más horas antes de acostarte.

Ejercicio

Cuando te sientes fatigada, la sola idea de hacer ejercicio puede ser un obstáculo y hacer que incluso empeore la sensación de agotamiento. Sin embargo, sabemos que el ejercicio puede mejorar la calidad del sueño (lo que a su vez ayudará a reducir la fatiga) y aumentar los niveles de energía. Aunque no se han realizado muchos estudios sobre tipos específicos de ejercicio y fatiga en mujeres posmenopáusicas, un estudio de 2023 reveló que las participantes que completaron tres sesiones de pilates de media hora cada semana durante ocho semanas informaron de una reducción de la fatiga general, física y mental. El significado de este dato es sencillo: cualquier cosa que puedas hacer para mover el cuerpo de manera asidua disminuirá tu nivel de agotamiento.

Opciones farmacológicas

Dado que ayuda a estabilizar las fluctuaciones hormonales que subyacen al síntoma común y debilitante, la terapia hormonal para la menopausia puede ayudarte a reducir la fatiga.

─────────────**Síndrome de fatiga crónica**─────────────

El síndrome de fatiga crónica (SFC), también conocido como «encefalomielitis miálgica» (EM), es una enfermedad compleja y debilitante que se caracteriza por una fatiga persistente e inexplicable, además de otros síntomas, como dolor, deterioro cognitivo y trastornos del sueño. Se está investigando la relación entre el SFC y la menopausia. Todavía no se ha establecido una relación definitiva, pero se han realizado numerosas observaciones importantes, entre ellas:

1. *El SFC afecta predominantemente a las mujeres.* Curiosamente, la mayoría de los casos de SFC se diagnostican durante los años reproductivos, y antes de la menopausia o poco después. El hecho de que estas etapas de la vida de una mujer estén protagonizadas

por cambios hormonales y la disparidad de género en el SFC plantean preguntas sobre las influencias hormonales, incluyendo las relacionadas con la menopausia.

2. *Las fluctuaciones hormonales podrían contribuir al desarrollo o la exacerbación de los síntomas del SFC.* La inflamación de grado bajo se considera un factor significativo en la aparición del síndrome de fatiga crónica. Dado lo que sabemos sobre el papel del estrógeno en la regulación del sistema inmunológico y en la reducción de la inflamación, la pérdida de estrógenos durante la menopausia podría contribuir al desarrollo o la exacerbación de los síntomas del SFC.

3. *Las cirugías ginecológicas podrían estar relacionadas con el SFC.* Las mujeres que se han sometido a una histerectomía (extirpación del útero) y a una ooforectomía (extirpación de uno o ambos ovarios), sobre todo si dan lugar a una menopausia temprana, podían presentar mayor riesgo de experimentar síntomas del SFC.

4. *La menopausia puede agravar los síntomas.* Algunas mujeres informan de un empeoramiento de los síntomas del SFC durante la perimenopausia y la menopausia. Los cambios hormonales asociados pueden provocar un aumento de la fatiga, trastornos del sueño y fluctuaciones del estado de ánimo, que también interactuarían con los síntomas existentes del SFC.

5. *Solapamiento de síntomas.* El síndrome de fatiga crónica comparte algunos síntomas con la menopausia, incluyendo la fatiga, los trastornos del sueño y los cambios de humor. Este solapamiento de síntomas puede dificultar la distinción entre las dos afecciones y conducir a un diagnóstico erróneo o retrasado.

Mientras la investigación continúa centrándose en entender mejor el síndrome de fatiga crónica y sus orígenes, es posible que descubramos que los cambios hormonales desempeñan un papel todavía más importante de lo que se sospechaba. Es de esperar que los conocimientos que se obtengan en el futuro permitan mejorar los tratamientos para esta enfermedad tan complicada e incapacitante.

Fibromialgia, *véase* **Dolor musculoesquelético**

Hombro congelado

El hombro congelado, cuyo nombre médico es «capsulitis adhesiva», se caracteriza por la rigidez y el dolor en la articulación del hombro. Esta afección compleja y poco conocida pasa por tres etapas: la fase dolorosa, la fase de congelación y la fase de descongelación. Durante la fase dolorosa, las pacientes experimentan cada vez más dolor en el hombro, sobre todo por la noche; suele ser intenso e interfiere en el sueño. La fase de congelación se caracteriza por una pérdida gradual de la amplitud de movimiento, mientras que la fase de descongelación implica la lenta recuperación de la función del hombro. Entre las posibles causas de los hombros congelados figuran lesiones, inflamación y enfermedades subyacentes.

Las nuevas investigaciones demuestran que la pérdida de estrógenos en la menopausia podría guardar relación con la incidencia del hombro congelado. No sería nada sorprendente, puesto que sabemos que el estrógeno desempeña un papel crucial en la estimulación del crecimiento óseo, la reducción de la inflamación y la integridad de los tejidos conectivos. Los cambios en cualquiera de estas áreas podrían allanar el terreno para el desarrollo de problemas como el hombro congelado.

En 2022, cuando un grupo de investigadores de la Universidad Duke estudió la posible conexión entre mujeres posmenopáusicas, terapia hormonal sustitutiva y hombro congelado, surgieron algunos datos revolucionarios. Los investigadores analizaron los historiales médicos de casi dos mil mujeres posmenopáusicas de entre 45 y 60 años, todas con dolor de hombro, rigidez y capsulitis adhesiva. Realizaron algunos hallazgos fascinantes, incluyendo el hecho de que la terapia de reemplazo de estrógenos parecía ayudar a prevenir el hombro congelado. En el estudio, las mujeres que tomaban terapia hormonal sustitutiva (THM) presentaban un porcentaje menor (3,95%) de casos de hombro congelado en comparación con las mujeres que no la tomaban (7,65%). Aunque las diferencias en las cifras no eran suficientemente significativas para asegurar que no se debían al azar, nos llevan a preguntarnos si el estrógeno podría contribuir en la prevención del hombro congelado. Los investigadores de la Universidad Duke estaban bastante seguros de que el descenso de estrógeno durante la menopausia podría guardar relación con el desarrollo del hombro congelado. Antes de este estudio, los posibles orígenes del hombro congelado en las mujeres menopáusicas apenas se habían estudiado, por lo que incluso la sugerencia de un vínculo con la menopausia se consideró revolucionaria. Al menos ahora tenemos un punto de partida que permite seguir investigando y desarrollar posibles tratamientos. Aunque es necesario continuar con esa investigación para establecer una conexión hormonal más concreta, esperamos que pronto lleguen más pruebas sobre la mejor manera de prevenir y tratar esta dolorosa afección.

Estrategias para tratar el hombro congelado

La piedra angular del tratamiento del hombro congelado es la fisioterapia, y cuanto antes recibas tratamiento, mejor: ayudará a prevenir un empeoramiento de la rigidez y la pérdida de funcionalidad. Un fisioterapeuta te ayudará a recuperar la movilidad del hombro de forma gradual mediante ejercicios, estiramientos y técnicas manuales. Es posible que también te recomiende la aplicación de calor y hielo para aliviar el dolor y reducir la inflamación.

Entre las opciones farmacológicas figuran:

- MEDICACIÓN: en la fase dolorosa del hombro congelado, los antiinflamatorios no esteroideos (AINE) y los analgésicos pueden ayudar a controlar las molestias y la inflamación. Estos medicamentos se suelen recetar para aliviar el dolor intenso asociado a la afección. Sin embargo, su uso a largo plazo debe ser supervisado por un profesional sanitario.
- INYECCIONES DE CORTICOSTEROIDES: en algunos casos se recomiendan las inyecciones de corticosteroides en la articulación del hombro para reducir la inflamación y aliviar el

dolor. Estas inyecciones pueden proporcionar alivio a corto plazo, pero su eficacia a la larga es limitada. Normalmente se utilizan como parte de un plan de tratamiento más amplio junto con otras terapias.

Entre los procedimientos médicos figuran:

- HIDRODILATACIÓN: la hidrodilatación es un procedimiento que consiste en inyectar agua esterilizada en el hombro para expandir la cápsula articular. Este tratamiento puede ayudar a romper las adherencias y aumentar el rango de movimiento. Se realiza bajo control ecográfico y se puede combinar con inyecciones de corticosteroides.
- MANIPULACIÓN BAJO ANESTESIA (MBA): en el caso de las personas con hombro congelado grave que no responde a otros tratamientos, la MBA puede ser una opción. Se trata de un procedimiento en el que se anestesia a la paciente y se manipula el hombro para romper las adherencias y mejorar la movilidad. Casi siempre va seguida de un estricto programa de rehabilitación.
- INTERVENCIÓN QUIRÚRGICA: no es habitual tratar el hombro congelado con cirugía, pero puede ser una opción cuando los demás tratamientos han fracasado. La cirugía consiste en liberar la cápsula articular para mejorar la amplitud de movimiento. La fisioterapia posoperatoria es esencial para lograr los mejores resultados.

Hormigueo en las extremidades, *véase* **Sensación de hormigueo en la piel**

Incontinencia, *véase* **Síndrome genitourinario**

Infecciones urinarias, *véase* **Síndrome genitourinario**

Irritabilidad, *véase* **Trastornos de salud mental y cambios de humor**

Latidos cardíacos irregulares, *véase* **Palpitaciones**

Mareos, *véase* **Vértigo**

Migrañas/dolores de cabeza

La migraña es un tipo de dolor de cabeza que se caracteriza en casi todos los casos por un intenso dolor punzante en un lado de la cabeza. Las migrañas afectan desproporcionadamente a las mujeres y son más frecuentes en la mediana edad. Existen dos tipos principales de migrañas:

1. Migraña sin aura: es el tipo más común, y se produce sin los síntomas neurológicos o «aura» que preceden a un ataque de migraña.
2. Migraña con aura: se caracteriza por síntomas neurológicos que aparecen antes o al inicio de la migraña, como trastornos visuales, problemas del habla, entumecimiento, hormigueo o debilidad. Si experimentas migrañas con aura y tienes preguntas sobre el uso de la THM, te recomiendo leer el recuadro de la página 257.

Estos dolores de cabeza intensos y potencialmente debilitantes se asocian a menudo con las fluctuaciones hormonales. Suelen comenzar en torno a la menarquia (la primera regla), y muchas mujeres experimentan migrañas menstruales, que son aquellas que se relacionan estrechamente con los ciclos menstruales. Estas migrañas pueden producirse justo antes, durante o después de la menstruación. Otras mujeres experimentarán un aumento o un empeoramiento de las migrañas durante la transición menopáusica. Y otras podrían experimentar únicamente migrañas menstruales que desaparecen por completo durante la menopausia. En todos estos casos, parece claro que las fluctuaciones de estrógenos desempeñan algún papel en la aparición o el alivio de las migrañas. Los investigadores han planteado la teoría de que las mujeres con migrañas podrían experimentar un descenso más rápido de los niveles de estrógeno durante la transición a la menopausia, de modo que serían más susceptibles a las migrañas hormonales.

Estrategias para tratar las migrañas

La relación entre las migrañas y la menopausia es compleja. Las fluctuaciones hormonales desempeñan un papel importante en la aparición o el alivio de estos dolores de cabeza. Te recomiendo que consultes con tu médico para que te prepare un plan de tratamiento personalizado, que podría incluir algunas de las estrategias que se recogen aquí. En última instancia, es posible que un enfoque combinado sea el más adecuado para aliviar los síntomas.

Las opciones de suplementación incluyen algunos nutracéuticos de venta sin receta, como el magnesio, la riboflavina (vitamina B2), la petasita, la matricaria y la coenzima Q10. Todas han demostrado su potencial para prevenir las migrañas, y podrían reducir la frecuencia y la gravedad de los ataques de migraña.

Entre las opciones farmacológicas figuran:

- TERAPIA ABORTIVA: estos tratamientos se centran en aliviar el dolor agudo de la migraña cuando se produce. Los tratamientos abortivos habituales incluyen triptanos, antiinflamatorios no esteroideos (AINE) y antieméticos para combatir las náuseas y los vómitos.
- TERAPIA PREVENTIVA: puede ser la opción recomendada para las personas con migrañas frecuentes o graves. Medicamentos como los betabloqueantes, los antidepresivos tricíclicos (ATC), los anticonvulsivos y ciertos fármacos para la presión arterial han demostrado su eficacia.
- TERAPIA HORMONAL PARA LA MENOPAUSIA: la THM no está aprobada por la FDA para el tratamiento o la prevención de la migraña, pero algunos médicos se plantean su uso

en mujeres premenopáusicas y perimenopáusicas para estabilizar los niveles descendentes de estrógeno, lo que podría aliviar las migrañas desencadenadas por dicha disminución.

- TERAPIAS EN EL HORIZONTE: se están desarrollando nuevos tratamientos dirigidos al péptido relacionado con el gen de la calcitonina (CGRP), un neuropéptido asociado a las migrañas. Estas terapias con anticuerpos monoclonales podrían resultar muy eficaces para el tratamiento de la migraña.

Migrañas con aura y terapia hormonal para la menopausia

Si padeces alteraciones visuales, problemas del habla o entumecimiento u hormigueo en las extremidades antes o durante una migraña, es lo que se conoce como migraña con aura. A las mujeres con antecedentes de migrañas, sobre todo las que cursan con aura, se les ha desaconsejado el uso de THM por el riesgo de sufrir un accidente cerebrovascular. Sin embargo, ¿realmente es así para todas las mujeres con migrañas? Hagamos un repaso.

Históricamente, el uso de estrógenos (por lo general en forma de agentes anticonceptivos) se ha asociado a un aumento leve pero presente del riesgo de desarrollar coágulos sanguíneos arteriales, como los que se producen en los accidentes cerebrovasculares. Debido a esta preocupación, a las mujeres con migrañas y, en particular, las que cursaban con aura, se les desaconsejaba el uso de la THM. No obstante, diversas investigaciones recientes han arrojado luz sobre este punto y han cuestionado la idea de que todas las mujeres con migrañas corren el mismo riesgo al utilizar THM.

Es importante destacar que cualquier forma de estrógeno sistémico puede incrementar ligeramente el riesgo de coagulación arterial, como ocurre en los accidentes cerebrovasculares, debido a las «plaquetas pegajosas», pero sobre todo en pacientes que toman altas dosis de estrógeno (como en las píldoras anticonceptivas de alta dosis) y en pacientes con factores de riesgo preexistentes, como la aterosclerosis y el tabaquismo. Dado que el aumento del riesgo de padecer un accidente cerebrovascular parece depender de la dosis y la THM tradicional se administra en una dosis mucho más baja que los niveles de estrógeno presentes en los anticonceptivos, tiene sentido que el riesgo de accidente cerebrovascular vinculado a la dosis de THM disminuyera cada vez más.

Es fundamental reconocer que no todas las mujeres con migrañas, ni siquiera con aura, tienen el mismo perfil de riesgo de coágulos arteriales. Resulta esencial evaluar los factores de riesgo individuales, como la edad, el hábito de fumar y otras condiciones médicas, a la hora de considerar la THM.

En definitiva, si tienes antecedentes de migrañas, con o sin aura, y no presentas otros factores de riesgo de coagulación, no deberían excluirte automáticamente de la THM. Lo cierto es que tendrás que encontrar un médico con el que puedas trabajar codo con codo para plantear y desarrollar un plan de terapia hormonal. En el mejor de los casos, ese médico te ayudará a elegir la forma más adecuada de terapia con estrógenos (si en tu caso los beneficios superan a los riesgos) y controlará de cerca los posibles efectos secundarios.

Niebla mental

En el punto álgido de la perimenopausia tenía una niebla mental constante. Era incapaz de concentrarme y sufría en mi trabajo. Mi jefe pensaba que era una vaga, pero no tenía ni idea de lo que estaba pasando. Hacía ejercicio y comía bien, pero no veía ningún resultado; de hecho, gané peso, sobre todo en la barriga, y parecía que estaba embarazada. Ahora estoy en mi décima semana de THS y me siento mucho mejor. Todavía me estoy aclimatando, pero no tengo ni un sofoco y, en general, me siento en paz. Estoy tranquila y no tengo ansiedad. Estoy deseando ver lo que me deparan los próximos meses.

—Crystal B.

Durante la transición a la menopausia es habitual que se produzca un cambio notable en la función cerebral. Este cambio se describe como «niebla mental», aunque es más probable que tu médico lo defina como deterioro cognitivo o dificultad cognitiva. La niebla mental se relaciona sobre todo con alteraciones en el aprendizaje y la memoria verbal, y puede manifestarse como la dificultad para recordar nombres, palabras o historias, además de la incapacidad para mantener el hilo del pensamiento o recordar por qué has ido a una determinada habitación de tu casa.

La niebla mental tiende a aparecer durante la perimenopausia, cuando los niveles de estrógeno empiezan a fluctuar. Tenemos receptores de estrógenos en el hipocampo y el córtex prefrontal, que son las zonas del cerebro responsables de la memoria y otras funciones cognitivas. Cuando los niveles de estrógeno disminuyen, esos receptores podrían perder la capacidad de realizar actividades esenciales para la memoria, la concentración y la atención, lo que hace que te sientas tan embotada como una bola de algodón.

Los estudios demuestran que, si experimentas sofocos frecuentes, es más probable que también sufras dificultades de memoria, que pueden empeorar si existen problemas de estado de ánimo y trastornos del sueño (que pueden ocurrir como resultado de los sofocos..., lo que vendría a ser un círculo vicioso). La presencia de síntomas menopáusicos también puede indicar que tu cerebro ha sufrido cambios estructurales como consecuencia de los cambios hormonales. La buena noticia es que esos cambios parecen revertirse por sí solos con el tiempo.

En muchos casos, la niebla mental de la menopausia provoca preocupación por el temor de que pueda tratarse de una señal de demencia. Sin embargo, la demencia no es frecuente antes de los 64 años, de modo que los problemas cognitivos que aparecen entre los cuarenta y los cincuenta y pico se deben más bien al descenso de los niveles hormonales. Muchas mujeres, si no la mayoría, experimentarán una reversión de los problemas de memoria cuando lleguen a la posmenopausia. No es que entres en la menopausia y te devuelvan la llave de tu memoria; será más bien una vuelta gradual al funcionamiento cerebral de siempre. No obstante, algunas mujeres con vulnerabilidades cognitivas, que podrían tener una raíz genética, ambiental o de estilo de vida, pueden ser más susceptibles de experimentar un declive continuado de la función cerebral.

Estrategias para minimizar la niebla mental

La pérdida de estrógenos en la menopausia puede tener un gran impacto en el cerebro. El estrógeno es neuroprotector, lo que significa que protege a las células cerebrales de los efectos del estrés oxidativo y la toxicidad de la ß-amiloide, cuyos niveles elevados se relacionan con el tipo de daño celular que se produce en la enfermedad de Alzheimer. El estrógeno también parece contrarrestar el efecto de las hormonas del estrés en el cerebro, aumentando su capacidad de recuperación y protección. A medida que disminuyen los niveles de estrógeno, vemos que la función cerebral empeora tanto en la cognición como en la salud mental, quizá como resultado de las múltiples capas de protección perdidas. Todo esto significa que la primera línea de defensa para proteger el cerebro muy probablemente tendrá algo que ver con devolver el estrógeno a nuestros cuerpos, pero existen otras estrategias que también pueden beneficiar a la función cerebral en la menopausia.

En general, puedes proteger tu salud cerebral a largo plazo y reducir potencialmente la niebla mental y el riesgo de demencia incorporando muchas de las medidas que te ayudarán a lograr y mantener una buena salud general. Entre ellas se incluyen:

- controlar la tensión arterial, los niveles de colesterol y el azúcar en sangre, y tratar los niveles altos que se detecten;
- no fumar y no beber en exceso;
- realizar al menos 150 minutos de actividad aeróbica de intensidad moderada a la semana;
- controlar el aumento de peso;
- tener vida social;

- hacer «ejercicio cognitivo» con regularidad: leer, aprender algo nuevo o hacer cualquier cosa que suponga un reto para el cerebro.

Opciones farmacológicas

Algunos estudios demuestran que la terapia con estrógenos puede ayudar a restaurar la protección contra la neuroinflamación y los efectos de las hormonas del estrés en el cerebro. Necesitamos más investigación antes de poder afirmar con seguridad si la terapia hormonal mejora la memoria y la concentración de todas las mujeres durante la transición menopáusica. Por el momento, los conocimientos científicos han demostrado que:

- en mujeres con menopausia ocurrida entre los 40 y los 45 años (menopausia temprana), la terapia estrogénica podría ser útil para mantener la función cognitiva y reducir el riesgo de demencia;
- en otras mujeres menopáusicas, la terapia hormonal parece ser segura para la función cognitiva. Sin embargo, si tu menopausia se produjo hace más de diez años, tendrás que prestar especial atención a la formulación que utilizas. Las investigaciones han demostrado que en este grupo el uso de estrógenos conjugados de origen equino (Premarin) y el acetato de medroxiprogesterona conlleva mayores riesgos, mientras que el estradiol oral con progesterona tiene un efecto neutro.

Se está realizando un gran trabajo para identificar más enfoques basados en la evidencia que permitan mantener la salud cognitiva durante los cambios hormonales de la menopausia. La doctora Lisa Mosconi, a la que menciono por primera vez en el capítulo 4, analiza en detalle las investigaciones más vanguardistas en su libro *The Menopause Brain*; es una lectura obligada si deseas profundizar en los aspectos neurocientíficos de la menopausia.

Nutrición

Para una mayor neuroprotección a medida que envejecemos, es recomendable asegurarse de consumir abundantes micronutrientes antioxidantes, como las vitaminas C y E, así como macronutrientes antiinflamatorios, como los ácidos grasos poliinsaturados omega-3.

- Algunas de las mejores fuentes dietéticas de vitaminas C y E son las semillas de girasol, las almendras, las verduras de hoja verde (hojas de remolacha, berza, espinacas y col rizada), los cítricos y las verduras crucíferas.
- Para obtener omega-3, procura consumir pescados grasos como salmón, caballa y sardinas, y frutos secos y semillas (por ejemplo, lino, chía y nueces).

Olor corporal, *véase* Afecciones inducidas por andrógenos

Osteoporosis

La osteoporosis es una enfermedad ósea progresiva que provoca que los huesos pierdan densidad y se vuelvan frágiles y débiles, lo que aumenta el riesgo de fractura. En el capítulo 6 se menciona el sesgo de género de la osteoporosis, que resulta obvio a partir de esta estadística: las mujeres tienen cuatro veces más probabilidades de desarrollar osteoporosis que los hombres. La razón principal de esta discrepancia es la pérdida de estrógeno en la menopausia, que se considera la causa más común de osteoporosis. La osteoporosis se produce porque el proceso de remodelación ósea, que es como una renovación continua de los huesos, se desequilibra. Normalmente, el cuerpo elimina el tejido óseo viejo y débil y lo sustituye por hueso nuevo y fuerte. Sin embargo, en la menopausia, debido a la privación de estrógenos y al potencial declive de los niveles de testosterona, ese proceso de remodelación se interrumpe y se destruye más hueso viejo del nuevo que se desarrolla. Esto debilita los huesos, que son más propensos a romperse, y por eso la osteoporosis se conoce también como «enfermedad de los huesos frágiles». La osteoporosis es una enfermedad silenciosa porque no presenta señales ni síntomas externos de los cambios en la densidad ósea que se producen en el interior. En muchos casos, las personas solo se dan cuenta de que la padecen después de sufrir una fractura ósea. Teniendo en cuenta que el 40-50 % de las mujeres en la menopausia experimentarán una fractura osteoporótica a lo largo de su vida, y que el camino hacia la osteoporosis es largo y puede comenzar en la treintena, el diagnóstico sorpresa de osteoporosis se produce con demasiada frecuencia. Por eso quiero aclarar muy bien un punto: todas las mujeres perimenopáusicas o menopáusicas deben considerarse en riesgo de desarrollar osteoporosis y convertir la salud ósea en una prioridad.

Estrategias para controlar el riesgo de osteoporosis

Existen algunas estrategias generales de estilo de vida que puedes poner en práctica para ayudar a reducir el riesgo de osteoporosis: por ejemplo, no fumar (o dejar de fumar) y limitar el consumo de cafeína y alcohol. El tabaco y el consumo excesivo de alcohol y cafeína reducen la densidad ósea e incrementan el riesgo de fractura.

También puedes tomar medidas para reducir el riesgo de fractura incorporando ejercicios de equilibrio y eliminando los peligros de tropiezo de tu entorno. Tendemos a pensar que la protección contra las caídas en nuestras casas es una actividad reservada a los mayores de 70 años, pero créeme: cuando entramos por la puerta de casa con un teléfono móvil en la mano y cuatro bolsas de la compra colgando de un brazo, todas estamos igual de expuestas a la esquina levantada de una alfombra o a la pata de una mesa que sobresale. Un repaso rápido y unos sutiles cambios en la distribución pueden marcar la diferencia cuando estás distraída.

Y, por favor, si hay algo en tu casa con lo que has estado a punto de tropezar un montón de veces, y siempre has pensado «¡Debería cambiar eso de sitio!», HAZLO, CÁMBIALO AHORA MISMO.

Con independencia de tu edad o de tu estatus menopáusico, recuperarse de una caída no es ninguna tontería (y, obviamente, la recuperación es mucho más larga y dura si la caída acaba en fractura). Esta estrategia de prevención de caídas no tiene ni un solo inconveniente.

Nutrición

Presta atención a tu ingesta de proteínas: las proteínas son esenciales para el mantenimiento del tejido muscular, y el músculo es crucial para proteger los huesos. Consulta las recomendaciones específicas sobre la ingesta de proteínas en el cuadro de la página 287.

Obtén calcio de los alimentos: junto con la vitamina D, el calcio es esencial para la formación de tejido óseo. Asegúrate de ingerir la cantidad suficiente para mantener unos huesos fuertes. Lo ideal es obtener la mayor parte del calcio de los alimentos, ya que algunas investigaciones sugieren que el consumo elevado de suplementos de calcio puede incrementar el riesgo de desarrollar cálculos renales y enfermedad de las arterias coronarias. Algunas de las mejores fuentes alimentarias de calcio son:

- las sardinas y el salmón en conserva (con espinas; no te preocupes, son blandas y comestibles),
- los lácteos, como el requesón, el yogur y la leche,
- las verduras de hoja verde, como la berza, los grelos, la col rizada y el pak choi,
- la soja en grano.

Suplementos

Es posible que necesites tomar suplementos de calcio para alcanzar la ingesta diaria recomendada de 1.000-1.200 mg/día, pero de nuevo te recomiendo que intentes cubrir la mayor parte de esa necesidad con los alimentos. Como ya he mencionado, los suplementos de calcio se relacionan con un mayor riesgo de cálculos renales y enfermedades cardiovasculares (en este último caso, específicamente en las mujeres posmenopáusicas). Y las dosis más altas de suplementos de calcio no han demostrado proteger más los huesos.

La vitamina D es esencial para ayudar al organismo a absorber el calcio. Se recomienda una dosis diaria mínima de 600 unidades internacionales (UI) si tienes entre 19 y 50 años, y de 800 UI si tienes más de 50.

Por otro lado, un suplemento de creatina (5 g/día, normalmente en polvo) puede ayudar a reponer los niveles más bajos de creatina que se observan a menudo en las mujeres menopáusicas, con la consiguiente mejora potencial de la función muscular y la densidad ósea. Este suplemento resulta especialmente beneficioso cuando se utiliza en combinación con el entrenamiento de resistencia, y también se ha descubierto que ayuda a mejorar el estado de ánimo y la cognición.

Existen numerosas investigaciones que respaldan el uso de la creatina para la salud ósea, incluyendo un estudio que demuestra que doce meses de suplementación con creatina combinada con entrenamiento de resistencia resultó en un aumento de la densidad mineral ósea en el cuello del fémur (que no es el cuello que sostiene la cabeza, sino la parte superior del fémur, cerca de la articulación de la cadera). La densidad ósea en el cuello femoral se considera un indicador del riesgo de fractura en mujeres posmenopáusicas.

Este mismo estudio descubrió que el uso de creatina también aumentaba la resistencia de los huesos a la flexión, lo que significa una mayor tolerancia a la tensión (es decir, que les costaría más sufrir una fractura).

Los participantes en ese estudio tomaron 0,1 gramos de creatina por kilo de peso corporal al día y realizaron tres días a la semana de entrenamiento de resistencia. Para la mayoría de las mujeres menopáusicas, una dosis razonable, segura y eficaz sería de 5 g/día.

Por último, se ha demostrado que el consumo de péptidos de colágeno bioactivos específicos (Fortibone) a largo plazo ayuda a ralentizar la pérdida de densidad mineral ósea en personas con osteoporosis u osteopenia (baja densidad ósea que puede preceder a la osteoporosis). Mantener la densidad mineral ósea puede ayudar a reducir el riesgo de fractura y otras lesiones relacionadas con los huesos. Los participantes en el estudio tomaron 5 gramos al día de péptidos de colágeno bioactivo Fortibone durante cuatro años. Normalmente se dispensa en forma de polvo y se mezcla con agua.

Ejercicio

El entrenamiento de resistencia impone una carga a los huesos, y con las repeticiones puede aumentar la resistencia ósea. Los ejercicios con carga de peso, como bailar, caminar, correr, el taichí, el senderismo y los deportes de raqueta, también pueden ayudar a fortalecer los huesos y mejorar el equilibrio.

Opciones farmacológicas

En ensayos controlados aleatorizados (incluida la Women's Health Initiative) se ha demostrado que la terapia hormonal para la menopausia reduce el riesgo de sufrir fracturas relacionadas con la osteoporosis. Esta reducción del riesgo se ha observado tanto en mujeres con una osteoporosis establecida como en mujeres con bajo riesgo de fractura osteoporótica.

Para la protección ósea, un parche transdérmico de 50 microgramos, estradiol oral de 2 miligramos o estrógenos conjugados de origen equino de 0,625 miligramos podrían ser las opciones más eficaces, pero las dosis más bajas también pueden ejercer un efecto protector. (El parche transdérmico de estradiol es el que prefiero para mí y mis pacientes; véase el capítulo 7 para más información sobre la THM).

Otros medicamentos para la osteoporosis ayudan a controlar la forma en que los huesos se descomponen y se desarrollan, incrementando su resistencia. Según lo que necesites, tu médico podría sugerirte medicamentos que te ayuden a ralentizar la descomposición de los huesos: por ejemplo, agonistas de los receptores de estrógeno, bifosfonatos o un medicamento llamado «denosumab», que ayuda a detener el proceso de degradación de los huesos.

Palpitaciones

Todo comenzó con una fatiga extrema. A veces sentía el pecho tan «pesado» que pensaba que me iba a dar un infarto. Luego vinieron las palpitaciones en el pecho. El médico de cabecera me envió al cardiólogo, que no detectó ningún problema. Me dijeron que probablemente estaba deshidratada o tomaba demasiado café. Entonces empecé a tener un vértigo terrible. Fui al otorrinolaringólogo y las pruebas salieron bien, pero el vértigo era tan fuerte que tenía que arrastrarme por el suelo. Pensé que estaba sufriendo un derrame cerebral y mi marido tuvo que llevarme a urgencias en una ocasión. Una doctora de urgencias me hizo una tomografía computarizada del cerebro, análisis de sangre para detectar un infarto y otras pruebas, pero cuando le dije que estaba con la regla, sugirió que el problema podría ser hormonal. De todos los médicos que había visto en dos años, fue la única doctora que hizo esa conexión. ¡Se me encendió una bombilla! No podía imaginar que a los 45 años tuviera desequilibrios hormonales o estuviera en la perimenopausia. Investigué y encontré un médico que me recetó THS bioidéntica y ahora me siento estupendamente.

–Alayna H.

El 42 % de las mujeres perimenopáusicas y el 52 % de las posmenopáusicas afirman experimentar palpitaciones, que son alteraciones perceptibles en la sensación de los latidos del corazón. Una palpitación puede ser un latido rápido o irregular (arritmia), la sensación de que el corazón se ha «saltado» un latido, o un latido exagerado o muy intenso.

Las palpitaciones pueden producirse como respuesta a la disminución de los niveles de estrógeno, un cambio hormonal relacionado con aumentos del ritmo cardíaco, la frecuencia de las palpitaciones y las arritmias no peligrosas. A pesar de esta relación establecida, a pocas pacientes menopáusicas que acuden al médico con palpitaciones les dicen que el cambio hormonal podría ser el responsable. De hecho, lo más habitual es que las palpitaciones se atribuyan al estrés o la ansiedad.

Para ser justos, las palpitaciones en la menopausia no deben achacarse automáticamente a las hormonas, ya que es posible que existan problemas subyacentes. Por ejemplo, podrían deberse a arritmias cardíacas y, dependiendo de la naturaleza de las palpitaciones, podría ser necesario consultar a un cardiólogo para descartarlas. Sin embargo, cualquier revisión que pretenda llegar al fondo de las palpitaciones tendrá en cuenta la edad y el posible estado perimenopáusico o menopáusico. Las palpitaciones de la menopausia pueden provocar una gran preocupación, trastornos del sueño, síntomas depresivos y deterioro de la calidad de vida. El simple hecho de saber que es muy probable que tus hormonas estén implicadas puede aliviar en gran medida la angustia asociada a las palpitaciones cardíacas.

Estrategias para reducir las palpitaciones

Apenas se han investigado las palpitaciones cardíacas de la menopausia, de modo que existen muy pocos enfoques plenamente respaldados por la ciencia para tratarlas o mejorarlas. Como ocurre con otros muchos aspectos de la menopausia, necesitamos más investigación sobre tratamientos eficaces para las palpitaciones cardíacas en esta etapa.

En el momento de escribir estas líneas, la terapia hormonal es la única opción que cuenta con pruebas de su eficacia para reducir la prevalencia o la gravedad de las palpitaciones debidas a la disminución de los niveles de estrógenos. No hay pruebas suficientes de ninguna otra opción de tratamiento, como las terapias farmacológicas, los suplementos dietéticos, las intervenciones cognitivo-conductuales o la acupresión auricular (con semillas), para justificar su recomendación.

Pérdida de densidad cutánea, *véase* **Cambios en la piel**

Pérdida muscular, *véase* **Sarcopenia**

Picor de orejas, *véase* **Cambios en la piel**

Picores en la piel, *véase* **Cambios en la piel**

Piel seca, *véase* **Cambios en la piel**

Problemas de memoria, *véase* **Niebla mental**

Problemas dentales

Mi primer síntoma de la menopausia fue el aumento de peso, luego vino la fatiga y los problemas de encías/dientes. ¡No te olvides de mencionar los problemas de encías y dientes! Fui a médicos y a dentistas. Todos me dijeron que me estaba volviendo loca.

–Kelly C.

Lo creas o no, tu dentista podría ser la primera persona en identificar los cambios en tu cuerpo relacionados con la menopausia. Esto se debe a que los cambios hormonales pueden alterar tu salud bucal en general y afectar negativamente a los dientes y las encías de varias formas sorprendentes. Durante la perimenopausia y la posmenopausia aumenta el riesgo de que sufras:

- más acumulación de placa,
- gingivitis o periodontitis avanzada,
- boca seca (se nota si los labios empiezan a pegarse a los dientes o la lengua está seca al tacto),
- sensibilidad dental, dolor o caries,
- deterioro del hueso mandibular, que puede provocar la pérdida de dientes y recesión de encías,
- reducción de la producción de saliva,
- sangrado o irritación de las encías.

Estrategias para abordar los problemas dentales

Es crucial que practiques unos buenos hábitos de higiene oral todos los días (dos veces al día) para ayudar a prevenir o mejorar los problemas dentales que puedan surgir en la menopausia. Una buena higiene bucal incluye:

- cepillarse los dientes dos veces al día y asegurarse de llegar a la línea de las encías y las zonas de difícil acceso,
- utilizar hilo dental al menos una vez al día,
- acudir al dentista con regularidad y comunicarle cualquier cambio que hayas observado en tu salud bucodental.

También puedes contribuir a la salud de tus dientes, encías y boca:

- con una dieta antiinflamatoria que incluya abundantes verduras de hoja verde, verduras crucíferas, aceite de oliva, aguacate, pescados grasos y frutos del bosque,
- limitando la ingesta de cafeína, alcohol y alimentos ricos en azúcar o sal,
- manteniéndote hidratada.

Las prácticas de reducción del estrés también pueden ser beneficiosas para la salud bucodental. Cuando estamos ansiosas o estresadas, somos más propensas a rechinar los dientes, lo que puede provocar irritación bucal. El sistema inmunológico puede llegar a verse afectado, con el consiguiente riesgo de sufrir herpes bucales (si has estado expuesta al virus del herpes simple de tipo 1) o úlceras bucales. Elige la técnica de reducción del estrés que prefieras y comprométete a practicarla a diario, si es posible.

Opciones farmacológicas

Existen investigaciones prometedoras que demuestran que la terapia hormonal podría favorecer la salud bucal y ayudar a aliviar los síntomas bucales que pueden aparecer en la menopausia. Un estudio reveló que alrededor de dos tercios de las mujeres menopáusicas con síntomas bucales experimentaron alivio tras la terapia hormonal sustitutiva. Esto no debe sorprendernos si tenemos en cuenta que las molestias bucales generales son mucho más frecuentes en las mujeres perimenopáusicas y posmenopáusicas que en las premenopáusicas. Este dato nos indica que los cambios hormonales están implicados en la alteración de la salud bucodental (y el reemplazo hormonal podría ayudar).

Problemas gastrointestinales

Antes de la menopausia era una mujer menuda: 1,60 m y 50 kg después de tener tres hijos. Hacía ejercicio moderado, podía comer absolutamente de todo sin engordar, dormía bien y tenía mucha energía. Llegó la menopausia y, de la noche a la mañana, pasé de sentirme llena de vida y energía a estar agotada, estresada, enfadada y sin dormir. No podía explicarme los dolores constantes ni por qué me sentía hinchada constantemente. De repente tenía un neumático en la barriga y no podía hacer nada para deshacerme de la hinchazón y el sobrepeso. Engordé 14 kilos en dos años y, para ser sincera, no tenía la sensación de haber cambiado ni mi alimentación ni el ejercicio. Consulté con un médico especializado en menopausia, y después de empezar la terapia hormonal y entender mi dieta un poco mejor, junto con el ayuno intermitente, he perdido algo de peso, pero de todo el cuerpo. He bajado una talla de ropa, pero sobre todo mi calidad de vida es mucho mejor y ¡mejora cada día!

–Donna M.

El tracto gastrointestinal humano es un sistema complejo responsable de la digestión, la absorción de nutrientes y la eliminación de productos de desecho. Varias investigaciones recientes han descubierto que el estrógeno y sus receptores desempeñan un papel vital en el mantenimiento de la salud y la funcionalidad de este complicado sistema. Cuando el estrógeno se agota en la menopausia, su ausencia puede influir en las enfermedades y las molestias gastrointestinales, ya que contribuiría potencialmente al desarrollo de varias afecciones.

Reflujo ácido/ERGE (enfermedad por reflujo gastroesofágico)

Cuando se padece ERGE, el ácido del estómago retrocede hacia el esófago, lo que puede provocar ardor de estómago, la sensación de tener un nudo en la garganta y problemas para tragar. Hasta los 50 años, los hombres son más propensos a padecer ERGE que las mujeres, pero después de la menopausia la tendencia aumenta en las mujeres de forma drástica. De hecho, la investigación revela que las mujeres posmenopáusicas tienen 3,5 veces más probabilidades de padecer ERGE que las premenopáusicas. El estrógeno podría ayudar a retrasar la aparición del reflujo ácido (ERGE) al reducir la inflamación y hacer que el revestimiento del esófago sea más resistente al ácido estomacal que causa la ERGE.

Curiosamente, las mujeres que nunca han utilizado terapias hormonales posmenopáusicas presentan menos riesgo de padecer síntomas de reflujo que las que han tomado o siguen tomando terapia de sustitución de estrógenos. Y el riesgo de sufrir síntomas de reflujo aumenta con dosis más altas y más tiempo de uso de los estrógenos. Los moduladores selectivos de los receptores de estrógeno (SERM) y los preparados hormonales de venta libre también se relacionan con un mayor riesgo de ERGE.

Lo que esto nos dice es que el esfínter esofágico inferior podría ser especialmente sensible a la sustitución estrogénica, que es posible que se relaje demasiado y, por tanto, aumente el riesgo de ERGE entre las mujeres que toman terapia hormonal o utilizan terapias que estimulan la producción de estrógenos durante la menopausia. La ERGE es uno de los pocos síntomas relacionados con la menopausia que no parece mejorar con la THM. Algunos expertos creen que podría ser un efecto secundario de los estrógenos orales únicamente, y que los métodos no orales podrían no tener ningún efecto sobre la enfermedad, pero necesitamos más estudios.

Síndrome del intestino irritable (SII)

El SII es un trastorno gastrointestinal bastante común que afecta al intestino grueso y provoca síntomas como dolor abdominal, hinchazón y alteración de los hábitos intestinales (como un aumento del estreñimiento y/o la diarrea). Las hormonas sexuales, en especial los estrógenos, desempeñan un papel importante en el funcionamiento del sistema digestivo y en los posibles problemas. El SII es más frecuente en las mujeres que en los hombres, y sus síntomas pueden cambiar durante las distintas fases del ciclo menstrual de la mujer, durante el embarazo y, por supuesto, después de la menopausia. Así, los investigadores relacionan las hormonas sexuales con la función gastrointestinal, pero todavía hay mucho que no sabemos sobre la interacción entre ambas. Las investigaciones demuestran que los estrógenos afectan a la motilidad del colon, algo que podría contribuir a los síntomas del SII. Tras la menopausia, las mujeres con SII tienden a experimentar síntomas más graves del síndrome en comparación con las mujeres que aún no han pasado por la menopausia. Sin embargo, este cambio vinculado a la edad no se observa en los hombres con SII. Es probable que esta diferencia se deba a que las hormonas sexuales femeninas tienen una gran influencia en la comunicación entre el cerebro y el intestino, lo que afecta a la forma en que las mujeres perciben las molestias estomacales y al funcionamiento de su aparato digestivo.

Cáncer de colon

El cáncer de colon es un tumor maligno que afecta al tracto gastrointestinal y una de las principales causas de mortalidad por cáncer en todo el mundo. Curiosamente, las mujeres presentan una mayor prevalencia de cáncer de colon que los hombres. No deja de sorprender que el estudio de la Women's Health Initiative demostrase una reducción del 30 % en la prevalencia del cáncer de colon tras el tratamiento con THM en mujeres posmenopáusicas. Esto sugiere un posible papel protector del estrógeno en este tipo de cáncer.

Cambios en el microbioma intestinal

Los problemas gastrointestinales durante la menopausia también pueden deberse a cambios en el microbioma intestinal, la compleja comunidad de microorganismos que residen en el tracto digestivo y que desempeñan un papel fundamental en el mantenimiento de la salud general. Esta comunidad intestinal vital recibe la influencia de diversos factores, como el envejecimiento y las hormonas sexuales, y la investigación está empezando a revelar la compleja relación entre la menopausia y el microbioma intestinal. La menopausia se asocia a los siguientes cambios en el microbioma:

- DISMINUCIÓN DE LA DIVERSIDAD MICROBIANA: la menopausia y la disminución de los niveles de estrógeno se relacionan con la disminución de la diversidad del microbioma intestinal. Esta disminución puede alterar el delicado equilibrio dentro de la microbiota, lo que podría dar lugar a complicaciones de salud.
- CAMBIO HACIA UNA COMPOSICIÓN MASCULINA: las investigaciones sugieren que la menopausia podría alterar la composición del microbioma intestinal, que pasaría a ser más parecido al microbioma masculino. Aunque todavía desconocemos la relación de este fenómeno con los cambios en la salud, las alteraciones del microbioma relacionadas con la menopausia se asocian con perfiles cardiometabólicos adversos, que pueden incluir niveles altos de azúcar en sangre y colesterol, y una mayor circunferencia de la cintura.
- POTENCIAL DEL ESTROBOLOMA: una nueva área de investigación está relacionada con el estroboloma, que es un conjunto de genes productores de enzimas que se encuentran en el microbioma intestinal y que permiten que las bacterias

intestinales metabolicen el estrógeno. Curiosamente, las acciones del estroboloma permiten que el estrógeno inactivo se reactive y vuelva a entrar en el torrente sanguíneo. Durante la menopausia podría producirse una reducción del potencial del estroboloma, lo que afectaría al metabolismo de los estrógenos y a la salud relacionada con las hormonas. Los investigadores están estudiando el posible papel del estroboloma en relación con los cánceres que responden a los estrógenos, y sospecho que oiremos hablar mucho más de él en el futuro.

- AUMENTO DE LA PERMEABILIDAD DE LA BARRERA INTESTINAL: la disminución de los niveles de estrógeno y progesterona durante la menopausia podría provocar un aumento de la permeabilidad de la barrera intestinal. Una mayor permeabilidad puede permitir que las bacterias y sus subproductos pasen al torrente sanguíneo y desencadenen una inflamación.

Estrategias para mitigar los problemas gastrointestinales

Sospecho que la ciencia futura seguirá revelando una conexión cada vez más significativa entre la menopausia y el microbioma intestinal, y cómo afecta esa conexión a la salud gastrointestinal. Seguramente, también dispondremos de más estrategias basadas en la evidencia. Por el momento, estas son algunas estrategias para cuidar del microbioma intestinal y la salud gastrointestinal.

Nutrición

Una dieta rica en fibra es la estrategia nutricional más importante para la salud intestinal. La fibra sirve como fuente de alimento para las bacterias intestinales beneficiosas, promoviendo su desarrollo y la producción de ácidos grasos de cadena corta, también beneficiosos para la salud intestinal. La fibra favorece la digestión y minimiza la presión en el esfínter esofágico inferior, lo cual puede reducir la acidez y otros síntomas de ERGE. Lo ideal es que las mujeres ingieran un mínimo de 25 gramos de fibra al día a través de la alimentación, aunque la mayoría se queda en la mitad.

Algunas de mis fuentes preferidas de fibra son el aguacate (mi favorito), las legumbres, el brócoli, los frutos del bosque y las semillas de chía. Los suplementos de fibra también pueden ser útiles, pero la mayor parte de la fibra que consumas debería proceder de los alimentos. En la página 188 encontrarás información sobre los suplementos de fibra.

Suplementos

Los alimentos ricos en probióticos (yogur, kéfir, chucrut, etcétera) y los suplementos probióticos que contienen cepas como *Lactobacillus* de las especies *casei*, *helveticus*, *rhamnosus* y *reuteri* parecen prometedores para la salud intestinal en la posmenopausia, lo que a su vez puede protegerte de los riesgos que aumentan a medida que los niveles hormonales disminuyen. Estos probióticos pueden influir en la absorción del calcio en el intestino, reducir la pérdida de densidad ósea, mejorar los síntomas genitourinarios, favorecer el equilibrio del pH vaginal y ayudar a controlar los factores de riesgo cardiometabólico.

————————El potencial de los probióticos————————

Los probióticos son bacterias no dañinas presentes en alimentos y suplementos que pueden promover el crecimiento de bacterias «buenas» en el intestino. Estas denominadas bacterias buenas pueden tener un impacto positivo en su salud al aumentar la absorción de nutrientes, combatir las infecciones y otros elementos causantes de enfermedades, contribuir a la prevención de intolerancias y alergias alimentarias, y mucho más. Dado que gran parte de la salud empieza en el microbioma intestinal, es posible que notes que los probióticos aparecen como estrategia para tratar diversos síntomas de la menopausia. Aunque las evidencias sobre el impacto preciso de los probióticos son limitadas (no resulta fácil aislar su efecto), existen numerosas investigaciones que demuestran su importante potencial de apoyo para la salud, sobre todo al llegar a la menopausia.

En un artículo publicado en 2023 en *Current Nutrition Reports*, los investigadores revisaron varios ensayos aleatorios sobre el uso de probióticos en la menopausia y descubrieron que los probióticos podrían tener un «efecto pleiotrópico», que significa que podrían beneficiar a varias funciones y sistemas. Es posible que aporten beneficios para la salud en la menopausia:

1. aumentando la absorción de calcio, lo que podría proteger la densidad ósea y retrasar el daño óseo asociado a la pérdida de estrógenos en la menopausia;
2. reduciendo el pH vaginal, lo cual puede prevenir la hiperplasia endometrial al limitar la actividad de las bacterias patógenas;
3. protegiendo contra la inflamación, los niveles elevados de colesterol y la resistencia a la insulina, que en conjunto pueden reducir el riesgo de sufrir síndrome metabólico y enfermedades cardiovasculares;
4. reduciendo la incidencia del cáncer de mama, probablemente relacionado con el efecto de los probióticos sobre el metabolismo de los estrógenos en el estroboloma, y mejorando los síntomas genitourinarios que pueden derivarse de la terapia contra el cáncer de mama.

Es importante señalar que, para las mujeres del estudio, los probióticos que contienen *Bifidobacterium* y *Lactobacillus* de las especies *casei*, *helveticus*, *rhamnosus* y *reuteri* ejercieron el efecto aparentemente más positivo.

Reflujo ácido/ERGE, *véase* **Problemas gastrointestinales**

Resistencia a la insulina

La perimenopausia empezó para mí cuando estaba en la facultad de farmacia. La niebla mental me hizo pensar que me estaba volviendo loca (llegué a pensar en una demencia precoz). Mi incapacidad para recordar información llevó a un tutor a decirme que creía que no aprobaría los exámenes. Descubrí la comunidad sobre menopausia de TikTok y comencé a investigar por mi cuenta. Contacté con una ginecóloga obstetra que me despachó (a mí y a mis preocupaciones) por los resultados de los análisis de sangre. Me dijo que mi larga lista de síntomas de la perimenopausia se debía a un ligero aumento de la A1c. No tuvo en cuenta que la insensibilidad a la insulina es común en la menopausia. Investigué más y luego acudí a mi médico de cabecera (que es consciente de mis conocimientos en materia de salud). Aquella cita fue mejor principalmente porque había encontrado una combinación de suplementos que ya habían empezado a mejorar mi función cerebral y me ayudaron a sentirme como antes. Desde entonces he aprobado los exámenes (después de un par de intentos fallidos), pero ahora tengo la sensación de que los suplementos no son la única respuesta y no tengo claro adónde acudir ahora.

—Jessica T.

La resistencia a la insulina (RI) es lo que sucede cuando las células pierden sensibilidad a la insulina, una hormona secretada por el páncreas que resulta esencial para el metabolismo de la glucosa (azúcar en la sangre). Cuando las células no responden a la insulina, los niveles de azúcar en sangre pueden mostrarse elevados de forma permanente, lo cual supone un factor de riesgo tanto para la diabetes de tipo 2 como para la inflamación crónica de bajo grado.

Como he mencionado en el capítulo 6, la disminución de los niveles de estrógeno en la menopausia nos expone a un mayor riesgo de desarrollar resistencia a la insulina. El estrógeno contribuye al metabolismo de la glucosa de dos maneras: ayudando al tejido muscular a utilizar la glucosa como combustible y suprimiendo la gluconeogénesis, la producción de glucosa en el hígado. A medida que perdemos estrógeno, perdemos también su participación en los procesos metabólicos, y eso puede dejarnos vulnerables a una disfunción en la capacidad de nuestras células para utilizar y almacenar el combustible de los alimentos, y a un nivel de azúcar en sangre permanentemente alto.

No hay síntomas evidentes de resistencia a la insulina, pero sí existen factores de riesgo establecidos, entre los que se incluyen:

- tener 45 años o más,
- antecedentes familiares de diabetes de tipo 2,
- obesidad, y especialmente obesidad abdominal (grasa visceral),
- inactividad física,
- hipertensión arterial y/o colesterol alto,
- síndrome de ovario poliquístico (SOP),
- apnea del sueño,
- enfermedad del hígado graso,
- uso de ciertos medicamentos para la presión arterial, esteroides y los que se emplean para tratar trastornos psiquiátricos o el VIH,
- enfermedad de Cushing e hipotiroidismo.

Es importante que prestes atención a tus factores de riesgo personales de resistencia a la insulina, porque puede derivar en prediabetes y después en diabetes de tipo 2 si no se trata. La diabetes de tipo 2 se asocia con un mayor riesgo de padecer problemas de salud graves, como ictus, cardiopatías, enfermedades renales y oculares, y neuropatía diabética.

Estrategias para corregir la resistencia a la insulina

Para tratar y reducir el riesgo de resistencia a la insulina debes dar prioridad a las opciones de estilo de vida saludables que maximicen el potencial metabólico de tu cuerpo. Esas elecciones se centrarán en comer y hacer ejercicio de manera estratégica para favorecer la sensibilidad de tus células a la insulina. Las células tienen que ser sensibles a la insulina (lo contrario de resistentes), porque eso se traduce en un nivel equilibrado de azúcar en sangre y bajos niveles de inflamación. Puedes hacer mucho para protegerte de algunas de las enfermedades crónicas más comunes incorporando hábitos que favorezcan la sensibilidad a la insulina. Veamos algunos de los mejores hábitos.

Nutrición

Existen dos objetivos nutricionales fundamentales que te ayudarán a proteger tu salud metabólica durante la menopausia y después. Estos objetivos nutricionales forman la base de «la dieta Galveston», mi programa —y mi libro— diseñado para mujeres menopáusicas.

Consume alimentos con un índice glucémico bajo: el índice glucémico es una herramienta que mide la rapidez con la que un alimento provoca la subida del azúcar en sangre. Los alimentos con un índice glucémico bajo producen un aumento más lento del azúcar en sangre, lo cual es mejor para el metabolismo y el estado de ánimo (no hay «bajadas» de azúcar), entre muchas otras cosas. Los alimentos con un índice glucémico bajo son las verduras, las frutas, los productos integrales, los frutos secos, las carnes magras y las legumbres.

Consume un mínimo de 25 gramos de fibra al día: las investigaciones han demostrado que la ingesta diaria de fibra dietética ayuda a reducir el azúcar en sangre en ayunas y los niveles de insulina. Tanto los productos de fibra soluble como la fibra procedente de alimentos naturales son eficaces para mejorar la gestión del azúcar en sangre y la sensibilidad a la insulina.

Entre las mejores fuentes de fibra (como también se explica en *La dieta Galveston*) figuran las legumbres, el brócoli, los frutos del bosque, el aguacate (mi favorito), las semillas de chía, las semillas de calabaza, la alcachofa, el edamame, la calabaza, las verduras de hoja verde, la avena integral, el maíz, la espelta, la quinoa, las semillas de girasol, el plátano, las manzanas, el salvado, las almendras, los boniatos y las ciruelas pasas, por citar solo algunas.

Cuando consumes alimentos de bajo índice glucémico y obtienes suficiente fibra cada día, ayudas a tu cuerpo a mantenerse en el buen camino para alcanzar y mantener una composición corporal saludable.

Incorpora abundantes polifenoles a tu dieta. Los polifenoles son compuestos beneficiosos que se encuentran en las plantas y que poseen una impresionante actividad antioxidante. Algunas de las mejores fuentes son:

manzanas	comino
frutos del bosque	chocolate negro (el cacao es una gran fuente de polifenoles)
brócoli	
zanahorias	semillas de lino
chiles	

Suplementos

Algunos suplementos pueden ayudar a mejorar la sensibilidad a la insulina en conjunción con la dieta adecuada. Entre ellos figuran:

- MAGNESIO: numerosos estudios que analizan diferentes tipos de suplementos de magnesio han demostrado beneficios. El magnesio en varias formas, de 250 a 360 mg de Mg++ elemental al día, mostró beneficios.
- ZINC: la deficiencia de zinc está claramente relacionada con un mayor riesgo de resistencia a la insulina, pero la suplementación para una mujer que no presente deficiencia de zinc tiene resultados contradictorios.
- VITAMINA C: la investigación sugiere que los niveles de vitamina C se asocian con el síndrome metabólico, pero necesitamos más estudios para encontrar la dosis exacta que aporte beneficios.

- PROBIÓTICOS: el uso de probióticos se relaciona con una mejora de las puntuaciones de resistencia a la insulina en mujeres menopáusicas; los suplementos deben contener especies de *Lactobacillus* y *Bifidobacterium*.

Aunque no es tan eficaz como los suplementos citados, también se ha observado que la vitamina D aporta cambios positivos notables en el metabolismo de la glucosa.

Actividad física

El ejercicio físico regular es fundamental para mejorar la sensibilidad a la insulina. De hecho, solo treinta minutos de ejercicio al menos cinco días a la semana pueden mejorar la capacidad de respuesta de las células a la insulina y aumentar la «captación de glucosa», lo cual significa simplemente que tus tejidos utilizan más glucosa, de manera que queda menos en el torrente sanguíneo (donde puede empezar a causar problemas).

Opciones farmacológicas

Como hemos comentado en el capítulo 6, la THM parece ser eficaz.

Sarcopenia

La sarcopenia es una enfermedad progresiva relacionada con la edad que se caracteriza por la pérdida de masa, fuerza y función musculoesquelética. Suele provocar una reducción del rendimiento físico y un mayor riesgo de caídas y fracturas, lo que afecta a la calidad de vida en general. La investigación ha descubierto que las fluctuaciones hormonales durante la menopausia pueden provocar sarcopenia e influir en la pérdida de masa muscular antes de lo que cabría esperar. Se han observado cambios en la masa muscular entre las fases temprana y tardía de la perimenopausia.

Como he mencionado en el capítulo 6, los estrógenos y la testosterona desempeñan un papel importante en el mantenimiento del tejido muscular. Cuando esos niveles descienden, empezamos a perder músculo (y normalmente no nos damos cuenta). La pérdida de masa muscular, a su vez, puede contribuir a la disminución de la densidad ósea, con la consiguiente exposición a enfermedades como la osteoporosis. La salud muscular y ósea están estrechamente relacionadas desde el punto de vista metabólico y anatómico, y a menudo se reflejan la una en la otra, tanto en fuerza como en debilidad. Por este motivo, observarás que muchas de las estrategias de cada área se solapan.

Es fundamental tomar medidas para mantener la masa muscular (y nunca es demasiado pronto). Al fin y al cabo, la masa muscular desempeña un papel crucial en el mantenimiento de la salud general porque participa en muchos aspectos de las capacidades físicas, el metabolismo y el bienestar, entre ellos:

- PREVENCIÓN DE LA FRAGILIDAD: mantener la masa muscular es vital para prevenir la fragilidad, sobre todo en las mujeres mayores. La fragilidad es un síndrome que se caracteriza por el declive de la función física y el aumento de la vulnerabilidad ante resultados adversos para la salud. La pérdida de masa muscular es uno de los principales factores que contribuyen a la fragilidad, y provoca debilidad, reducción de la movilidad y un mayor riesgo de caídas y fracturas.
- FUNCIÓN FÍSICA: unos músculos fuertes proporcionan la fuerza y la resistencia necesarias para las actividades cotidianas, desde subir escaleras y cargar con la compra hasta mantener el equilibrio y evitar lesiones. En las mujeres, sobre todo las de edad avanzada, conservar la masa muscular es vital para mantener la independencia y una buena calidad de vida.
- SENSIBILIDAD A LA INSULINA Y CONTROL DE LA GLUCOSA: el tejido muscular desempeña un papel importante en el metabolismo de la glucosa. Los músculos esqueléticos son responsables de captar y utilizar la glucosa del torrente san-

guíneo, lo que convierte al tejido muscular en un aliado esencial para proteger la sensibilidad a la insulina. Esto es fundamental para prevenir o controlar enfermedades como la diabetes de tipo 2 y la resistencia a la insulina, a las que somos más susceptibles durante la menopausia.

- TASA METABÓLICA BASAL (TMB): el tejido muscular es metabólicamente activo, lo que significa que quema calorías incluso en reposo. Tener más músculo aumenta la tasa metabólica basal, que es el número de calorías que tu cuerpo necesita para mantener funciones fisiológicas básicas como la respiración, la circulación y la reparación celular. Las mujeres con más masa muscular tienden a presentar una TMB más alta, lo que facilita el mantenimiento de un peso saludable y el control de la composición corporal.
- SALUD ÓSEA: aunque el músculo y el hueso son tejidos distintos, están estrechamente conectados. Los ejercicios de resistencia que desarrollan y mantienen los músculos también ejercen presión sobre los huesos, lo que aumenta la densidad ósea. Esto es muy importante a medida que envejecemos. Mantener una densidad ósea fuerte puede proteger contra lesiones y fracturas.
- CONTROL DEL PESO: la masa muscular puede ayudar a controlar el peso y la composición corporal. El tejido muscular es más denso que el tejido graso, lo que significa que tener más músculo no solo te hace más fuerte, sino también más delgada. Además, la TMB más elevada asociada con el aumento de la masa muscular quema más calorías.

El diagnóstico de la sarcopenia suele consistir en el análisis de la masa muscular con una absorciometría de rayos X de energía dual (DEXA) o un escáner InBody y pruebas de fuerza. Yo tengo un escáner InBody que utilizo para medir la masa muscular de mis pacientes. También hablo con todas ellas sobre la masa muscular y las numerosas formas en que puede afectar a la salud. Mi plan general para la mejora de los síntomas se apoya en gran medida en estrategias para proteger y desarrollar el tejido muscular.

Estrategias para hacer frente a la sarcopenia

El tratamiento y la prevención de la sarcopenia requieren una combinación de nutrición de alta calidad y actividad física para mejorar la fuerza muscular y el rendimiento físico. Además, dado que la inflamación puede desempeñar un papel en el avance de la degradación del tejido muscular, consumir abundantes alimentos antiinflamatorios, reducir al mínimo el consumo de alcohol, no fumar, dormir adecuadamente y las prácticas de reducción del estrés te ayudarán a proteger tu valioso tejido muscular.

Nutrición

Los estudios han demostrado que las estrategias nutricionales beneficiosas incluyen el aumento del consumo de frutas y verduras, una ingesta diaria mínima recomendada de 1,2 gramos o más de proteínas por kilo de peso corporal, y la ingesta de una comida o batido rico en proteínas que contenga 20 gramos de proteínas poco después de hacer ejercicio para favorecer el mantenimiento y el desarrollo del tejido muscular.

Además de las proteínas alimentarias, es importante asegurarse de ingerir suficiente vitamina D y calcio, esenciales para la salud ósea. La osteoporosis y la sarcopenia están conectadas a través de su impacto en la salud musculoesquelética y la función física en general. Un aporte adecuado de calcio y vitamina D es fundamental para tratar y prevenir ambas afecciones. El calcio favorece la salud ósea, y la vitamina D facilita la absorción del calcio al tiempo que participa en la función muscular. Si presentas riesgo o ya tienes problemas con la osteoporosis y la sarcopenia, es importante que consultes con profesionales sanitarios para evaluar tus necesidades nutricionales específicas y desarrollar un plan personalizado para mantener la salud musculoesquelética y prevenir las fracturas y la debilidad muscular.

Ejercicio

El régimen de ejercicio más eficaz para tratar la sarcopenia parece ser aquel que combina ejercicio aeróbico y entrenamiento de resistencia. Un compromiso consistente con el entrenamiento de resistencia tiene un valor incalculable para prevenir la sarcopenia, ya que se ha demostrado que ayuda a desarrollar y conservar la masa y la fuerza muscular. Una revisión Cochrane (realizada y publicada por Cochrane Collaboration, un grupo fiable de expertos médicos) sugiere que el entrenamiento progresivo de resistencia de dos a tres veces por semana resulta especialmente beneficioso.

Yo me he comprometido personalmente a hacer del desarrollo y el mantenimiento muscular una prioridad para mí, y por eso mi objetivo es hacer al menos tres entrenamientos de fuerza por semana. Si deseas más orientación en este ámbito, un excelente recurso es el libro *Siempre fuerte*, de la doctora Gabrielle Lyon.

Es importante señalar que, aunque el entrenamiento de resistencia es ideal para desarrollar y mantener el tejido muscular, si por alguna razón no puedes realizarlo, debes hacer alguna otra cosa; busca algún tipo de ejercicio con el que puedas comprometerte a ser constante y no lo dejes. La actividad física regular ayuda a proteger contra muchas enfermedades; mejora el estado de ánimo, la energía y la autoestima; resulta beneficiosa para el metabolismo; fortalece el corazón... la lista es interminable. El ejercicio es realmente la mejor medicina.

Suplementos

Los estudios demuestran que las mujeres posmenopáusicas que toman suplementos de creatina (5 g/día) acompañados de entrenamiento de fuerza pueden incrementar la masa y la fuerza muscular.

El selenio, el magnesio y los ácidos grasos omega-3 pueden ayudar a conservar la masa muscular y proteger el tejido muscular del daño inflamatorio.

Opciones farmacológicas

La terapia hormonal para la menopausia (THM) ha mostrado resultados dispares en la conservación de la masa muscular en mujeres posmenopáusicas. Aunque podría beneficiar a la potencia muscular y lo que llamamos «regulación de la contracción», su impacto en la masa muscular no está del todo claro (aunque la terapia con testosterona ha demostrado mejorar el tono y la masa muscular en mujeres menopáusicas).

¿Cuánta proteína es suficiente?

Es fundamental aumentar la ingesta de proteínas durante la menopausia para favorecer la salud en general y, en concreto, para proteger y conservar la masa y la función muscular. A medida que las mujeres envejecemos, nuestras necesidades de proteínas tienden a aumentar debido a varios factores, entre ellos, los cambios en la síntesis de la proteína muscular y el mayor riesgo de pérdida de masa muscular que conllevan los cambios hormonales. Si desarrollas resistencia a la insulina, cuyo riesgo de padecerla es mayor en la menopausia, es posible que necesites aumentar la ingesta de proteína para mantener la masa y la función muscular. Esto se debe a que la resistencia a la insulina puede afectar a la capacidad del cuerpo para utilizar la proteína de la dieta eficazmente en la síntesis proteica muscular.

Varios estudios observacionales han destacado la asociación positiva entre una mayor ingesta de proteínas y una mejor salud muscular en mujeres posmenopáusicas. Por ejemplo, el estudio de la Women's Health Initiative reveló que una ingesta proteica de 1,2 gramos por kilo de peso corporal se relacionaba con un 32 % menos de riesgo de fragilidad y una mejor función física. Una ingesta todavía mayor, de 1,6 gramos por kilo de peso corporal, se asoció con un mayor índice de masa musculoesquelética en mujeres posmenopáusicas. Para realizar este cálculo, multiplica tu peso por 1,2 o 1,6 gramos para obtener tu ingesta ideal de proteínas en gramos).

Conviene señalar que este nivel de ingesta de proteínas es superior a la cantidad diaria recomendada (CDR) general, que es de

0,8 gramos por kilo de peso corporal. Sin embargo, basándonos en lo que sabemos sobre el riesgo de pérdida muscular y fragilidad en la menopausia, creo firmemente que esta CDR no es suficiente proteína y que debes intentar ingerir al menos entre 1,2 y 1,6 gramos por kilo de peso corporal.

Si deseas aumentar tu ingesta de proteínas, procura consumirlas a través de diversas fuentes: por ejemplo, carnes magras, aves, pescado, lácteos, legumbres y opciones de origen vegetal. De este modo, te asegurarás de ingerir todos los nutrientes y aminoácidos esenciales que necesitas para el mantenimiento de tus músculos y para tu salud en general. Además, conviene que prestes atención también al momento en que consumes las proteínas: es mejor repartirlas entre los tentempiés y las comidas a lo largo del día en lugar de ingerirlas en una sola comida.

Sensación de ardor en la boca/lengua

Todo empezó después del nacimiento de mi tercer hijo. Tenía 33 años y mis reglas pasaron a ser muy esporádicas. Al principio la tenía cada tres meses, después cada seis meses, hasta que finalmente, a los 40 años, dejó de venirme. Mi médica me hizo todas las pruebas posibles. Me recetó hormonas para intentar reactivar la menstruación. No funcionó. Me hizo una dilatación y legrado debido al engrosamiento del revestimiento del útero. Al final llegó a la conclusión de que estaba experimentando una menopausia prematura. Empecé a sentir hormigueo y ardor en los pies, así como ardor en la lengua. Mi médica me envió al neurólogo, que me hizo todos los análisis de sangre imaginables. Me hicieron biopsias de las piernas y los brazos para comprobar el estado de mis nervios. Los análisis de sangre salieron normales. El neurólogo dijo que mis síntomas eran idiopáticos y, resumiendo, «Avísame si empeoran». Nadie sugirió que podría ser la menopausia.

–Patty V.

El síndrome de boca ardiente (SBA) se define como una sensación de ardor, hormigueo, quemazón, sensibilidad o entumecimiento en la boca a pesar de que no hay signos visibles de lesión. El SBA se experimenta con mayor frecuencia en la punta de la lengua, pero también en los labios, en los lados de la lengua o en el paladar. El SBA afecta mucho más a las mujeres que a los hombres (proporción 7:1), y la mayoría de las personas con este síndrome tan frustrante y doloroso son mujeres posmenopáusicas de mediana edad.

Todavía no se sabe a ciencia cierta por qué las mujeres menopáusicas son más propensas a padecer SBA, pero una teoría es que la caída drástica de estrógenos en la menopausia altera la producción de compuestos químicos que afectan a la función nerviosa, y esa alteración podría ser la causante del dolor y el hormigueo en la red de nervios presentes en la boca. Algunos investigadores sugieren que la saliva podría sufrir cambios que modifican la percepción de las sensaciones por parte de las células de la boca.

Estrategias para aliviar la sensación de ardor en la boca

Las opciones de tratamiento para el SBA pretenden ayudar a mejorar los síntomas, en especial el dolor, que puede ser perturbador y debilitante.

- La combinación de una dosis baja de benzodiacepina, un antidepresivo tricíclico y gabapentina ha demostrado ser eficaz para reducir el dolor. El clonazepam tópico u oral puede producir una mejoría significativa del dolor («tópico» en este caso significa chupar una pastilla de clonazepam para que los efectos más importantes de la medicación sean locales, es decir, en la boca).
- Puede parecer extraño, pero la salsa picante diluida también puede reducir el dolor oral asociado al SBA (y sí, de hecho, se realizó un estudio para probarlo). La salsa de chile picante contiene capsaicina, que puede producir alivio al insensibilizar el tejido oral. Prueba a aplicar una mezcla de una parte de salsa picante

y dos de agua en las zonas de la boca más afectadas tres o cuatro veces al día.

- Algunos estudios anteriores han analizado si la THM es eficaz para reducir los síntomas del SBA, y los resultados han sido dispares. Podría ser útil y valdría la pena probar, sobre todo si ya te estás planteando usar terapia hormonal por otros motivos.

- En estudios de investigación, algunas pacientes con SBA descubrieron que el ácido alfa-lipoico, un antioxidante, produjo mejoras significativas en los síntomas, pero otras lo encontraron ineficaz. A pesar de los resultados contradictorios, si buscas una opción de tratamiento sin receta, el ácido alfa-lipoico está disponible en forma de suplemento y podría funcionar en tu caso.

- Es posible que hayas oído que la hierba de San Juan puede aliviar los síntomas del ardor de boca, pero los investigadores que analizaron su uso descubrieron que no producía una reducción significativa del dolor.

Sensación de descarga eléctrica, *véase* Sensación de hormigueo en la piel

Sensación de hormigueo en la piel/Hormigueo en las extremidades/Sensación de descarga eléctrica

Mis sofocos aparecieron acompañados de dolor. Empecé con la perimenopausia a los 47 años, con descargas cada cuarenta minutos, día y noche, y me dolían... como un dolor nervioso superficial en todo el cuerpo. Las mantas e incluso la ropa empeoraban el dolor. Los médicos me dijeron que nunca habían oído hablar de nada parecido o que una cosa no tenía nada que ver con la otra. En cualquier caso, no se podía hacer nada. Finalmente, a los 62 años el dolor disminuyó y las «descargas eléctricas» también. Tengo casi 65 y ahora me dan de tres a cinco al día y ya no siento dolor. He ido a varios médicos y ninguno me ha ofrecido la THM, pero es cierto que vivo en una zona donde no se fomenta ni se apoya. Ahora me siento mejor, pero la piel, el pelo, el vello facial y el aumento de peso todavía me fastidian.

—Angela P.

Las disestesias y las parestesias son sensaciones anormales en la piel, como descargas eléctricas, cosquilleo, hormigueo o quemazón. Son formas de neuropatías periféricas debidas a problemas en el sistema nervioso periférico, que incluye a los nervios situados fuera del cerebro y la médula espinal. Las neuropatías periféricas pueden tener diversas causas, entre ellas, enfermedades subyacentes, lesiones y, como sugieren investigaciones recientes, los cambios hormonales asociados a la menopausia.

Diversas investigaciones están revelando que la posible relación entre las disestesias y las parestesias resulta especialmente relevante en las mujeres posmenopáusicas. Los estrógenos contribuyen a la protección y la regeneración de los nervios, por lo que una disminución de los niveles de estrógenos podría provocar una neuropatía periférica y los consiguientes cambios en la sensibilidad al dolor. Y parece que cuanto más tiempo pasamos sin estrógeno, más probabilidades hay de desarrollar esta afección.

Estrategias para tratar la sensación de hormigueo en la piel/hormigueo en las extremidades/ sensación de descarga eléctrica

Si desarrollas alguna de estas sensaciones, es importante que acudas al médico, ya que existen múltiples causas potenciales: podrían ser de origen endocrinológico o el resultado de una enfermedad autoinmune, una deficiencia nutricional, una hernia discal o cualquier otra causa que deba ser tratada. El mejor tratamiento dependerá de la causa subyacente.

Aunque cada vez está más clara la relación entre los cambios hormonales y la neuropatía periférica, el papel de la terapia hormonal para la menopausia (THM) en el alivio de estos síntomas sigue siendo objeto de investigación.

Sensibilidad/dolor mamario

Mi historia con la menopausia empezó cuando tenía 36 años. Pasé por una etapa de mucha sensibilidad y dolor en los pechos. Me dolía tanto el seno derecho que pensé que tenía cáncer de mama. Por suerte, aquel dolor desapareció, pero a mediados de los cuarenta fue sustituido por el insomnio, la sequedad ocular crónica y los calores nocturnos. Después aparecieron los sofocos intensos, sobre todo por la noche, y me acompañaron durante dos años. Cuando cumplí 49, mi médico me dijo que mis ovarios habían dejado de funcionar y que ya no tenía que preocuparme por los anticonceptivos. Los sofocos desaparecieron (¡yupi!). Pensaba que ya estaba bien, pero ¡me equivoqué! Los sofocos volvieron dos años más tarde, y en marzo de este año desaparecieron. Tenía la esperanza de que todo hubiese terminado, pero me equivoqué otra vez. Cuatro semanas más tarde comencé con un sangrado irregular, los pezones rígidos y gases/hinchazón. Y volvieron los sofocos... ¿Esto acabará algún día? Empiezo a tener mis dudas.

—Jennifer P.

El dolor o la sensibilidad en los senos, también conocido como «mastalgia», suelen aparecer en la premenopausia durante el ciclo menstrual o el embarazo, y es razonable esperar que desaparezcan cuando terminan esos ciclos. Sin embargo, el dolor mamario puede persistir obstinadamente en algunas mujeres y provocar el temor de que sea un síntoma de cáncer de mama. Lo cierto es que el dolor mamario rara vez es síntoma de cáncer de mama, con independencia de la edad.

El dolor mamario puede ser cíclico o no cíclico.

El *dolor mamario cíclico* es el más frecuente, y está relacionado con la menstruación. Se debe a las fluctuaciones mensuales de las hormonas estrógeno y progesterona, que tienen un efecto estimulante sobre el tejido mamario; hacen que retenga agua y aumentan el tamaño y el número de conductos y glándulas mamarias.

Si todavía estás menstruando, es posible que experimentes dolor mamario cíclico unos días antes de la menstruación. Los pechos se vuelven sensibles, duelen o están más voluminosos, y las molestias pueden extenderse a las partes superior y externa del pecho, la axila y el brazo. Después, cuando acaba la menstruación, los síntomas suelen remitir. El dolor cíclico puede empeorar durante la perimenopausia, cuando las hormonas suben y bajan de manera errática, y persistir hasta la menopausia, sobre todo si se utilizan anticonceptivos orales o terapia hormonal.

El *dolor mamario no cíclico* no está relacionado con la menstruación y no sigue un patrón previsible. Puede ser constante o intermitente, afectar a una o ambas mamas, y a toda la mama o solo una pequeña parte. El dolor no cíclico suele ser un síntoma de un problema específico, como un quiste, un traumatismo o un tumor benigno. Varias afecciones que afectan a la pared torácica, el esófago, el cuello y la parte superior de la espalda, e incluso el corazón, pueden producir síntomas que se perciben como dolor mamario.

Si tienes tejido mamario fibroquístico, podrías experimentar dolor cíclico o no cíclico en una o ambas mamas. Esta afección muy común puede causar un engrosamiento del tejido o un aumento del número de quistes en mamas que, por lo demás, son normales. También puede provocar episodios más frecuentes de dolor, sensibilidad o irregularidad del tejido mamario.

Cabe la posibilidad de que seas más propensa al dolor de senos si tienes un desequilibrio de ácidos grasos en las células, lo que podría hacer que el tejido mamario sea más susceptible a los cambios hormonales.

Estrategias para tratar el dolor mamario

El dolor de senos se puede aliviar con un buen sujetador, evitando la cafeína y la nicotina, y utilizando bolsas de hielo o compresas calientes. El aceite de onagra y los suplementos de aceite de pescado podrían ayudar a aliviar los síntomas.

Más allá de estos enfoques, lo que te funcione mejor a ti dependerá en gran medida de los problemas subyacentes presentes. Algunas posibles recomendaciones serían:

- antiinflamatorios no esteroideos (AINE),
- ejercicios para la tensión muscular torácica o la artritis,
- antibióticos para la mastitis,
- drenaje de un absceso o un quiste.

Sequedad o picor de ojos

¡La menopausia no fue amable conmigo! Mis sofocos eran tan fuertes que algunos días ni salía de casa. Recuerdo que mientras leía el periódico (hace catorce años), el sudor caía de mi frente al papel y me goteaba por la espalda. Mis síntomas de ojo seco empezaron entonces, y yo pensaba que tenía una infección cuando sufría un brote y se me ponían los ojos (o uno solo) muy rojos. Tiré todo el maquillaje de ojos dos veces antes de darme cuenta de lo que era. Tenía el pelo como paja, y la piel, seca y flácida. Cuando me veía en los espejos de las tiendas me costaba reconocerme. Me dolían todas las articulaciones del cuerpo, incluidos los dedos de los pies. La fatiga era terrible. Finalmente me diagnosticaron Hashimoto y los medicamentos me ayudaron. En aquella época me daba mucho miedo la terapia hormonal. Mi consejo ahora para cualquiera que me escuche es [que se plantee] la TH.

—Jacki D.

El síndrome del ojo seco es una afección ocular frecuente que afecta a la superficie del ojo. Puede causar molestias, dolor y cambios en la visión y, en general, puede alterar tu capacidad de concentración y dificultar tus quehaceres cotidianos. Esta afección es frecuente en las mujeres, especialmente en la perimenopausia y la posmenopausia.

Aunque son muchos los factores que pueden provocar este síndrome, la disminución de los niveles hormonales puede causarlo por sí sola. Esto se debe a que el equilibrio de estrógenos y andrógenos desempeña un importante papel en la producción de lágrimas y el mantenimiento de la capa acuosa que hidrata y protege la superficie de los ojos. Cuando esta capa sufre alguna alteración, aumenta el riesgo de sufrir el síndrome del ojo seco.

Estrategias para mejorar el síndrome del ojo seco

Puedes mejorar los síntomas de este síndrome con cambios en el estilo de vida, suplementos adecuados y medicación si fuera necesaria.

Según el Instituto Nacional del Ojo de Estados Unidos, entre las estrategias de estilo de vida más eficaces para preservar la salud ocular y aliviar los síntomas del ojo seco figuran las siguientes:

- evitar el humo, el viento y el aire acondicionado excesivo,
- aportar humedad a los ambientes interiores secos con un humidificador,
- descansar de las pantallas para reducir la tensión ocular, y limitar el tiempo de uso de dispositivos siempre que sea posible,
- utilizar gafas de sol envolventes al aire libre,
- mantenerse hidratada bebiendo suficiente agua a diario,
- dormir entre siete y ocho horas cada noche.

Suplementos

Varias vitaminas son fundamentales para mantener la capa protectora de los ojos, y las deficiencias en algunas de ellas, en concreto las vitaminas D, A y B, pueden aumentar el riesgo de padecer el síndrome del ojo seco:

- ácidos grasos omega-3: al menos 1.000 mg/día,
- vitamina A: 5.000 UI/día,
- vitamina D: no hay una dosis establecida, pero no debe superar las 4.000 UI/día a menos que lo supervise un médico,
- vitamina E: 400 UI/día.

Opciones farmacológicas

La terapia hormonal sustitutiva se ha sugerido como posible tratamiento para los síntomas del ojo seco asociados a la menopausia. Hablar de las opciones de THM con un profesional sanitario puede ayudar a las afectadas a gestionar los desequilibrios hormonales y aliviar los síntomas del síndrome del ojo seco.

Para las que prefieran enfoques alternativos a la THM o deseen utilizarlos como tratamientos complementarios, existen otras opciones:

- COLIRIOS SIN RECETA: el síndrome del ojo seco leve se puede tratar en muchos casos con lágrimas artificiales, disponibles sin receta. Estos colirios pueden aliviar la sequedad y las molestias.
- MEDICAMENTOS CON RECETA: en los casos más graves, el oftalmólogo podría recetar medicamentos como la ciclosporina (Restasis) o el lifitegrast (Xiidra). Estos fármacos pueden ayudar a los ojos a producir más lágrimas y reducir la inflamación.

Sequedad vaginal, *véase* **Síndrome genitourinario**

Síndrome de fatiga crónica, *véase* **Fatiga**

Síndrome del intestino irritable, *véase* **Problemas gastrointestinales**

Síndrome genitourinario

El sistema genitourinario incluye los órganos genitales y urinarios. En la menopausia, cuando desarrollamos síntomas que afectan a la vagina, la vulva y/o la vejiga, los médicos se refieren a ellos en conjunto como «síndrome genitourinario de la menopausia» (SGM). El

SGM presenta una amplia gama de síntomas y, a pesar de ser muy frecuente, apenas se trata porque las mujeres no informan de los síntomas por vergüenza o por desconocimiento de las muchas opciones de tratamiento eficaces. Veamos órganos específicos y los diversos cambios que puede causar la pérdida de estrógenos en la menopausia.

En la vejiga, los tejidos de sostén de la región pueden debilitarse y provocar incontinencia urinaria. Y el revestimiento de la vejiga y la uretra pasa a ser más susceptible a la irritación y la infección. La falta de estrógeno es la causa más probable de infecciones urinarias crónicas en la mujer menopáusica.

En el clítoris, la disminución del flujo sanguíneo y de la salud de los tejidos reduce la sensibilidad y la capacidad de respuesta del clítoris. Y eso conduce a una disminución de la excitación y el placer sexual.

En la vulva (abertura y partes externas de la vagina, incluidos los labios vaginales), la piel y las membranas mucosas pueden perder densidad y elasticidad. También existe la posibilidad de experimentar una disminución de la lubricación. El efecto combinado de estos cambios puede provocar irritación, molestias y sequedad en la vulva, más notables durante la actividad sexual.

En la vagina, el tejido puede perder densidad y elasticidad, y también disminuye la lubricación vaginal. Esto puede causar ardor vaginal, picor, sequedad y dolor durante el coito. También podrías desarrollar una mayor propensión a sufrir infecciones vaginales.

Estrategias para tratar el síndrome genitourinario

Los síntomas del síndrome genitourinario pueden afectar significativamente a la calidad de vida de la mujer y a sus relaciones íntimas. La buena noticia es que no hay motivo para soportar esos síntomas porque existen numerosas opciones de tratamiento que aportan alivio y permiten recuperar el placer sexual, si ese es un objetivo. Dado que los síntomas del SGM también pueden estar causados por una infección, es importante que acudas al ginecólogo lo antes posible si padeces alguno de los posibles síntomas mencionados. Cuando acudas a la visita, sé sincera y abierta acerca de tus síntomas para asegurarte de recibir el tratamiento más eficaz. Dicho esto, el tratamiento a largo plazo más eficaz para la prevención de las infecciones del tracto urinario en las mujeres menopáusicas es el estrógeno vaginal, no los antibióticos.

Entre las opciones farmacológicas figuran:

- ESTRÓGENO VAGINAL: la terapia de estrógeno vaginal en dosis bajas se considera el estándar de referencia para el tratamiento del SGM. Es segura, rentable y eficaz para la mayoría de las mujeres con esta afección. Se halla disponible en forma de comprimido, gel o anillo. En el capítulo 7 se incluye un análisis completo de las opciones terapéuticas con estrógenos vaginales.
- DEHIDROEPIANDROSTERONA (DHEA) INTRAVAGINAL: la DHEA, aplicada generalmente en forma de óvulo vaginal, se ha mostrado prometedora en la mejora de la salud vaginal y para aliviar los síntomas. Se trata de una buena opción para las pacientes que toman inhibidores de la aromatasa para el tratamiento del cáncer de mama.
- OSPEMIFENO ORAL: el ospemifeno, un modulador selectivo del receptor estrogénico (SERM), es una opción para las mujeres que prefieren un tratamiento oral.
- LUBRICANTES E HIDRATANTES: estos productos de venta sin receta pueden aliviar la sequedad. Aunque algunos contienen aditivos que podrían ser irritantes, hay tantas opciones en el mercado que, sin duda, no te será difícil encontrar uno que toleres bien (más información en el cuadro a continuación).
- LIDOCAÍNA TÓPICA: para el dolor intenso durante el coito (denominado «dispareunia»), la lidocaína tópica aplicada en las zonas vulvares afectadas antes de la actividad sexual puede reducir el dolor.

Lubricantes e hidratantes vaginales

Si has explorado los estantes de productos femeninos de tu farmacia más cercana o has consultado las numerosas opciones en la categoría de salud sexual en internet, sabrás que existe un número abrumador de productos para elegir (y todos prometen lo más en placer sexual). No puedo hablar de la legitimidad de las promesas de estos productos, pero entender la diferencia entre las dos categorías —lubricantes e hidratantes— puede ayudarte a conseguir lo que necesitas.

Los lubricantes vaginales ayudan a reducir la fricción durante la actividad sexual. La fricción, en este contexto, se refiere a la resistencia que surge cuando una superficie o un objeto se mueve sobre otro. Los lubricantes marcan la diferencia en situaciones en las que la fricción es alta, ya que pueden hacer que el sexo resulte más cómodo y placentero. También pueden contribuir a la excitación. Para aumentar la comodidad, reducir el dolor e intensificar el placer, utilízalos al principio de la relación sexual.

Los hidratantes vaginales están pensados para usarse con regularidad y no específicamente en las relaciones sexuales. Como las cremas hidratantes que se aplican en la cara o en las piernas, estos productos están diseñados para añadir una barrera protectora al revestimiento vaginal. Esta barrera ayuda a mejorar la hidratación y a reducir las molestias asociadas a la sequedad vaginal.

Cuando elijas un lubricante o una crema hidratante vaginal, lee atentamente las etiquetas para asegurarte de adquirir el tipo específico de producto que deseas.

Ni los hidratantes vaginales ni los lubricantes abordan la causa subyacente de la sequedad vaginal, en especial, los cambios celulares en el tejido vaginal. Para abordar estos problemas, la terapia con estrógenos y otros medicamentos aprobados serán más eficaces. Aun así, aunque no ataquen la causa, los hidratantes vaginales y los lubricantes son esenciales en tu kit de herramientas para la menopausia si padeces sequedad vaginal y deseas mejorar la comodidad y el placer sexual.

Sofocos

Tengo 52 años y soy médico de urgencias en un concurrido centro de traumatología. A los 48 llegué a la menopausia, y pronto empezaron unos sofocos terribles cada treinta minutos. Sentía una horrible sensación de calor y pinchazos que subían desde la mitad de la espalda hasta el cuello y el cuero cabelludo, que me quedaba empapado de sudor. ¡En una ocasión le pedí a mi marido que me rapase la cabeza! Esto también me pasó en los primeros días de la pandemia, cuando tenía que llevar gorro, mascarillas y una bata de plástico para atender a pacientes muy enfermos. La mayoría de los días estaba empapada en sudor a los pocos minutos de empezar mi turno. Fue horrible. Pero mi ginecólogo (mi ángel) me recetó THS oral y me ayudó a ajustar la dosis hasta que me sentí normal y funcional de nuevo.

—Stefanie E.

Los sofocos constituyen un síntoma común de la menopausia; los experimentan entre el 60 y el 80 % de las mujeres durante la perimenopausia y/o la posmenopausia. Se incluyen en la categoría de «síntomas vasomotores» (otro síntoma vasomotor, las palpitaciones, merece su propia entrada en este kit de herramientas; lo tienes en la página 267). *Vasomotor* significa que está relacionado con la contracción o la dilatación de los vasos sanguíneos, aunque un sofoco en realidad comienza en una región del cerebro llamada «hipotálamo». El hipotálamo es tu termostato interno, y es muy sensible; necesita un equilibrio específico de diferentes tipos de neuronas para controlar la temperatura corporal. Ese equilibrio se altera cuando los niveles de estrógeno disminuyen, lo que conduce a un medidor de temperatura «loco» que provoca que los vasos sanguíneos se dilaten incluso cuando no es necesario. La dilatación de los vasos sanguíneos es lo que causa la sensación de calor del sofoco. El efecto se puede extender por el pecho y la cara, además de hacerte sudar a chorros. Cuando los sofocos se producen por la noche, se denominan «sudores nocturnos».

Se suele hablar de los sofocos como el síntoma más molesto de la menopausia, pero, según mi experiencia y mis investigaciones, sería más exacto describirlos como el síntoma más *representativo* de la menopausia. Esto no significa que los sofocos no sean molestos o increíblemente fastidiosos y comunes —son todas esas cosas, sin lugar a dudas—, pero durante mucho tiempo han sido el síntoma por excelencia de la menopausia, acaparando toda la atención mientras otros síntomas menos «llamativos» se califican como problemas psicológicos o inherentes al envejecimiento. El problema de los sofocos que sí se merece tanto protagonismo es el hecho de que pueden representar mayores riesgos para la salud. Una investigación relaciona la mayor frecuencia de los sofocos con el aumento de la grasa visceral, y la mayor gravedad de los sofocos con un aumento del riesgo de enfermedades cardiovasculares.

Es probable que ahora quieras saber si sufres sofocos frecuentes o intensos. En la investigación mencionada, los sofocos/sudores nocturnos frecuentes se definieron como la aparición de cualquiera de ellos en seis o más días en el transcurso de dos semanas. Y la gravedad (en otro estudio) se definió pidiendo a las participantes que describieran sus sofocos con los parámetros nunca, leves, moderados o graves.

No sabemos a ciencia cierta por qué los sofocos graves y/o frecuentes se relacionan con un aumento de los riesgos para la salud. Los trastornos del sueño que suelen ir de la mano con los sudores nocturnos (es decir, los sofocos por la noche) podrían tener algo que ver. Las alteraciones del sueño pueden indicar niveles reducidos de melatonina, que se han relacionado con el aumento de peso en mujeres posmenopáusicas. Con independencia de las razones del aumento del riesgo, si tus sofocos son graves o frecuentes, es importante prestarles atención y ser especialmente proactiva para controlarlos.

Por desgracia, aunque la mayoría de las mujeres tienen sofocos durante unos años, hay algunas que los padecen durante décadas. Los informes concluyen que la duración media es de 7,4 años. Acaban mejorando con el tiempo, pero es demasiado para tener que soportarlos.

También en este caso seguimos sin saber por qué algunas mujeres tienen sofocos severos durante muchos años mientras que otras no tienen sofocos o son leves y durante poco tiempo. Si tus sofocos son leves o moderados, es posible que encuentres alivio con algunas de las modificaciones del estilo de vida que se mencionan a continuación. Si padeces sofocos intensos, también puedes beneficiarte de estas modificaciones, pero para obtener un mayor alivio es probable que tengas que plantearte la posibilidad de añadir algún fármaco con receta.

Estrategias para aliviar los sofocos

La primera estrategia para los sofocos consiste en prestar atención. Esto es importante porque, si tienes sofocos intensos o frecuentes, corres más riesgo de acumular un exceso de grasa visceral o de padecer cardiopatías. En esos casos, tendrás que hablar con tu médico cuanto antes sobre las opciones de tratamiento y/u otras medidas preventivas.

Para facilitar su registro, plantéate la posibilidad de llevar un diario de sofocos como el que se muestra en la página 329, en el Apéndice C. Sea cual sea tu método, deberías «clasificar» la gravedad de tus sofocos en función del grado en que perturban tu vida cotidiana. Puedes utilizar esta escala:

1 = leve (no interfieren con las actividades cotidianas habituales).
2 = moderada (interfieren en cierta medida con las actividades cotidianas habituales).
3 = grave (cuando no se pueden realizar las actividades cotidianas habituales).

Si notas muchos 3, es posible que estés experimentando lo que podría definirse clínicamente como sofocos graves y/o frecuentes, y en ese caso te sugiero que pidas hora con tu médico.

Opciones farmacológicas/terapéuticas

Para el tratamiento de los sofocos, la terapia hormonal para la menopausia es la referencia, y se considera el tratamiento más eficaz para los síntomas vasomotores. Debe considerarse la primera y la mejor opción para las mujeres que están en menopausia desde hace menos de diez años.

Si no eres candidata a la terapia hormonal debido a una contraindicación, otro factor de riesgo o por preferencia personal, existen varias opciones no hormonales. En junio de 2023, la Menopause Society publicó una declaración en la que clasificaba muchas de estas opciones no hormonales en función de la calidad y el número de estudios científicos que apoyan su uso. Como doctora que practica una medicina basada en la evidencia, estoy encantada con esto, porque significa que no tienes que malgastar tu dinero y tu tiempo en todos esos productos o en esas prácticas que prometen falsamente «un alivio rápido de los sofocos»; puedes empezar por los que tengan algún respaldo científico de su eficacia.

Según la Menopause Society, existen pruebas científicas sólidas y consistentes que respaldan los siguientes tratamientos no hormonales para los sofocos:

- TERAPIA COGNITIVO-CONDUCTUAL: la investigación apoya el uso de la TCC para reducir los sofocos.
- HIPNOSIS CLÍNICA: la hipnosis para el tratamiento de los sofocos se ha analizado en dos ensayos, y en ambos resultó ser significativamente mejor para reducir los sofocos que la ausencia de tratamiento.
- INHIBIDORES SELECTIVOS DE LA RECAPTACIÓN DE SEROTONINA/INHIBIDORES DE LA RECAPTACIÓN DE SEROTONINA-NOREPINEFRINA: los ISRS y los IRSN se asocian a una mejoría de leve a moderada de los síntomas vasomotores. Solo la paroxetina en una dosis de 7,5 mg/día está aprobada por la FDA para el tratamiento de los sofocos.

- GABAPENTINA: la gabapentina se asocia con mejoras en la frecuencia y la gravedad de los síntomas vasomotores.
- FEZOLINETANT: comercializado bajo la marca Veoza,1 este medicamento fue aprobado por la FDA en 2023 para el tratamiento de los sofocos. Actúa inhibiendo la actividad neuronal que envía señales de calor y desencadena los sofocos. Aunque parece un medicamento prometedor, actualmente es muy caro y no lo cubren los seguros.

Existen menos estudios sobre la eficacia de la oxibutinina, un medicamento antiespasmódico diseñado para tratar la vejiga hiperactiva. Sin embargo, los estudios realizados han demostrado que las mujeres que tomaron oxibutinina experimentaron una reducción del 70-86 % de los sofocos. El grupo participante en este estudio incluyó a supervivientes de cáncer de mama que estaban tomando tamoxifeno o inhibidores de la aromatasa.

Nutrición

Aunque la Menopause Society no recomendó intervenciones en el estilo de vida para el tratamiento de los sofocos, como la incorporación de alimentos específicos o la realización de determinados tipos de ejercicio, algunos estudios demuestran que ciertas modificaciones del estilo de vida sí pueden ser útiles. Por ejemplo, un estudio de 2022 publicado en la revista *Menopause* reveló que una dieta vegana baja en grasas que incluya la ingesta diaria de soja reduce significativamente la frecuencia y la gravedad de los sofocos, ayuda a aliviar otros síntomas físicos y sexuales asociados a la menopausia y produce una pérdida de peso importante. Dado que los investigadores combinaron el componente vegano con el consumo diario de

1. En enero de 2024 la FDA agregó una advertencia sobre una rara aparición de lesiones hepáticas graves con el uso de este medicamento y recomendó suspender el tratamiento si aparecen signos y síntomas de ello. <https://www.fda.gov/drugs/drug-safety-and-availability/la-fda-agrega-una-advertencia-sobre-la-rara-aparicion-de-lesiones-hepaticas-graves-con-el-uso-de>. (*N. de la E.*)

soja, resulta imposible establecer qué parte de la intervención dietética fue más eficaz, pero lo que me gusta de este estudio es que demuestra el potencial de las estrategias dietéticas para producir mejoras notables.

Si eres constante con los hábitos que fomentan una buena salud, es posible mitigar un poco la gravedad de tus sofocos. Mantener bajo control los niveles de azúcar en sangre, la presión arterial y el colesterol y no fumar puede contribuir en gran medida a lograr la salud metabólica que te hará la experiencia de la menopausia más llevadera. Por desgracia, no existen garantías de que tus esfuerzos se vean recompensados con sofocos menos intensos (u otros síntomas de la menopausia), pero invertir en una buena salud siempre merece la pena.

Sudores nocturnos, *véase* Sofocos

Tinnitus (acúfenos)

Soy una mujer de 55 años, madre de gemelos de 19 años. Tengo un peso ideal y disfruto de una buena salud. Soy dietista titulada, como sano y hago ejercicio como parte de mis hábitos diarios. Diría que entré oficialmente en la menopausia en torno a los 51 años. Mis principales síntomas fueron los sofocos. Muy severos. Mi ginecólogo me preguntó si tenía más de cinco al día, ¡y me pareció de risa! Tenía demasiados para contarlos. Sufrí durante un par de años sofocos y otros síntomas. Pensé que podría manejarlos con mi estilo de vida saludable. ¡Qué error! ¡Una pérdida de tiempo! Al final fui a un ginecólogo especializado en menopausia y empecé con un parche de estradiol y progesterona, ¡con excelentes resultados!

Más tarde descubrí que mis otros síntomas de la menopausia eran el vértigo y el tinnitus, aunque en aquel momento no los relacioné y mis médicos tampoco. Incluso concerté una cita con un otorrinolaringólogo. Nunca consideró que la menopausia pudiese tener algo que ver con mis problemas. Pensó que mi tinnitus se debía a un concierto al que asistí en primera fila. Para el vértigo no encontró explicación. Sin embargo, aquel mismo año comencé a tomar THS y los síntomas se redujeron considerablemente. ¡Me alegro de haber pasado al otro lado!

–Debbi H.

El tinnitus es un trastorno auditivo que crea la sensación de un zumbido o silbido en los oídos. Este ruido fantasma puede ser ligeramente molesto o profundamente angustioso y afectar a la calidad de vida de la persona que lo padece. Aunque el tinnitus puede deberse a diversos factores, como la pérdida de audición, la exposición a ruidos fuertes, algunos medicamentos y el estrés psicológico, investigaciones recientes apuntan a una posible relación entre el tinnitus y la menopausia, y han revelado que el 22 % de las mujeres posmenopáusicas afirman haber sufrido tinnitus.

Varios estudios sugieren que las hormonas reproductivas podrían desempeñar un papel en el desarrollo del tinnitus. Esto no nos sorprende del todo, ya que los bajos niveles de estrógeno en la menopausia se han relacionado con la pérdida de audición. Así, sabemos que desempeña un papel en la función auditiva. El estrógeno influye en el flujo sanguíneo hacia el oído y reduce la inflamación coclear y el daño que sufren las neuronas esenciales para las vías auditivas. Cuando el estrógeno disminuye en la menopausia, los problemas como el tinnitus y la pérdida de audición pasan a ser más comunes. Por desgracia, necesitamos más investigación para describir la contribución precisa de los estrógenos a estos cambios auditivos.

Estrategias para tratar el tinnitus

El tinnitus puede ser una afección increíblemente molesta y perturbadora. Espero que con el tiempo sepamos más sobre la relación entre el tinnitus y la menopausia para poder desarrollar tratamientos más específicos y eficaces. Si padeces tinnitus durante la menopausia, asegúrate de consultar con tu médico o acude a un audiólogo para que te recomienden tratamientos o protocolos adicionales que te proporcionen alivio.

Opciones farmacológicas

Un estudio reveló que las mujeres que usaban terapia hormonal para la menopausia (THM) presentaban un riesgo un 50,5 % más bajo de desarrollar tinnitus en comparación con las que no. Este resultado sugiere que la THM podría ser beneficiosa para controlar y prevenir el tinnitus, pero necesitamos más pruebas para confirmar su eficacia.

Trastornos de salud mental y cambios de humor

A los 45 años empecé a tener una ansiedad inexplicable acompañada de reglas abundantes, insomnio, mareos, palpitaciones, problemas digestivos y síndrome de piernas inquietas. Mi ginecóloga me dijo que tenía anemia por el sangrado abundante. Eso explicaba parte de lo que me estaba pasando, pero ahora sé que, además, estaba en la perimenopausia. Cuando le pregunté por los otros síntomas que tenía, se señaló literalmente la barriga y dijo: «Yo solo me ocupo de esto, no de esto», mientras se apuntaba al corazón y a la cabeza. Esto me llevó a un largo, solitario y oscuro viaje para averiguar qué me pasaba, cuál era mi problema. En lugar de respuestas, los médicos me dieron antidepresivos, Xanax, y la derivación a un terapeuta. Estaba derrotada. A veces quería morirme. Tenía que encontrar mis propias respuestas y hacerme valer por mí misma. Me llevó cinco años, miles de horas de investigación y, por fin, la THM para volver a ser la de siempre. Estoy marcada para siempre por esa etapa de mi vida, por el trato que recibí de los médicos y la forma en que me ignoraron.

—Amy P.

Aunque la menopausia está causada por el cambio físico de la insuficiencia ovárica, también puede provocar numerosos cambios psicológicos. Las investigaciones demuestran de manera consistente que la llegada a la menopausia conlleva un mayor riesgo de sufrir problemas de salud mental, como depresión y ansiedad, y que los cambios en el estado de ánimo, la cognición y el bienestar emocional son habituales. Los síntomas pueden ir de leves a graves y afectar a la calidad de vida en general de forma significativa.

En muchos sentidos, no entendemos realmente por qué las mujeres son más susceptibles a padecer problemas de salud mental en determinadas etapas de la vida, incluida la menopausia (¡sí, necesitamos más investigación!). No obstante, algunos estudios científicos sugieren que el concepto de las «ventanas de vulnerabilidad biológica» podría tener algo que ver. Se trata de períodos de mayor vulnerabilidad a los trastornos del estado de ánimo que pueden «abrirse» durante las fluctuaciones hormonales significativas, como el ciclo menstrual, el embarazo, el posparto y, sobre todo, la transición menopáusica. Sin duda, hay otros factores implicados, porque no todas las mujeres que atraviesan esos períodos de vulnerabilidad desarrollarán trastornos del estado de ánimo ni experimentarán cambios profundos en su bienestar emocional. Para algunas mujeres, sin embargo, las fluctuaciones hormonales pueden alterar notablemente su salud mental y su bienestar.

La mayor vulnerabilidad a los cambios y los trastornos del estado de ánimo en la menopausia tiene mucho que ver con la disminución de estrógenos. El estrógeno ayuda a regular la actividad de los neurotransmisores serotonina, dopamina y norepinefrina, que están relacionados con la depresión y el estado de ánimo. También hay receptores de estrógenos en todo el cerebro. En ambos casos, las funciones metabólicas y neurológicas que dependen del estrógeno sufren alteraciones inevitables a medida que este desciende.

Estrategias para afrontar los trastornos de salud mental y los cambios de humor

Para que quede absolutamente claro: no soy profesional de la salud mental, y las estrategias que mencionaré a continuación no pretenden sustituir al tratamiento psicológico de un terapeuta, psicólogo o psiquiatra.

Si alguna vez tienes pensamientos de lesionarte a ti misma o a otros, se trata de una emergencia y debes buscar ayuda inmediata en un servicio de urgencias. También puedes obtener ayuda llamando al 024, línea de atención a la conducta suicida. Se trata de un servicio gratuito, confidencial, 24 horas al día, 365 días al año, de información y derivación a tratamientos (y español) para personas y familias que se enfrentan a trastornos mentales y/o por consumo de sustancias.

Los problemas de salud mental que surgen durante la menopausia nunca deben abordarse con la actitud de «apretar los dientes hasta superarlo»: existen tratamientos y protocolos eficaces que pueden producir mejoras del estado de ánimo y los trastornos mentales y cambiar vidas. Si estás experimentando cambios notables y prolongados en tu salud mental, te animo a buscar la ayuda de un profesional especializado. También puedes explorar las diversas intervenciones mencionadas aquí, incluida la terapia hormonal, los ácidos grasos omega-3 y los suplementos a base de plantas.

Opciones farmacológicas

La terapia con estrógenos no ha sido aprobada por la FDA para el tratamiento de los trastornos del estado de ánimo, pero se ha demostrado que tiene beneficios psicológicos y puede ayudar a:

- REDUCIR LOS SÍNTOMAS DE LA DEPRESIÓN. Se ha descubierto que la terapia hormonal, en particular las intervenciones basadas en estrógenos, tiene efectos similares a los agentes antidepresivos clásicos, como los ISRS y los IRSN. Los estrógenos, concretamente el estradiol, poseen propiedades antidepresivas.
- PREVENIR LA DEPRESIÓN EN LA PERIMENOPAUSIA. Se ha observado que el estradiol previene la aparición de nuevos trastornos depresivos en la perimenopausia, lo que significa que una mujer tratada con estrógenos durante la perimenopausia tiene menos probabilidades de desarrollar nuevos trastornos depresivos. Un ensayo aleatorizado en el que participaron 172 mujeres analizó la eficacia de la administración de

estrógenos, concretamente estradiol transdérmico (0,1 mg/día) combinado con progesterona micronizada oral intermitente (200 mg/día durante doce días cada tres meses), frente a un placebo. Al cabo de un año, las mujeres que recibieron estrógenos y progesterona tenían muchas menos probabilidades de presentar síntomas depresivos en comparación con las que recibieron un placebo. El efecto fue más pronunciado en las mujeres que se encontraban al principio de la perimenopausia.

- SERVIR COMO TERAPIA COMPLEMENTARIA PARA LA DEPRESIÓN EN LA POSMENOPAUSIA (JUNTO CON UN ANTIDEPRESIVO). La terapia con estrógenos se considera ineficaz como tratamiento único para los trastornos depresivos en mujeres posmenopáusicas y no debe considerarse un sustituto o alternativa a un antidepresivo en la posmenopausia; sin embargo, puede ayudar a disminuir los síntomas y potenciar la eficacia clínica de un antidepresivo.

- PREVENIR LA APARICIÓN DE SÍNTOMAS DEPRESIVOS EN LAS MUJERES. La terapia estrogénica, en forma de estradiol transdérmico, combinada con progesterona micronizada intermitente puede prevenir la aparición de síntomas depresivos en mujeres perimenopáusicas no deprimidas.

- MEJORAR EL ESTADO DE ÁNIMO Y EL BIENESTAR. Se ha demostrado que la terapia estrogénica mejora el estado de ánimo y el bienestar de las mujeres perimenopáusicas no deprimidas.

Suplementos

Se ha analizado el potencial de ciertos suplementos, incluidos los botánicos, para aliviar los cambios de humor y la ansiedad durante la menopausia. Algunas de las opciones más prometedoras son:

- HIERBA DE SAN JUAN: la hierba de San Juan, o hipérico, una planta utilizada tradicionalmente por sus propiedades antidepresivas, ha demostrado su eficacia en el tratamiento de la depresión leve a moderada. Se cree que actúa aumentando los niveles de neurotransmisores como la serotonina y la dopamina en el cerebro.

- CIMICÍFUGA: se ha descubierto que la Cimicífuga, una planta utilizada para diversos problemas de salud de la mujer, reduce los síntomas de la menopausia. Al unirse a los receptores de estrógeno y disminuir los niveles de la hormona luteinizante, puede aliviar los cambios de humor relacionados con la menopausia.

- GINSENG: aunque se necesita más investigación sobre el ginseng, una raíz utilizada en la medicina tradicional china, podría ser beneficioso para los cambios de humor y la ansiedad durante la menopausia, ya que parece prometedor para mejorar el bienestar general y ayudar al cuerpo a lidiar con el estrés.

- KAVA: la kava, una planta del Pacífico Sur, tiene potencial para reducir la ansiedad en las mujeres perimenopáusicas y posmenopáusicas. Actúa aumentando los niveles de GABA en el cerebro, lo que favorece la relajación. El ingrediente activo de la kava son las kavalactonas, y la dosis eficaz parte de 70 mg/día, pero no debe superar los 250 mg/día debido a su potencial toxicidad.

- ÁCIDOS GRASOS OMEGA-3 (N-3 PUFA): los ácidos grasos omega-3 se han estudiado por su papel en la mejora de las conductas emocionales y cognitivas durante la transición a la menopausia. El ácido eicosapentaenoico (EPA) es uno de varios ácidos grasos omega-3. Se encuentra en los pescados grasos, como el salmón. También se halla en los suplementos de aceite de pescado, junto con el ácido docosahexaenoico (DHA). Los estudios demuestran que hasta 2 gramos de EPA al día pueden reducir los síntomas de la depresión mayor, el trastorno bipolar, la esquizofrenia, los trastornos de ansiedad y el TDAH.

Trastornos del sueño

Tengo 48 años. Empecé con sudores nocturnos e insomnio hace un año y medio. Después llegaron las palpitaciones, la piel seca, el dolor durante el sexo, la falta total de libido, y el pelo dejó de crecerme. Mi médico me hizo un análisis de FSH; salió normal, y dijo: «No, no es menopausia. Prueba con Celexa». Me sentí peor. Durante seis meses probé con maca y otros suplementos, y no vi ninguna mejora. Tenía dolores articulares, falta de energía y fatiga, y me aumentó la grasa abdominal. Tenía al menos cincuenta sofocos al día. Al final me harté y le dije al médico que quería terapia hormonal. Al cabo de dos semanas tomando estradiol y progesterona, dejé de tener sofocos, dormía bien y las palpitaciones desaparecieron. No puedo creer que no lo hiciera antes; ahora miro al futuro con esperanza.

–Sheri D.

Los problemas del sueño también se intensifican en muchos casos durante la transición menopáusica debido a varios factores: entre otros, el envejecimiento natural; ciertos problemas psicológicos, como el aumento de la ansiedad y la depresión; enfermedades coexistentes que pueden alterar el sueño, como la apnea obstructiva del sueño (AOS), y síntomas de la menopausia como los sudores nocturnos. De forma independiente o colectiva, estos factores pueden provocar insomnio, que es uno de los peores enemigos de la calidad de vida y uno de los trastornos del sueño más frecuentes entre las mujeres menopáusicas. Según la Asociación Norteamericana de Psiquiatría, el insomnio se define como la experimentación de un trastorno del sueño que se produce al menos tres veces por semana durante un período mínimo de tres meses y se asocia con sentimientos de angustia o deterioro del funcionamiento durante el día. Un trastorno del sueño puede consistir en dificultades para conciliar el sueño, un sueño no reparador y dificultad para permanecer dormida.

Un estudio realizado a partir de los datos de la Encuesta Nacional de Salud de Estados Unidos reveló que los trastornos del sueño tienden a variar en función de la fase de la menopausia: las mujeres perimenopáusicas presentaban más probabilidades de dormir menos de siete horas por noche y de tener un sueño de mala calidad, y las mujeres posmenopáusicas tenían más probabilidades de experimentar problemas para conciliar y mantener el sueño.

Las cuatro categorías principales de posibles causas de insomnio en mujeres menopáusicas son:

1. *Insomnio relacionado con la menopausia:* este tipo de insomnio, que se relaciona en general con síntomas vasomotores como sofocos y sudores nocturnos, suele estar infradiagnosticado o mal diagnosticado.
2. *Insomnio primario:* es psicofisiológico y puede estar relacionado con factores como la ansiedad y los malos hábitos de sueño.
3. *Insomnio secundario:* está asociado a trastornos subyacentes del sueño, enfermedades mentales o médicas, o al envejecimiento.
4. *Insomnio inducido por factores conductuales, ambientales o psicosociales:* estos factores pueden incluir hábitos, estrés y condiciones ambientales.

Estrategias para afrontar los trastornos del sueño

En la mayoría de los casos, para mejorar la calidad y la duración del sueño se requiere un enfoque multifacético que tenga en cuenta las posibles causas subyacentes. Un buen punto de partida consiste en mejorar la higiene del sueño estableciendo unos horarios consistentes, asegurándote de que tu entorno de sueño sea confortable (temperatura adecuada, ausencia de luces molestas y una almohada cómoda) y eliminando la exposición a dispositivos que emiten luz azul (teléfono móvil, tableta y pantallas LED) al menos dos horas antes de acostarte. Sé que esto último parece difícil, pero a modo de experimento prueba a cambiar ese programa de televisión o el *scrol-*

ling constante en el móvil por un juego de mesa, un libro en papel o una conversación antes de acostarte y observa si notas alguna mejora.

Opciones terapéuticas

También existen diferentes terapias que pueden ayudarte a mejorar tu sueño. Para cada una de las opciones terapéuticas, lo mejor es buscar la ayuda de un especialista en medicina del sueño o un terapeuta del sueño. Algunas opciones son:

- TERAPIA COGNITIVO-CONDUCTUAL PARA EL INSOMNIO (TCC-I): este tipo de terapia conversacional puede ayudar a identificar y cambiar los pensamientos y comportamientos negativos que pueden agravar tus problemas de sueño.
- TERAPIA DE CONTROL DEL ESTIMULO: esta técnica se centra en crear una fuerte asociación entre la cama y el sueño limitando las actividades en la cama al sueño y el sexo.
- TERAPIA DE RELAJACIÓN: las técnicas como la relajación muscular progresiva y los ejercicios de respiración profunda pueden ayudar a reducir la ansiedad y facilitar la relajación antes de acostarte.
- TERAPIA DE RESTRICCIÓN DEL SUEÑO: este enfoque consiste en limitar el tiempo que se pasa en la cama para aumentar la eficacia del sueño y consolidarlo.

Suplementos

Algunas mujeres encuentran que su sueño mejora con el uso de suplementos de magnesio, especialmente en forma de L-treonato de magnesio. Este tipo de magnesio se ha asociado con una mejor calidad del sueño y una reducción de los «pensamientos acelerados» durante la noche. Sin embargo, recuerda que los suplementos no están regulados, y que la calidad y la pureza de los productos pueden variar mucho.

Opciones farmacológicas

Algunos tratamientos farmacológicos para los trastornos del sueño pueden ser eficaces, pero asegúrate de comentar los posibles efectos secundarios y las contraindicaciones con tu médico, y utilízalos siempre bajo la supervisión de un profesional sanitario.

Muchos de los medicamentos utilizados para mejorar el sueño durante la menopausia se dirigen al alivio de los sofocos, ya que perturban mucho el sueño. Entre estos fármacos figuran:

- TERAPIA HORMONAL PARA LA MENOPAUSIA (THM): aunque no está indicada para el tratamiento de los trastornos primarios del sueño, la THM es eficaz en la reducción de los síntomas vasomotores nocturnos.
- INHIBIDORES SELECTIVOS DE LA RECAPTACIÓN DE SEROTONINA (ISRS): escitalopram y paroxetina.
- INHIBIDORES DE LA RECAPTACIÓN DE SEROTONINA-NOREPINEFRINA (IRSN): venlafaxina.
- AGENTES GABA: gabapentina.

Otros tratamientos farmacológicos pueden abordar diferentes aspectos de los trastornos del sueño:

- AGONISTAS DE LOS RECEPTORES DE MELATONINA: el ramelteon es un agonista de los receptores de melatonina que se receta en ocasiones como ayuda para abordar las dificultades para conciliar el sueño.
- ANTAGONISTAS DE LOS RECEPTORES DE LA OREXINA: el suvorexant es un nuevo medicamento que reduce la excitación y la vigilia, lo que puede ayudar con el insomnio caracterizado por la dificultad para conciliar el sueño.

Uñas quebradizas

Algunos días me siento agotada sin razón aparente. En un segundo olvido lo que me han dicho o lo que estaba pensando. ¡Es como si fuese un preaviso de demencia! La falta de calidad y duración del sueño me está pasando factura. Puedo dormirme rápido, pero el problema es mantener el sueño. Siempre estoy EXTREMADAMENTE cansada. Las siestas se han convertido en algo habitual. Me he vuelto ermitaña. Me pica la piel, tengo las uñas quebradizas, me duelen las articulaciones y la grasa de mi cuerpo ha cambiado de sitio. Hago ejercicio con regularidad, pero tengo antojo y consumo AZÚCAR como si fuera el Santo Grial. Estoy de mal humor (¡juré que no sería una vieja gruñona!). Las pérdidas de orina durante el ejercicio van a peor. Las palpitaciones aparecen de la nada, y algunos alimentos me saben mejor o peor. ¡Reglas irregulares! ¡QUIERO QUE SE ACABE!

–Lorrie G.

Las uñas quebradizas son las que se han vuelto débiles, secas o más propensas a romperse con facilidad. Las mujeres posmenopáusicas son especialmente vulnerables debido a los cambios químicos que se producen en las uñas. La fuerza de las láminas ungueales depende de una molécula, llamada «sulfato de colesterol», que disminuye a medida que sufrimos los cambios hormonales relacionados con la menopausia.

También tienes más probabilidades de desarrollar uñas quebradizas si padeces anemia o un trastorno tiroideo, si te lavas las manos con frecuencia o si las expones a menudo a productos químicos agresivos.

Estrategias para fortalecer las uñas quebradizas

Puedes cuidar tus uñas evitando los productos químicos agresivos y manteniéndolas limpias y secas. Si has desarrollado uñas quebradizas, puedes incorporar estrategias adicionales para fortalecerlas y mejorar su estado.

Entre las estrategias de nutrición y suplementación figuran las siguientes:

- CONSUME MÁS BIOTINA, TAMBIÉN CONOCIDA COMO VITAMINA B7. La biotina es una vitamina hidrosoluble que ayuda a mantener la salud de la piel, el cabello y las uñas. Se puede obtener de alimentos como los huevos, los frutos secos y los cereales integrales, y también existe en forma de suplemento.
- AUMENTA LA INGESTA DE OLIGOELEMENTOS. Los oligoelementos son minerales que necesitamos en pequeñas cantidades para diversas funciones fisiológicas. Algunos oligoelementos en forma de suplementos que ayudan en caso de uñas quebradizas son el hierro, el zinc y el cobre.
- AÑADE AMINOÁCIDOS. Las uñas están compuestas en gran parte por queratina, una proteína a base de aminoácidos (sobre todo cisteína). La salud de tus uñas mejorará si consumes alimentos ricos en cisteína, como carne de ave, huevos, ternera y cereales integrales.

Como opción farmacológica, la terapia estrogénica también puede ayudar. Dado que la terapia de reemplazo de estrógeno ejerce un efecto beneficioso sobre el colágeno, podría ayudar a mejorar la textura de las uñas (aunque se necesitan más estudios).

Vértigo

Tengo 52 años y no me va mal. Mis períodos son irregulares desde 2018, cuando empecé a experimentar una caída extrema de cabello y ansiedad por todo, un sueño terrible y una fatiga brutal. Además, por aquel entonces tenía mucha menos paciencia. Llegamos a 2022, y junto con la caída del pelo, la ansiedad, el aumento de peso (a pesar de mejorar mi dieta) y la falta de sueño, ¿por qué no añadir alguna que otra palpitación por pura diversión? Debido a mi propia ignorancia sobre la perimenopausia y la menopausia en aquel momento, después de una visita a urgencias y de estar supervisada durante setenta y dos horas, el médico me dijo que estaba bien y no me ofreció ninguna explicación. En agosto de 2022 tuve una menstruación de doce días y noté el comienzo de los sofocos y los golpes de frío, que llegaron a tope. En septiembre de 2023 empecé con el vértigo y continuaba sufriendo mareos a diario. Leí La dieta Galveston y comencé a seguirla. Los sofocos y los golpes de frío disminuyeron, y mi sueño mejoró mucho, aunque los mareos continúan.

—Alayna H.

El vértigo, incluido el vértigo posicional paroxístico benigno (VPPB), se presenta como episodios repentinos de mareos o la sensación de que todo da vueltas, que casi siempre se desencadenan por movimientos específicos de la cabeza. Estos episodios pueden resultar desorientadores y angustiosos, ya que afectan al equilibrio y la orientación espacial de la persona. La prevalencia del VPPB es notablemente mayor en las mujeres que en los hombres, y la experiencia clínica sugiere que la menopausia podría ser un factor contribuyente. Esto se debe a que las fluctuaciones hormonales pueden influir en el oído interno, responsable de mantener el equilibrio y la orientación espacial. La menopausia también podría provocar vértigo a causa de:

- DESPRENDIMIENTO DE OTOCONIAS: en el oído interno, unos diminutos cristales de calcio denominados «otoconias» desempeñan un papel crucial en el equilibrio. Durante la menopausia, las fluctuaciones hormonales pueden afectar a la estabilidad del oído interno, provocando el desplazamiento de estos cristales de calcio y desencadenando el VPPB.
- METABOLISMO DE LA OTOCONIA: la disminución de los niveles de estrógeno durante la menopausia puede alterar el metabolismo de la otoconia y reducir la cantidad de estos cristales de calcio esenciales para el sentido del equilibrio y la orientación.

- VISCOSIDAD Y VOLUMEN DEL LÍQUIDO DEL OÍDO INTERNO: los cambios hormonales relacionados con la menopausia pueden alterar la viscosidad y el volumen del líquido del oído interno. A su vez, estos cambios pueden afectar a los delicados mecanismos del equilibrio, contribuyendo aún más a los síntomas del vértigo.

Dado que no todas las mujeres sufren VPPB durante la menopausia, está claro que los cambios hormonales no son los únicos responsables de su aparición. La edad, la genética y el estilo de vida también pueden influir en el desarrollo del vértigo. Varias investigaciones recientes sugieren que podría existir una conexión entre el VPPB y la densidad ósea. Se ha descubierto que los pacientes con VPPB, tanto mujeres como hombres, presentan una densidad ósea inferior en comparación con los controles. Todavía se desconoce la conexión entre ambos, pero el vínculo suscita preocupación por el posible impacto del VPPB en la salud ósea. Además, deja claro que convendría controlar la densidad ósea de los pacientes con vértigo de manera regular.

Estrategias para tratar el vértigo

Los estudios han demostrado que los niveles bajos de vitamina D pueden contribuir a la aparición del VPPB. Se ha observado que los suplementos de vitamina D, sola o en combinación con calcio, reducen los episodios recurrentes en pacientes con VPPB.

La terapia hormonal para la menopausia (THM) resultó ser mejor que el placebo en la disminución de la incidencia de vértigo en mujeres menopáusicas. Esto podría deberse a que es posible que el reemplazo de estrógeno ayude a corregir el metabolismo de la otoconia, restaurando el número de otoconias necesarias en el oído interno para la estabilidad y el equilibrio.

La combinación del reemplazo hormonal y el tratamiento con vitamina D podría ser una estrategia más eficaz para prevenir los ataques recurrentes de vértigo en mujeres perimenopáusicas con VPPB.

La maniobra de Epley es la versión más conocida del reposicionamiento canalicular, un tratamiento utilizado para ayudar a las personas con VPPB. Consiste en realizar movimientos específicos de la cabeza para aliviar la sensación de mareo. Esta maniobra vendría a ser una especie de truco para ayudar a colocar en su sitio las diminutas partículas de calcio dentro del oído que se han desprendido. De ese modo se restablece el sentido de la orientación y se reduce la sensación de mareo. Hay que tener en cuenta que este método no funciona para otros tipos de mareos. Pregunta a tu médico si eres candidata para realizar este procedimiento.

Espero de corazón que el kit de herramientas te resulte útil y que compartas este recurso con otras personas. Confío en que podamos añadir más síntomas y soluciones en el futuro a medida que se amplíen los conocimientos sobre la menopausia. Tú puedes formar parte de esta expansión manteniendo conversaciones abiertas sobre tu propia experiencia, y juntas podemos seguir normalizando y desestigmatizando la menopausia.

RECURSOS ÚTILES SOBRE LA MENOPAUSIA

C omo he mencionado en varias ocasiones, en mi página web incluyo un «registro de médicos recomendados». Si das con un profesional confirmado y maravilloso en atención menopáusica de calidad, espero que te plantees una visita a <thepauselife.com> para recomendar la consulta de tu médico en nuestro programa de recomendación imparcial. De este modo, otras mujeres de tu zona que estén buscando un médico encontrarán tu recomendación.

La dieta Galveston: <galvestondiet.com>.

    The 'Pause Life: <thepauselife.com>.

    Evernow: <start.evernow.com>.

    Alloy Health: <myalloy.com>.

    The Menopause Society: <www.menopause.org>.

    Midi Health: <joinmidi.com>.

DECLARACIONES Y ESTADÍSTICAS ACTUALIZADAS SOBRE EL USO DE LA TERAPIA HORMONAL PARA LA MENOPAUSIA

S i lo consideras útil, lleva a tu próxima cita médica las siguientes declaraciones recientes y formales sobre el uso de la terapia hormonal para la menopausia. Plantéalo con ánimo de colaborar, diciendo, por ejemplo: «Aquí tiene información de fuentes creíbles sobre el uso de la terapia hormonal en mujeres menopáusicas. Espero que podamos trabajar juntos para decidir el tratamiento más adecuado para mis síntomas».

En 2022, la **Sociedad Norteamericana de la Menopausia** (North American Menopause Society, NAMS; ahora Menopause Society), emitió su postura actualizada sobre la terapia hormonal, «The 2022 Hormone Therapy Position Statement of the North American Menopause Society» (*Menopause*, 2022, 29 [7], págs.767-794, <doi.org/10.1097/GME.0000000000002028>), con el consenso de que para las personas sanas nacidas mujeres menores de 60 años, y en los diez primeros años desde el inicio de la menopausia, los beneficios de la terapia hormonal superan a los riesgos. Esta actualización supuso una importante revisión de su recomendación anterior, que afirmaba que la THM solo se recomendaba para síntomas graves y en la dosis más baja durante el menor tiempo posible.

En 2020, la **American Heart Association** (la Asociación Norteamericana del Corazón) publicó «Menopause Transition and Cardiovascular Disease Risk: Implications for Timing of Early Prevention: A Scientific Statement from the American Heart Association» (*Circulation*, 2020, 142 [25], págs. e506-e532, <doi.org/10.1161/CIR.0000000000000912>). Esta declaración reconocía el aumento acelerado del riesgo cardiovascular que conlleva la transición menopáusica y destacaba la importancia de las estrategias de intervención temprana para ayudar a reducir ese riesgo. Los resultados indicaron que las mujeres tratadas con terapia hormonal y un enfoque integral que incluya la nutrición y el estilo de vida presentan menos riesgos cardiovasculares y menos probabilidades de sufrir consecuencias negativas a causa de las posibles enfermedades a las que se hallan expuestas.

La **Administración de Alimentos y Medicamentos de Estados Unidos** ha aprobado la THM para tratar cuatro afecciones vinculadas a la menopausia:

1. *Síntomas vasomotores:* sofocos, sudores nocturnos, palpitaciones y trastornos del sueño.
2. *Pérdida de masa ósea:* debilitamiento de los huesos y osteoporosis.
3. *Hipoestrogenismo prematuro (deficiencia de estrógenos):* como consecuencia de la menopausia o de la menopausia prematura resultante de una intervención quirúrgica, como una ooforectomía (con o sin histerectomía), o la radioterapia o la quimioterapia.
4. *Síntomas genitourinarios:* micción frecuente, ardor al orinar, infecciones urinarias recurrentes, sequedad vaginal y dolor durante las relaciones sexuales.

Además, las investigaciones han demostrado que la terapia hormonal puede ayudar a mejorar y aliviar los síntomas relacionados con las siguientes afecciones:

- SARCOPENIA (DISMINUCIÓN DE LA MASA MUSCULAR): relacionada con el envejecimiento, la disminución de la producción de estrógeno y la transición a la menopausia.

- COGNICIÓN: cuando se inicia inmediatamente después de una histerectomía con ooforectomía bilateral, la terapia con estrógenos podría proporcionar algún beneficio cognitivo.
- AFECCIONES DE LA PIEL Y EL CABELLO: como el debilitamiento del cabello y la piel, el aumento de hematomas y la pérdida de elasticidad de la piel.
- DOLOR EN LAS ARTICULACIONES: las mujeres participantes en varios estudios han notificado menos dolor o rigidez en las articulaciones con la terapia hormonal en comparación con un placebo.
- DIABETES: aunque no está aprobada por la FDA para el tratamiento de la diabetes de tipo 2, la THM en mujeres sanas con diabetes de tipo 2 preexistente podría mejorar el control glucémico cuando se utiliza para controlar los síntomas de la menopausia.
- DEPRESIÓN: aunque no están aprobadas por la FDA para el tratamiento de la depresión, las terapias basadas en estrógenos podrían complementar la respuesta clínica a los antidepresivos en mujeres de mediana edad y mayores cuando se recetan para tratar los síntomas de la menopausia.

HOJA DE PUNTUACIÓN DE SÍNTOMAS DE LA MENOPAUSIA

(ESCALA DE GREENE)

Junto con la información actualizada sobre la THM del apartado anterior, puedes completar este cuestionario de la Escala de Greene como preparación para la cita con el experto en menopausia.

Puntúa cada síntoma con 1 si es leve, 2 si es moderado, 3 si es severo y 0 si no tienes ese síntoma en particular.

Una puntuación de 15 o más suele indicar la probabilidad de que la deficiencia de estrógenos esté contribuyendo a tus síntomas, y en mi consulta eso significa que empezamos a hablar de la terapia inmediatamente. Las puntuaciones de 20-50 son comunes en mujeres sintomáticas, y, con un tratamiento personalizado adecuado, tu puntuación debería reducirse a 10 o menos en un plazo de tres a seis meses.

SÍNTOMA	PUNTUACIÓN
Sofocos	_____
Sensación de mareo	_____
Dolores de cabeza	_____
Irritabilidad	_____
Depresión	_____
No sentirse querida	_____
Ansiedad	_____
Cambios de humor	_____
Insomnio	_____
Cansancio inusual	_____
Dolor de espalda	_____
Dolores articulares	_____
Dolores musculares	_____
Vello facial nuevo	_____
Piel seca	_____
Sensación de hormigueo bajo la piel	_____
Falta de interés por el sexo	_____
Sequedad vaginal	_____
Relaciones sexuales incómodas	_____
Frecuencia urinaria	_____
TOTAL	_____

* Adaptado de Greene, J. G., «Constructing a standard climacteric standard», Maturitas, 1998, 29, págs. 25-31.

DIARIO DE SOFOCOS Y SÍNTOMAS

Te recomiendo encarecidamente que empieces a llevar un diario de síntomas con todos los cambios que percibas en tu salud. Utiliza el espacio de las siguientes páginas para anotar cualquier nuevo dolor, aumento de la fatiga, problemas gastrointestinales, diferencias en el cabello o la piel, aumento o pérdida de peso, problemas de salud mental o de memoria, etcétera. Sé lo más detallada que puedas: tu médico querrá saber desde cuándo tienes los síntomas y si se han agravado o van a menos. Si el papel y el boli no es lo tuyo, guarda las notas en tu móvil.

FECHA | SÍNTOMAS

FECHA | SÍNTOMAS

FECHA | SÍNTOMAS

FECHA | SÍNTOMAS

FECHA | SÍNTOMAS

BIBLIOGRAFÍA SELECCIONADA

Capítulo 1

Chen, E. H.; Shofer, F. S.; Dean, A. J., y otros, «Gender disparity in analgesic treatment of emergency department patients with acute abdominal pain», *Academic Emergency Medicine,* 2008, 15 (5), págs. 414-418. <doi.org/10.1111/j.1553-2712.2008.00100.x>.

Christianson, M. S.; Ducie, J. A.; Altman, K.; Khafagy, A. M., y Shen, W., «Menopause education: needs assessment of American obstetrics and gynecology residents», *Menopause,* 2013, 20 (11), págs. 1120-1125. <doi.org/10.1097/GME.0b013e31828ced7f>.

Dorr, B., «Contributor: in the misdiagnosis of menopause, what needs to change?», *AJMC.com.,* 14 de septiembre de 2022. <https://www.ajmc.com/view/contributor-in-the-misdiagnosis-of-menopause-what-needs-to-change-\>, consultado el 20 de noviembre de 2023.

Eyster, K. M., «The estrogen receptors: an overview from different perspectives», *Methods in Molecular Biology,* 2016, 1366, págs. 1-10. <doi.org/10.1007/978-1-4939-3127-9_1>.

Farquhar, C. M.; Sadler, L.; Harvey, S. A., y Stewart, A. W., «The association of hysterectomy and menopause: a prospective cohort study», *BJOG: An International Journal of Obstetrics and Gynaecology,* 2005, 112 (7), págs. 956-962. <doi.org/10.1111/j.1471-0528.2005.00696.x>.

Hill, K., «The demography of menopause», *Maturitas,* 1996, 23 (2), págs. 113-127. <doi.org/10.1016/0378-5122(95)00968-x>.

Kling, J. M.; MacLaughlin, K. L.; Schnatz, P. F., y otros, «Menopause management knowledge in postgraduate family medicine, internal medicine, and obstetrics and gynecology residents: a cross-sectional survey», *Mayo Clinic Proceedings*, 2019, 94 (2), págs. 242-253. <doi.org/10.1016/j.mayocp.2018.08.033>.

Lee, P.; Le Saux, M.; Siegel, R., y otros, «Racial and ethnic disparities in the management of acute pain in US emergency departments: meta-analysis and systematic review», *American Journal of Emergency Medicine*, 2019, 37 (9), págs. 1770-1777. <doi.org/10.1016/j.ajem.2019.06.014>.

O'Neill, S., y Eden, J., «The pathophysiology of menopausal symptoms», *Obstetrics, Gynecology and Reproductive Medicine*, 2017, 27 (10), págs. 303-310. <doi.org/10.1016/j.ogrm.2017.07.002>.

Richardson M. K.; Coslov, N., y Woods, N. F., «Seeking health care for perimenopausal symptoms: observations from the Women Living Better Survey», *Journal of Women's Health* (Larchmont), 2023, 32 (4), págs. 434-444. <doi.org/10.1089/jwh.2022.0230>.

Samulowitz, A.; Gremyr, I.; Eriksson, E., y Hensing, H., «"Brave men" and "emotional women": a theory-guided literature review on gender bias in health care and gendered norms towards patients with chronic pain», *Pain Research and Management*, 2018, 2018: 6358624. <doi.org/10.1155/2018/6358624>.

Shetty, S. A.; Chandini, S.; Fernandes, S. L., y Safeekh, A. T., «Hysteria: a historical perspective», *Archives of Medicine and Health Sciences*, 2020, 8 (2), págs. 312-315. <doi.org/10.4103/amhs.amhs_220_20>.

Sözen, T.; Özışık, L., y Başaran, N. Ç., «An overview and management of osteoporosis», *European Journal of Rheumatology*, 2017, 4 (1), págs. 46-56. <doi.org/10.5152/eurjrheum.2016.048>.

Tasca, C.; Rapetti, M.; Carta, M. G., y Fadda, B., «Women and hysteria in the history of mental health», *Clinical Practice and Epidemiology in Mental Health*, 2012, 8, págs. 110-119. <doi.org/10.2174/1745017901208010110>.

Watkins, A., «Reevaluating the grandmother hypothesis», *History and Philosophy of the Life Sciences*, 2021, 43, 103. <doi.org/10.1007/s40656-021-00455-x>.

Wolff, J., «Doctors don't know how to treat menopause symptoms», *AARP magazine*, 20 de julio de 2018. <https://www.aarp.org/health/conditions-treatments/info-2018/menopause-symptoms-doctors-relief-treatment.html>. Consultado el 20 de noviembre de 2023.

Capítulo 2

Cagnacci, A., y Venier, M., «The controversial history of hormone replacement therapy», *Medicina* (Kaunas), 2019, 55 (9), 602. <doi.org/10.3390/medicina55090602>.

Hersh, A. L.; Stefanick, M. L., y Stafford, R. S., «National use of postmenopausal hormone therapy: annual trends and response to recent evidence», *JAMA*, 2004, 291 (1), págs. 47-53. <doi.org/10.1001/jama.291.1.47>.

Kohn, G. E.; Rodríguez, K. M.; Hotaling, J., y Pastuszak, A. W., «The history of estrogen therapy», *Sexual Medicine Reviews*, 2019, 7 (3), págs. 416-421. <doi.org/10.1016/j.sxmr.2019.03.006>.

Pollycove, R.; Naftolin, F., y Simon, J. A., «The evolutionary origin and significance of menopause», *Menopause*, 2011, 18 (3), págs. 336-342. <doi.org/10.1097/gme.0b013e3181ed957a>.

Singh, A.; Kaur, S., y Walia, I., «A historical perspective on menopause and menopausal age», *Bulletin of the Indian Institute of History of Medicine Hyderabad*, 2002, 32 (2), págs. 121-135.

Smith, D. C.; Prentice, R.; Thompson, D. J., y Herrmann, W. L., «Association of exogenous estrogen and endometrial carcinoma», *New England Journal of Medicine*, 1975, 293 (23), págs.1164-1167. <doi.org/10.1056/NEJM197512042932302>.

Smith, K., «Women's health research lacks funding–in a series of charts», *Nature*, 2023, 617 (7959), págs. 28-29. <doi.org/10.1038/d41586-023-01475-2>.

Stefanick, M. L., «Estrogens and progestins: background and history, trends in use, and guidelines and regimens approved by the US Food and Drug Administration», *American Journal of Medicine*, 2005, 118 (supl. 12B), págs. 64-73. <doi.org/10.1016/j.amjmed.2005.09.059>.

Woods, J., y Warner, E., «The history of estrogen», *menoPAUSE* (blog), febrero de 2016, Obstetrics and Gynecology, University of Rochester Medical Center. <https://www.urmc.rochester.edu/ob-gyn/ur-medicine-menopause-and-womens-health/menopause-blog/february-2016/the-history-of-estrogen.aspx>. Consultado el 2 de noviembre de 2023.

Wren, B., «The history and politics of menopause», en Panay, N.; Briggs, P., y Kovacs, G. (comps.), *Managing the Menopause: 21st Century Solutions*, Cambridge, Cambridge University Press, 2015, págs. 20-28. <doi.org/10.1017/CBO9781316091821.005>.

Capítulo 3

American College of Obstetricians and Gynecologists, «Hormone therapy and heart disease», opinión de comité núm. 565, *Obstetrics and Gynecology*, 2013, 121, págs. 1407-1410.

Brown, S., «Shock, terror and controversy: how the media reacted to the Women's Health Initiative», *Climacteric*, 2012, 15 (3), págs. 275-280. <doi.org/10.3109/13697137.2012.660048>.

El Khoudary, S. R.; Aggarwal, B.; Beckie, T. M., y otros, «Menopause transition and cardiovascular disease risk: implications for timing of early prevention: a scientific statement from the American Heart Association», *Circulation*, 2020, 142 (25), págs. e506-e532. <doi.org/10.1161/CIR. 0000000000000912>.

Hodis, H. N., y Mack, W. J., «Menopausal hormone replacement therapy and reduction of all-cause mortality and cardiovascular disease: it is about time and timing», *Cancer Journal*, 2022, 28 (3), págs. 208-223. <doi.org/10.1097/PPO.0000000000000591>.

Hodis, H. N.; Mack, W. J.; Henderson, V. W., y otros, «Vascular effects of early versus late postmenopausal treatment with estradiol», *New England Journal of Medicine*, 2016, 374 (13), págs. 1221-1231. <doi.org/10.1056/NEJMoa1505241>.

MacLennan, A. H., «HRT: a reappraisal of the risks and benefits», *Medical Journal of Australia*, 2007, 186 (12), págs. 643-646. <doi.org/10.5694/j.1326-5377.2007.tb01084.x>.

Manson, J. E.; Chlebowski, R. T.; Stefanick, M. L., y otros, «Menopausal hormone therapy and health outcomes during the intervention and extended poststopping phases of the Women's Health Initiative randomized trials», *JAMA*, 2013, 310 (13), págs. 1353-1368. <doi.org/10.1001/jama.2013.278040>.

North American Menopause Society, Advisory Panel, «The 2022 hormone therapy position statement of the North American Menopause Society», *Menopause*, 2022, 29 (7), págs. 767-794. <doi.org/10.1097/GME.0000000000002028>.

Sarrel, P. M.; Njike, V. Y.; Vinante, V., y Katz, D. L., «The mortality toll of estrogen avoidance: an analysis of excess deaths among hysterectomized women aged 50 to 59 years», *American Journal of Public Health*, 2013, 103 (9), págs.1583-1588. <doi.org/10.2105/AJPH.2013.301295>.

Stefanick, M. L.; Anderson, G. L.; Margolis, K. L., y otros, «Effects of conjugated equine estrogens on breast cancer and mammography screening in postmenopausal women with hysterectomy», *JAMA*, 2006, 295 (14), págs. 1647-1657. <doi.org/10.1001/jama.295.14.1647>.

Sturmberg, J. P., y Pond, D. C., «Impacts on clinical decision making: changing hormone therapy management after the WHI», *Australian Family Physician*, 2009, 38 (4), págs. 249-251, 253-255. PMID: 19350076.

Writing Group for the Women's Health Initiative Investigators, «Risks and benefits of estrogen plus progestin in healthy postmenopausal women: principal results from the Women's Health Initiative Randomized Controlled Trial», *JAMA*, 2002, 288 (3), págs. 321-333. <doi.org/10.1001/jama.288.3.321>.

Xiangyan, R., y Mueck, A. O., «Optimizing menopausal hormone therapy: for treatment and prevention, menstrual regulation, and reduction of possible risks», *Global Health Journal*, 2022, 6 (2), págs. 61-69. <doi.org/10.1016/j.glohj.2022.03.003>.

Capítulo 4

Burden, L., «Menopause symptoms: women are leaving workforce for little-talked-about reason», *Bloomberg.com*, 18 de junio de 2021. <https://www.bloomberg.com/news/articles/2021-06-18/women-are-leaving-the-workforce-for-a-little-talked-about-reason>. Consultado el 20 de noviembre de 2023.

Castrillon, C., «Why it's time to address menopause in the workplace», *Forbes*, 22 de marzo de 2023. <https://www.forbes.com/sites/carolinecastrillon/2023/03/22/why-its-time-to-address-menopause-in-the-workplace>. Consultado el 20 de noviembre de 2023.

H.R.8774, 117th Congress (2021-2022), «Menopause Research Act of 2022». Consultado el 2 de noviembre de 2023. <https://www.congress.gov/bill/117th-congress/house-bill/8774?s=1&r=13>.

Landi, H., «Menopause care is still a largely untapped market. Here's why investors and startups should dive in», *Fierce Healthcare*, 28 de junio de 2023. <https://www.fiercehealthcare.com/health-tech/menopause-care-market-remains-largely-untapped-heres-why-investors-and-startups-should>. Consultado el 2 de diciembre de 2023.

Landry, D. A.; Yakubovich, E.; Cook, D. P.; Fasih, S.; Upham, J., y Vanderhyden, B. C., «Metformin prevents age-associated ovarian fibrosis by modulating the immune landscape in female mice», *Science Advances*, 2022, 8 (35), eabq1475. <doi.org/10.1126/sciadv.abq1475>.

Mosconi, L.; Berti, V.; Quinn, C., y otros, «Sex differences in Alzheimer risk: brain imaging of endocrine vs chronologic aging», *Neurology*, 2017, 89 (13), págs. 1382-1390. <doi.org/10.1212/WNL.0000000000004425>.

Robinton, D., «Funding women's health research can impact the economy by $150 billion», *Fast Company*, 21 de marzo de 2023. <https://www.fastcompany.com/90868245/global-economic-impact-of-ignoring-this-aspect-of-womens-health-is-150-billion-we-can-do-better>. Consultado el 20 de noviembre de 2023.

Saleh, R. N. M.; Hornberger, M.; Ritchie, C. W., y Minihane, A. M., «Hormone replacement therapy is associated with improved cognition and larger brain volumes in at-risk APOE4 women: results from the European Prevention of Alzheimer's Disease (EPAD) cohort», *Alzheimer's Research and Therapy*, 2023, 15 (1), 10. <doi.org/10.1186/s13195-022-01121-5>.

«A study of menopause in the workplace», *Health Hub* (blog), Forth, 19 de febrero de 2019. <https://www.forthwithlife.co.uk/blog/menopause-in-the-workplace/>. Consultado el 20 de noviembre de 2023.

Tang, W. Y.; Grothe, D.; Keshishian, A.; Morgenstern, D., y Haider, S., «Pharmacoeconomic and associated cost savings among women who were prescribed systemic conjugated estrogens therapy compared with those without menopausal therapy», *Menopause*, 2018, 25 (5), págs. 493-499. <doi.org/10.1097/GME.0000000000001028>.

Temkin, S. M.; Barr, E.; Moore, H.; Caviston, J. P.; Regensteiner, J. G., y Clayton, J. A., «Chronic conditions in women: the development of a National Institutes of Health framework», *BMC Women's Health*, 2023, 23 (1), 162. <doi.org/10.1186/s12905-023-02319-x>.

«Women's health: end the disparity in funding», *Nature*, 2023, 617 (8). <doi.org/10.1038/d41586-023-01472-5>.

Capítulo 5

Avis, N. E.; Crawford, S. L.; Greendale, G., y otros, «Duration of menopausal vasomotor symptoms over the menopause transition», *JAMA Internal Medicine*, 2015, 175 (4), págs. 531-539. <doi.org/10.1001/jamainternmed.2014.8063>.

Bae, H.; Lunetta, K. L.; Murabito, J. M., y otros, «Genetic associations with age of menopause in familial longevity», *Menopause*, 2019, 26 (10), págs. 1204-1212. <doi.org/10.1097/GME.0000000000001367>.

Colditz, G. A.; Willett, W. C.; Stampfer, M. J.; Rosner, B.; Speizer, F. E., y Hennekens, C. H., «Menopause and the risk of coronary heart disease in women», *New England Journal of Medicine*, 1987, 316 (18), págs. 1105-1110. <doi.org/10.1056/NEJM198704303161801>.

«Common misdiagnoses», The Menopause Charity, 21 de octubre de 2021. <https://www.themenopausecharity.org/2021/10/21/common-misdiagnoses/>. Consultado el 20 de noviembre de 2023.

Delamater, L., y Santoro, N., «Management of the perimenopause», *Clinical Obstetrics and Gynecology*, 2018, 61 (3), págs. 419-432. <doi.org/10.1097/GRF.0000000000000389>.

Ebong, I. A.; Wilson, M. D.; Appiah, D., y otros, «Relationship between age at menopause, obesity, and incident heart failure: the Atherosclerosis Risk in Communities study», *Journal of the American Heart Association*, 2022, 11 (8), e024461. <doi.org/10.1161/JAHA.121.024461>.

Farquhar, C. M.; Sadler, L.; Harvey, S. A., y Stewart, A. W., «The association of hysterectomy and menopause: a prospective cohort study», *BJOG: An International Journal of Obstetrics and Gynaecology*, 2005, 112 (7), págs. 956-962. <doi.org/10.1111/j.1471-0528.2005.00696.x>.

Faubion, S. S.; Kuhle, C. L.; Shuster, L. T., y Rocca, W. A., «Long-term health consequences of premature or early menopause and considerations for management», *Climacteric*, 2015, 18 (4), págs. 483-491. <doi.org/10.3109/13697137.2015.1020484>.

Foster, H.; Hagan, J.; Brooks-Gunn, J., y García, J., «Association between intergenerational violence exposure and maternal age of menopause», *Menopause*, 2022, 29 (3), págs. 284-292. <doi.org/10.1097/GME.0000000000001923>.

Gold, E. B., «The timing of the age at which natural menopause occurs», *Obstetrics and Gynecology Clinics of North America*, 2011, 38 (3), págs. 425-440. <doi.org/10.1016/j.ogc.2011.05.002>.

Gottschalk, M. S.; Eskild, A.; Hofvind, S., y Bjelland, E. K., «The relation of number of childbirths with age at natural menopause: a population study of 310147 women in Norway», *Human Reproduction*, 2022, 37 (2), págs. 333-340. <doi.org/10.1093/humrep/deab246>.

Hall, J. E., «Endocrinology of the menopause», *Endocrinology and Metabolism Clinics of North America*, 2015, 44 (3), págs. 485-496. <doi.org/10.1016/j.ecl.2015.05.010>.

Kok, H.; Van Asselt, K.; Van der Schouw, Y., y otros, «Heart disease risk determines menopausal age rather than the reverse», *Journal of the American College of Cardiology*, 2006, 47 (10), págs. 1976-1983. <doi.org/10.1016/j.jacc.2005.12.066>.

Langton, C. R.; Whitcomb, B. W.; Purdue-Smithe, A. C., y otros, «Association of oral contraceptives and tubal ligation with risk of early natural menopause», *Human Reproduction*, 2021, 36 (7), págs. 1989-1998. <doi.org/10.1093/humrep/deab054>.

Li, S.; Ma, L.; Huang, H., y otros, «Loss of muscle mass in women with premature ovarian insufficiency as compared with healthy controls», *Menopause*, 2023, 30 (2), págs. 122-127. <doi.org/10.1097/GME.0000000000002120>.

Mishra, G. D.; Pandeya, N.; Dobson, A. J., y otros, «Early menarche, nulliparity and the risk for premature and early natural menopause», *Human Reproduction*, 2017, 32 (3), págs. 679-686. <doi.org/10.1093/humrep/dew350>.

Newson, L., y Lewis, R., «Delayed diagnosis and treatment of menopause is wasting NHS appointments and resources», documento presentado en The Royal College of General Practitioners Annual Conference, Londres, 2021.

Parente, R. C.; Faerstein, E.; Celeste, R. K., y Werneck, G. L., «The relationship between smoking and age at the menopause: a systematic review», *Maturitas*, 2008, 61, págs. 287-298. <doi.org/10.1016/j.maturitas.2008.09.021>.

Rosendahl, M.; Simonsen, M. K., y Kjer, J. J., «The influence of unilateral oophorectomy on the age of menopause», *Climacteric*, 2017, 20 (6), págs. 540-544. <doi.org/10.1080/13697137.2017.1369512>.

Sarnowski, C.; Kavousi, M.; Isaacs, S., y otros, «Genetic variants associated with earlier age at menopause increase the risk of cardiovascular events in women», *Menopause*, 2018, 25 (4), págs. 451-457.

Secoşan, C.; Balint, O.; Pirtea, L.; Grigoraş, D.; Bălulescu, L., e Ilina, R., «Surgically induced menopause: a practical review of literature», *Medicina* (Kaunas), 2019, (8), pág. 482. <doi.org/10.3390/medicina55080482>.

Shadyab, A. H.; Macera, C. A.; Shaffer, R. A., y otros, «Ages at menarche and menopause and reproductive lifespan as predictors of exceptional longevity in women: the Women's Health Initiative», *Menopause*, 2017, 24 (1), págs. 35-44. <doi.org/10.1097/GME.0000000000000710>.

Shared decision-making, National Learning Consortium, diciembre de 2013. <https://www.healthit.gov/sites/default/files/nlc_shared_decision_making_fact_sheet.pdf>. Consultado el 2 de noviembre de 2023.

Capítulo 6

Abildgaard, J.; Tingstedt, J.; Zhao, Y., y otros, «Increased systemic inflammation and altered distribution of T-cell subsets in postmenopausal women», *PLoS One*, 2020, 15 (6), e0235174. <doi.org/10.1371/journal.pone.0235174>.

Bermingham, K. M.; Linenberg, I.; Hall, W. L., y otros, «Menopause is associated with postprandial metabolism, metabolic health and lifestyle: the ZOE PREDICT study», *EBioMedicine*, 2022, 85, 104303. <doi.org/10.1016/j.ebiom.2022.104303>.

Brinton, R. D.; Yao, J.; Yin, F.; Mack, W. J., y Cadenas, E., «Perimenopause as a neurological transition state», *Nature Reviews Endocrinology*, 2015, 11 (7), págs. 393-405. <doi.org/10.1038/nrendo.2015.82>.

Buckinx, F., y Aubertin-Leheudre, M., «Sarcopenia in menopausal women: current perspectives», *International Journal of Women's Health*, 2022, 14, págs. 805-819. <doi.org/10.2147/IJWH.S340537>.

Cheng, C. H.; Chen, L. R., y Chen, K. H., «Osteoporosis due to hormone imbalance: an overview of the effects of estrogen deficiency and glucocorticoid overuse on bone turnover», *International Journal of Molecular Sciences*, 2022, 23 (3), 1376. <doi.org/10.3390/ijms23031376>.

Cui, W., y Zhao, L., «The influence of 17β-estradiol plus norethisterone acetate treatment on markers of glucose and insulin metabolism in women: a systematic review and meta-analysis of randomized controlled trials», *Frontiers in Endocrinology* (Lausana), 2023, 14, 1137406. <doi.org/10.3389/fendo.2023.1137406>.

Dam, V.; Van der Schouw, Y. T.; Onland-Moret, N. C., y otros, «Association of menopausal characteristics and risk of coronary heart disease: a pan-European case-cohort analysis», *International Journal of Epidemiology*, 2019, 48 (4), págs. 1275-1285. <doi.org/10.1093/ije/dyz016>.

De Paoli, M,; Zakharia, A., y Werstuck, G. H., «The role of estrogen in insulin resistance: a review of clinical and preclinical data», *American Journal of Pathology*, 2021, 191 (9), págs. 1490-1498. <doi.org/10.1016/j.ajpath.2021.05.011>.

Geraci, A.; Calvani, R.; Ferri, E.; Marzetti, E.; Arosio, B., y Cesari, M., «Sarcopenia and menopause: the role of estradiol», *Frontiers in Endocrinology* (Lausana), 2021, 12, 682012. <doi.org/10.3389/fendo.2021.682012>.

Giannos, P.; Prokopidis, K.; Candow, D. G., y otros, «Shorter sleep duration is associated with greater visceral fat mass in US adults: findings from

NHANES, 2011–2014», *Sleep Medicine*, 2023, 105, págs. 78-84. <doi.org/10.1016/j.sleep.2023.03.013>.

Gibson, C. J.; Shiozawa, A.; Epstein, A. J.; Han, W., y Mancuso, S., «Association between vasomotor symptom frequency and weight gain in the Study of Women's Health Across the Nation», *Menopause*, 2023, 30 (7), págs. 709-716. <doi.org/10.1097/GME.0000000000002198>.

Gosset, A.; Pouillès, J. M., y Trémollieres, F., «Menopausal hormone therapy for the management of osteoporosis», *Best Practice and Research Clinical Endocrinology and Metabolism*, 2021, 35 (6), 101551. <doi.org/10.1016/j.beem.2021.101551>.

Herrera, A. Y., y Mather, M., «Actions and interactions of estradiol and glucocorticoids in cognition and the brain: implications for aging women», *Neuroscience and Biobehavioral Reviews*, 2015, 55, págs. 36-52. <doi.org/10.1016/j.neubiorev.2015.04.005>.

Hettchen, M.; Von Stengel, S.; Kohl, M., y otros, «Changes in menopausal risk factors in early postmenopausal osteopenic women after 13 months of high-intensity exercise: the randomized controlled ACTLIFE-RCT», *Clinical Interventions in Aging*, 2021, 16, págs. 83-96. <doi.org/10.2147/CIA.S283177>.

Hou, Q.; Guan, Y.; Yu, W., y otros, «Associations between obesity and cognitive impairment in the Chinese elderly: an observational study», *Clinical Interventions in Aging*, 2019, 14, págs. 367-373. <doi.org/10.2147/CIA.S192050>.

Juppi, H. K.; Sipilä, S.; Fachada, V., y otros, «Total and regional body adiposity increases during menopause: evidence from a follow-up study», *Aging Cell*, 2022, 21 (6), e13621. <doi.org/10.1111/acel.13621>.

Katsoulis, M.; Benetou, V.; Karapetyan, T., y otros, «Excess mortality after hip fracture in elderly persons from Europe and the USA: the CHANCES project», *Journal of Internal Medicine*, 2017, 281 (3), págs. 300-310. <doi.org/10.1111/joim.12586>.

Ko, S-H., y Kim, H-S., «Menopause-associated lipid metabolic disorders and foods beneficial for postmenopausal women», *Nutrients*, 2020, 12 (1), pág. 202. <doi.org/10.3390/nu12010202>.

Kodoth, V.; Scaccia, S., y Aggarwal, B., «Adverse changes in body composition during the menopausal transition and relation to cardiovascular risk: a contemporary review», *Women's Health Reports* (New Rochelle), 2022, 3 (1), págs. 573-581. <doi.org/10.1089/whr.2021.0119>.

Maki, P. M., y Jaff, N. G., «Brain fog in menopause: a health-care professional's guide for decision-making and counseling on cognition», *Climac-*

teric, 2022, 25, 6, págs. 570-578. <doi.org/10.1080/13697137.2022.2122792>.

Marsh, M. L.; Oliveira, M. N., y Vieira-Potter, V. J., «Adipocyte metabolism and health after the menopause: the role of exercise», *Nutrients*, 2023, 15 (2), 444. <doi.org/10.3390/nu15020444>.

Mauvais-Jarvis, F.; Manson, J. E.; Stevenson, J. C., y Fonseca, V. A., «Menopausal hormone therapy and type 2 diabetes prevention: evidence, mechanisms, and clinical implications», *Endocrine Reviews*, 2017, 38 (3), págs. 173-188. <doi.org/10.1210/er.2016-1146>.

McCarthy, M., y Raval, A. P., «The peri-menopause in a woman's life: a systemic inflammatory phase that enables later neurodegenerative disease», *Journal of Neuroinflammation*, 2020, 17 (317). <doi.org/10.1186/s12974-020-01998-9>.

«Menopause and bone loss», Endocrine Society, 22 de agosto de 2023. <https://www.endocrine.org/patient-engagement/endocrine-library/menopause-and-bone-loss>. Consultado el 21 de noviembre de 2023.

Miller, A. P.; Chen, Y. F.; Xing, D.; Feng, W., y Oparil, S., «Hormone replacement therapy and inflammation: interactions in cardiovascular disease», *Hypertension*, 2003, 42 (4), págs. 657-663. <doi.org/10.1161/01.HYP.0000085560.02979.0C>.

Panula, J.; Pihlajamäki, H.; Mattila, V. M., y otros, «Mortality and cause of death in hip fracture patients aged 65 or older: a population-based study», *BMC Musculoskeletal Disorders*, 2011, 12, pág. 105. <doi.org/10.1186/1471-2474-12-105>.

Papadakis, G. E.; Hans, D.; Rodríguez, E. G., y otros, «Menopausal hormone therapy is associated with reduced total and visceral adiposity: the OsteoLaus cohort», *Journal of Clinical Endocrinology and Metabolism*, 2018, 103 (5), págs. 1948-1957. <doi.org/10.1210/jc.2017-02449>.

Pertesi, S.; Coughlan, G.; Puthusseryppady, V.; Morris, E., y Hornberger, M., «Menopause, cognition and dementia: a review», *Post Reproductive Health*, 2019, 25 (4), págs. 200-206. <doi.org/10.1177/2053369119883485>.

Porchia, L. M.; Vázquez-Marroquin, G.; Ochoa-Précoma, R.; Pérez-Fuentes, R., y González-Mejía, M. E., «Probiotics' effect on visceral and subcutaneous adipose tissue: a systematic review of randomized controlled trials», *European Journal of Clinical Nutrition*, 2022, 76 (12), págs. 1646-1656. <doi.org/10.1038/s41430-022-01135-0>.

Pu, D.; Tan, R.; Yu, Q., y Wu, J., «Metabolic syndrome in menopause and associated factors: a meta-analysis», *Climacteric*, 2017, 20 (6), págs. 583-591. <doi.org/10.1080/13697137.2017.1386649>.

Santoro, N., y Randolph, J. F. Jr., «Reproductive hormones and the menopause transition», *Obstetrics and Gynecology Clinics of North America*, 2011, 38 (3), págs. 455-466. <doi.org/10.1016/j.ogc.2011.05.004>.

Schelbaum, E.; Loughlin, L.; Jett, S., y otros, «Association of reproductive history with brain MRI biomarkers of dementia risk in midlife», *Neurology*, 2021, 97 (23), págs. e2328-e2339. <doi.org/10.1212/WNL.0000000000012941>.

Shanmugan, S., y Epperson, C. N., «Estrogen and the prefrontal cortex: towards a new understanding of estrogen's effects on executive functions in the menopause transition», *Human Brain Mapping*, 2014, 35 (3), págs. 847-865. <doi.org/10.1002/hbm.22218>.

Williamson, L., «Hormones are key in brain health differences between men and women», American Heart Association, 1 de febrero de 2021. <https://www.heart.org/en/news/2021/02/01/hormones-are-key-in-brain-health-differences-between-men-and-women>. Consultado el 4 de agosto de 2021.

Yasui, T.; Maegawa, M.; Tomita, J., y otros, «Changes in serum cytokine concentrations during the menopausal transition», *Maturitas*, 2007, 56 (4), págs. 396-403. <doi.org/10.1016/j.maturitas.2006.11.002>.

Zeydan, B.; Atkinson, E. J.; Weis, D. M., y otros, «Reproductive history and progressive multiple sclerosis risk in women», *Brain Communications*, 2020, 2 (2), fcaa185. <doi.org/10.1093/braincomms/fcaa185>.

Zhang, H.; Ma, K.; Li, R. M., y otros, «Association between testosterone levels and bone mineral density in females aged 40-60 years from NHANES 2011-2016», *Science Reports*, 30 de septiembre de 2022, 12 (1), 16426. <doi.org/10.1038/s41598-022-21008-7>.

Capítulo 7

American College of Obstetricians and Gynecologists, «Postmenopausal estrogen therapy: route of administration and risk of venous thromboembolism. Committee Opinion No. 556», *Obstetrics and Gynecology*, 2013, 121, págs. 887-890.

Bianchi, V. E.; Bresciani, E.; Meanti, R.; Rizzi, L.; Omeljaniuk, R. J., y Torsello, A., «The role of androgens in women's health and wellbeing», *Pharmacological Research*, 2021, 171, 105758. <doi.org/10.1016/j.phrs.2021.105758>.

Cold, S.; Cold, F.; Jensen, M. B.; Cronin-Fenton, D.; Christiansen, P., y Ejlertsen, B., «Systemic or vaginal hormone therapy after early breast cancer: a

Danish observational cohort study», *Journal of the National Cancer Institute*, 2022, 114 (10), págs. 1347-1354. <doi.org/10.1093/jnci/djac112>.

DiSilvestro, J. B.; Haddad, J.; Robison, K., y otros, «Barriers to hormone therapy following prophylactic bilateral salpingo-oophorectomy in BRCA1/2 mutation carriers», *Menopause*, 2023, 30 (7), págs. 732-737. <doi.org/10.1097/GME.0000000000002201>.

«FDA takes action against compounded menopause hormone therapy drugs», *Fierce Biotech*, 10 de enero de 2008. <https://www.fiercebiotech.com/biotech/fda-takes-action-against-compounded-menopause-hormone-therapy-drugs>. Consultado el 21 de noviembre de 2023.

Hamoda, H.; Panay, N.; Pedder, H.; Arya, R., y Savvas, M., «The British Menopause Society and Women's Health Concern 2020 recommendations on hormone replacement therapy in menopausal women», *Post Reproductive Health*, 2020, 26 (4), págs. 181-209. <doi.org/10.1177/2053369120957514>.

Huber, D.; Seitz, S.; Kast, K.; Emons, G., y Ortmann, O., «Hormone replacement therapy in BRCA mutation carriers and risk of ovarian, endometrial, and breast cancer: a systematic review», *Journal of Cancer Research and Clinical Oncology*, 2021, 147 (7), págs. 2035-2045. <doi.org/10.1007/s00432-021-03629-z>.

North American Menopause Society, Comité de asesores, «The 2022 hormone therapy position statement of the North American Menopause Society», *Menopause*, 2022, 29 (7), págs. 767-794. <doi.org/10.1097/GME.0000000000002028>.

Pinkerton, J. V., «Concerns about compounded bioidentical menopausal hormone therapy», *Cancer Journal*, 2022, 28 (3), págs. 241-245. <doi.org/10.1097/PPO.0000000000000597>.

Tang, J.; Chen, L. R., y Chen, K. H., «The utilization of dehydroepiandrosterone as a sexual hormone precursor in premenopausal and postmenopausal women: an overview», *Pharmaceuticals* (Basilea), 2021, 15 (1), 46. <doi.org/10.3390/ph15010046>.

Capítulo 8

Brigden, M. L., «Clinical utility of the erythrocyte sedimentation rate», *American Family Physician*, 1999, 60 (5), págs. 1443-1450.

Dwyer, J. B.; Aftab, A.; Radhakrishnan, R., y otros, «Hormonal Treatments for Major Depressive Disorder: State of the Art [corrección publicada en *American Journal of Psychiatry*, 1 de julio de 2020, 177 (7), pág. 642] [corrección publicada en *American Journal of Psychiatry*, 1 de octubre de 2020, 177 (10), pág. 1009], *American Journal of Psychiatry*, 2020, 177 (8), págs. 686-705. <doi.org/10.1176/appi.ajp.2020.19080848>.

Evron, J. M.; Herman, W. H., y McEwen, L. N., «Changes in screening practices for prediabetes and diabetes since the recommendation for hemoglobin A1c testing [corrección publicada en *Diabetes Care*, 2020, 43 (9), pág. 2323], *Diabetes Care*, 2019, 42 (4), págs. 576-584. <doi.org/10.2337/dc17-1726>.

Freeman, A. M.; Rai, M., y Morando, D. W., «Anemia screening» [actualizado el 25 de julio de 2023], en *StatPearls* [Internet], Treasure Island, FL., StatPearls Publishing, 2023. <https://www.ncbi.nlm.nih.gov/books/NBK499905/>. Consultado el 21 de noviembre de 2023.

Gervais, N. J.; Au, A.; Almey, A.; Duchesne, A.; Gravelsins, L.; Brown, A.; Reuben, R.; Baker-Sullivan, E.; Schwartz, D. H.; Evans, K.; Bernardini, M. Q.; Eisen, A.; Meschino, W. S.; Foulkes, W. D.; Hampson, E., y Einstein, G., «Cognitive markers of dementia risk in middle-aged women with bilateral salpingo-oophorectomy prior to menopause», *Neurobiology of Aging*, octubre de 2020, 94, págs. 1-6. <doi.org/10.1016/j.neurobiolaging.2020.04.019>. Epub: 29 de abril de 2020. PMID: 32497876.

Greene, J. G., «Constructing a standard climacteric scale», *Maturitas*, 1998, 29 (1), págs. 25-31. <doi.org/10.1016/s0378-5122(98)00025-5>.

–, «A factor analytic study of climacteric symptoms», *Journal of Psychosomatic Research*, 1976, 20, págs. 425-430.

Heaney, R. P., «Vitamin D in health and disease», *Clinical Journal of the American Society of Nephrology*, 2008, 3 (5), págs. 1535-1541. <doi.org/10.2215/CJN.01160308>.

Mauvais-Jarvis, F.; Manson, J. E.; Stevenson, J. C., y Fonseca, V. A., «Menopausal hormone therapy and type 2 diabetes prevention: evidence, mechanisms, and clinical implications», *Endocrine Reviews*, 1 de junio de 2017, 38 (3), págs. 173-188. <doi.org/10.1210/er.2016-1146>.

Maxfield, L.; Shukla, S., y Crane, J. S., «Zinc deficiency» [actualizado el 28 de junio de 2023], en *StatPearls* [Internet], Treasure Island, FL, StatPearls Publishing, 2023. <https://www.ncbi.nlm.nih.gov/books/NBK493231/>. Consultado el 21 de noviembre de 2023.

Mei, Y.; Williams, J. S.; Webb, E. K.; Shea, A. K.; MacDonald, M. J., y Al-Khazraji, B. K., «Roles of hormone replacement therapy and menopause on osteoarthritis and cardiovascular disease outcomes: a narrative review», *Frontiers in Rehabilitation Sciences*, 28 de marzo de 2022,

3, 825147. <doi.org/10.3389/fresc.2022.825147>. PMID: 36189062; PMCID: PMC9397736.

Onambélé-Pearson, G. L.; Tomlinson, D. J.; Morse, C. I., y Degens, H., «A prolonged hiatus in postmenopausal HRT, does not nullify the therapy's positive impact on ageing related sarcopenia», *PLoS One*, 5 de mayo de 2021, 16 (5) e0250813. <doi.org/10.1371/journal.pone.0250813>. PMID: 33951065; PMCID: PMC8099084.

Parva, N. R.; Tadepalli, S.; Singh, P., y otros, «Prevalence of vitamin D deficiency and associated risk factors in the US population (2011-2012)», *Cureus*, 2018, 10 (6), e2741. <doi.org/10.7759/cureus.2741>.

Prasad, M.; Sara, J.; Widmer, R. J.; Lennon, R.; Lerman, L. O., y Lerman, A., «Triglyceride and triglyceride/ HDL (high density lipoprotein) ratio predict major adverse cardiovascular outcomes in women with non-obstructive coronary artery disease», *Journal of the American Heart Association*, 2019, 8 (9), e009442. <doi.org/10.1161/JAHA.118.009442>.

Ridker, P. M., «High-sensitivity C-reactive protein and cardiovascular risk: rationale for screening and primary prevention», *American Journal of Cardiology*, 2003, 92 (4B), págs. 17K-22K. <doi.org/10.1016/s0002-9149(03)00774-4>.

Schwalfenberg, G. K., y Genuis, S. J., «The importance of magnesium in clinical healthcare», *Scientifica* (El Cairo), 2017, 2017, 4179326. <doi.org/10.1155/2017/4179326>.

Watson, J.; Round, A., y Hamilton, W., «Raised inflammatory markers», *BMJ*, 2012, 344, e454. <doi.org/10.1136/bmj.e454>.

Capítulo 9

Cowan, S.; Dordevic, A.; Sinclair, A. J.; Truby, H.; Sood, S., y Gibson, S., «Investigating the efficacy and feasibility of using a whole-of-diet approach to lower circulating levels of C-reactive protein in postmenopausal women: a mixed methods pilot study», *Menopause*, 2023, 30 (7), págs. 738-749. <doi.org/10.1097/GME.0000000000002188>.

Hao, S.; Tan, S.; Li, J., y otros, «Dietary and exercise interventions for perimenopausal women: a health status impact study», *Frontiers in Nutrition*, 2022, 8, 752500. <doi.org/10.3389/fnut.2021.752500>.

Hao, S.; Tan, S.; Li, J., y otros, «The effect of diet and exercise on climacteric symptomatology», *Asia Pacific Journal of Clinical Nutrition*, 2022, 31 (3), págs. 362-370. <doi.org/10.6133/apjcn.202209_31(3).0004>.

Mishra, N.; Mishra, V. N., y Devanshi, «Exercise beyond menopause: dos and don'ts», *Journal of Midlife Health*, 2011, 2 (2), págs. 51-56. <doi.org/10.4103/0976-7800.92524>.

Olson, E. J., «Can lack of sleep make you sick?», *Mayo Clinic*, 28 de noviembre de 2018. <https://www.mayoclinic.org/diseases-conditions/insomnia/expert-answers/lack-of-sleep/faq-20057757>. Consultado el 21 de noviembre de 2023.

Capítulo 10

Abe, R. A. M.; Masroor, A.; Khorochkov, A., y otros, «The role of vitamins in non-alcoholic fatty liver disease: a systematic review», *Cureus*, 2021, 13 (8), e16855. <doi.org/10.7759/cureus.16855>.

Abildgaard, J.; Ploug, T.; Al-Saoudi, E., y otros, «Changes in abdominal subcutaneous adipose tissue phenotype following menopause is associated with increased visceral fat mass», *Scientific Reports*, 2021, 11, 14750. <doi.org/10.1038/s41598-021-94189-2>.

Agostini, D.; Zeppa Donati, S.; Lucertini, F., y otros, «Muscle and bone health in postmenopausal women: role of protein and vitamin D supplementation combined with exercise training», *Nutrients*, 2018, 10 (8), pág. 1103. <doi.org/10.3390/nu10081103>.

«Alcohol and the immune system: what you should know», Gateway Foundation, 16 de diciembre de 2022. <https://www.gatewayfoundation.org/addiction-blog/alcohol-immune-system/>. Consultado el 8 de septiembre de 2023.

Angum, F.; Khan, T.; Kaler, J.; Siddiqui, L., y Hussain, A., «The prevalence of autoimmune disorders in women: a narrative review», *Cureus*, 2020, 12 (5), e8094. <doi.org/10.7759/cureus.8094>.

Arab, A.; Rafie, N.; Amani, R., y Shirani, F., «The role of magnesium in sleep health: a systematic review of available literature», *Biological Trace Element Research*, 2023, 201 (1), págs. 121-128. <doi.org/10.1007/s12011-022-03162-1>.

Baan, E. J.; De Roos, E. W.; Engelkes, M., y otros, «Characterization of asthma by age of onset: a multi-database cohort study», *Journal of Allergy and Clinical Immunology in Practice*, 2022, 10 (7), págs. 1825-1834.e8. <doi.org/10.1016/j.jaip.2022.03.019>.

Baker, F. C.; Lampio, L.; Saaresranta, T., y Polo-Kantola, P., «Sleep and sleep disorders in the menopausal transition», *Sleep Medicine Clinics*, 2018, 13 (3), págs. 443-456. <doi.org/10.1016/j.jsmc.2018.04.011>.

Barnard, N. D.; Kahleova, H.; Holtz, D. N., y otros, «A dietary intervention for vasomotor symptoms of menopause: a randomized, controlled trial», *Menopause*, 2023, 30 (1), págs. 80-87. <doi.org/10.1097/GME. 0000000000002080>.

Beaumont, M.; Goodrich, J. K.; Jackson, M. A., y otros, «Heritable components of the human fecal microbiome are associated with visceral fat», *Genome Biology*, 2016, 17 (1), pág. 189. <doi.org/10.1186/s13059-016-1052-7>.

Behrman, S., y Crockett, C., «Severe mental illness and the perimenopause», *BJPsych Bulletin*, 2023, págs. 1-7. <doi.org/10.1192/bjb.2023.89>.

Boneva, R. S.; Lin, J.-M. S., y Unger, E. R., «Early menopause and other gynecologic risk indicators for chronic fatigue syndrome in women», *Menopause*, 2015, 22 (8), págs. 826-834. <doi.org/10.1097/GME. 0000000000000411>.

Boneva, R. S.; Maloney, E. M.; Lin, J. M., y otros, «Gynecological history in chronic fatigue syndrome: a population-based case-control study», *Journal of Women's Health* (Larchmont), 2011, 20 (1), págs. 21-28. <doi. org/10.1089/jwh.2009.1900>.

Calvani, R.; Picca, A.; Coelho-Júnior, H. J.; Tosato, M.; Marzetti, E., y Landi, F., «Diet for the prevention and management of sarcopenia», *Metabolism*, 2023, 146, 155637. <doi.org/10.1016/j.metabol.2023.155637>.

Carpenter, J. S.; Sheng, Y., Pike, C., y otros, «Correlates of palpitations during menopause: a scoping review», *Women's Health* (Londres), 2022, 1, 17455057221112267. <doi.org/10.1177/17455057221112267>.

Chacko, S. A.; Song, Y.; Manson, J. E., y otros, «Serum 25-hydroxyvitamin D concentrations in relation to cardiometabolic risk factors and metabolic syndrome in postmenopausal women», *American Journal of Clinical Nutrition*, 2011, 94 (1), págs. 209-217. <doi.org/10.3945/ajcn.110. 010272>.

Chen, C.; Gong, X.; Yang, X., y otros, «The roles of estrogen and estrogen receptors in gastrointestinal disease», *Oncology Letters*, 2019, 18 (6), págs. 5673-5680. <doi.org/10.3892/ol.2019.10983>.

Chen, H. C.; Chung, C. H.; Chen, V. C. F.; Wang, Y. C., y Chien, W. C., «Hormone replacement therapy decreases the risk of tinnitus in menopausal women: a nationwide study», *Oncotarget*, 2018, 9 (28), págs. 19807-19816. <doi.org/10.18632/oncotarget.24452>.

Chen, Y.; Zhang, Y.; Zhao, G., y otros, «Difference in leukocyte composition between women before and after menopausal age, and distinct sexual dimorphism», *PLoS One*, 2016, 11 (9), e0162953. <doi.org/10.1371/ journal.pone.0162953>.

Chessa, M. A.; Iorizzo, M., Richert, B., y otros, «Pathogenesis, clinical signs and treatment recommendations in brittle nails: a review» [corrección publicada en *Dermatology and Therapy* (Heidelberg), 2020, 10 (1), págs. 231-232], *Dermatology and Therapy* (Heidelberg), 2020, 10 (1), págs. 15-27. <doi.org/10.1007/s13555-019-00338-x>.

Chilibeck, P. D.; Candow, D. G.; Landeryou, T.; Kaviani, M., y Paus-Jenssen, L., «Effects of creatine and resistance training on bone health in postmenopausal women», *Medicine and Science in Sports and Exercise*, 2015, 47 (8), págs. 1587-1595. <doi.org/10.1249/MSS.0000000000000571>.

Chimenos-Kustner, E., y Marques-Soares, M. S., «Burning mouth and saliva», *Medicina Oral*, 2002, 7 (4), págs. 244-253. PMID: 12134125.

Cicero, A. F. G.; Colletti, A., y Bellentani, S., «Nutraceutical approach to non-alcoholic fatty liver disease (NAFLD): the available clinical evidence», *Nutrients*, 2018, 10 (9), pág. 1153. <doi.org/10.3390/nu10091153>.

Da Costa Hime, L. F. C.; Carvalho Lopes, C. M.; Roa, C. L., y otros, «Is there a beneficial effect of gamma-linolenic acid supplementation on body fat in postmenopausal hypertensive women? A prospective randomized double-blind placebo-controlled trial», *Menopause*, 2021, 28 (6), págs. 699-705. <doi.org/10.1097/GME.0000000000001740>.

Davis, S. R., «Androgen therapy in women, beyond libido», *Climacteric*, 2013, 16, supl. 1, págs. 18-24. <doi.org/10.3109/13697137.2013.801736>.

De Koning, L.; Merchant, A. T.; Pogue, J., y Anand, S. S., «Waist circumference and waist-to-hip ratio as predictors of cardiovascular events: meta-regression analysis of prospective studies», *European Heart Journal*, 2007, 28 (7), págs. 850-856. <doi.org/10.1093/eurheartj/ehm026>.

Decandia, D.; Landolfo, E.; Sacchetti, S.; Gelfo, F.; Petrosini, L., y Cutuli, D., «n-3 PUFA improve emotion and cognition during menopause: a systematic review», *Nutrients*, 2022, 14 (9), 1982. <doi.org/10.3390/nu14091982>.

Deecher, D. C., y Dorries, K., «Understanding the pathophysiology of vasomotor symptoms (hot flushes and night sweats) that occur in perimenopause, menopause, and postmenopause life stages», *Archives of Women's Mental Health*, 2007, 10 (6), págs. 247-257. <doi.org/10.1007/s00737-007-0209-5>.

Desai, M. K., y Brinton, R. D., «Autoimmune disease in women: endocrine transition and risk across the lifespan», *Frontiers in Endocrinology* (Lausana), 2019, 10, pág. 265. <doi.org/10.3389/fendo.2019.00265>.

DiStefano, J. K., «NAFLD and NASH in postmenopausal women: implications for diagnosis and treatment», *Endocrinology*, 2020, 161 (10), bqaa134. <doi.org/10.1210/endocr/bqaa134>.

Doshi, S. B., y Agarwal, A., «The role of oxidative stress in menopause», *Journal of Midlife Health*, 2013, 4 (3), págs. 140-146. <doi.org/10.4103/0976-7800.118990>.

Dutt, P.; Chaudhary, S., y Kumar, P., «Oral health and menopause: a comprehensive review on current knowledge and associated dental management», *Annals of Medical and Health Science Research*, 2013, 3 (3), págs. 320-323. <http://www.ncbi.nlm.nih.gov/pmc/articles/pmc3793432/>.

Elffers, T. W.; de Mutsert, R.; Lamb, H. J., y otros, «Body fat distribution, in particular visceral fat, is associated with cardiometabolic risk factors in obese women», *PLoS One*, 2017, 12 (9), e0185403. <doi.org/10.1371/journal.pone.0185403>.

Epstein, J. B., y Marcoe, J. H., «Topical application of capsaicin for treatment of oral neuropathic pain and trigeminal neuralgia», *Oral Surgery, Oral Medicine, Oral Pathology, and Oral Radiology*, 1994, 77 (2), págs. 135-140. <doi.org/10.1016/0030-4220(94)90275-5>.

Florentino, G. S.; Cotrim, H. P.; Vilar, C. P.; Florentino, A. V.; Guimarães, G. M., y Barreto, V. S., «Nonalcoholic fatty liver disease in menopausal women», *Arquivos de Gastroenterologia*, 2013, 50 (3), págs. 180-185. <doi.org/10.1590/S0004-28032013000200032>.

Fong, C.; Alesi, S.; Mousa, A., y otros, «Efficacy and safety of nutrient supplements for glycaemic control and insulin resistance in type 2 diabetes: an umbrella review and hierarchical evidence synthesis», *Nutrients*, 2022, 14 (11), pág. 2295. <doi.org/10.3390/nu14112295>.

Forabosco, A.; Criscuolo, M.; Coukos, G., y otros, «Efficacy of hormone replacement therapy in postmenopausal women with oral discomfort», *Oral Surgery, Oral Medicine, Oral Pathology, and Oral Radiology*, 1992, 73 (5), págs. 570-574. <doi.org/10.1016/0030-4220(92)90100-5>.

Galhardo, A. P. M.; Mukai, M. K.; Baracat, M. C. P., y otros, «Does temporomandibular disorder correlate with menopausal symptoms?», *Menopause*, 2022, 29 (6), págs. 728-733. <doi.org/10.1097/GME.0000000000001962>.

Gava, G.; Orsili, I.; Alvisi, S.; Mancini, I.; Seracchioli, R., y Meriggiola, M. C., «Cognition, mood and sleep in menopausal transition: the role of menopause hormone therapy», *Medicina* (Kaunas), 2019, 55 (10), pág. 668. <doi.org/10.3390/medicina55100668>.

Geller, S. E., y Studee, L., «Botanical and dietary supplements for mood and anxiety in menopausal women», *Menopause*, 2007, 14 (3 Pt. 1), págs. 541-549. <doi.org/10.1097/01.gme.0000236934.43701.c5>.

Gibson, C. J.; Shiozawa, A.; Epstein, A. J.; Han, W., y Mancuso, S., «Association between vasomotor symptom frequency and weight gain in the

Study of Women's Health Across the Nation», *Menopause*, 2023, 30 (7), págs. 709-716. <doi.org/10.1097/GME.0000000000002198>.

Gregersen, I.; Høibraaten, E.; Holven, K. B., y otros, «Effect of hormone replacement therapy on atherogenic lipid profile in postmenopausal women», *Thrombosis Research*, 2019, 184, págs. 1-7. <doi.org/10.1016/j. thromres.2019.10.005>.

Gremeau-Richard, C.; Woda, A.; Navez, M. L., y otros, «Topical clonazepam in stomatodynia: a randomised placebo-controlled study», *Pain*, 2004, 108 (1-2), págs. 51-57. <doi.org/10.1016/j.pain.2003.12.002>.

Gualano, B.; Macedo, A. R.; Alves, C. R., y otros, «Creatine supplementation and resistance training in vulnerable older women: a randomized double-blind placebo-controlled clinical trial», *Experimental Gerontology*, 2014, 53, págs. 7-15. <doi.org/10.1016/j.exger.2014.02.003>.

Hansen, E. S. H.; Aasbjerg, K.; Moeller, A. L.; Gade, E. J.; Torp-Pedersen, C., y Backer, V., «Hormone replacement therapy and development of new asthma», *Chest*, 2021, 160 (1), págs. 45-52. <doi.org/10.1016/j.chest. 2021.01.054>.

Hatzichristou, D.; Kirana, P. S.; Banner, L., y otros, «Diagnosing sexual dysfunction in men and women: sexual history taking and the role of symptom scales and questionnaires», *Journal of Sexual Medicine*, 2016, 13 (8), págs. 1166-1182.

Hatzichristou, D.; Rosen, R. C.; Broderick, G., y otros, «Clinical evaluation and management strategy for sexual dysfunction in men and women», *Journal of Sexual Medicine*, 2004, 1 (1), págs. 49-57.

Heckmann, S. M.; Kirchner, E.; Grushka, M.; Wichmann, M. G., y Hummel, T., «A double-blind study on clonazepam in patients with burning mouth syndrome», *Laryngoscope*, 2012, 122 (4), págs. 813-816. <doi.org/10. 1002/lary.22490>.

Herrera, A. Y.; Hodis, H. N.; Mack, W. J., y Mather, M., «Estradiol therapy after menopause mitigates effects of stress on cortisol and working memory», *Journal of Clinical Endocrinology and Metabolism*, 2017, 102 (12), págs. 4457-4466. <doi.org/10.1210/jc.2017-00825>.

Herrera, A. Y., y Mather, M., «Actions and interactions of estradiol and glucocorticoids in cognition and the brain: implications for aging women», *Neuroscience and Biobehavioral Reviews*, 2015, 5, págs. 36-52. <doi .org/10.1016/j.neubiorev.2015.04.005>.

Hunter, G. R.; Singh, H.; Carter, S. J.; Bryan, D. R., y Fisher, G., ««Sarcopenia and its implications for metabolic health», *Journal of Obesity*, 2019, 2019, 8031705. <doi.org/10.1155/2019/8031705>.

Hyon, J. Y., y Han, S. B., «Dry eye disease and vitamins: a narrative literature review», *Applied Sciences*, 2022, 12 (9), 4567. <doi.org/10.3390/app12094567>.

Illescas-Montes, R.; Melguizo-Rodríguez, L.; Ruiz, C., y Costela-Ruiz, V. J., «Vitamin D and autoimmune diseases», *Life Sciences*, 2019, 233, 116744. <doi.org/10.1016/j.lfs.2019.116744>.

Institute of Medicine (US) and National Research Council (US) Committee on the Framework for Evaluating the Safety of Dietary Supplements, *Dietary Supplements: A Framework for Evaluating Safety*, Washington D. C., National Academies Press (US), 2005. «Appendix K, Prototype Focused Monograph: Review of Antiandrogenic Risks of Saw Palmetto Ingestion by Women». <https://www.ncbi.nlm.nih.gov/books/NBK216069/>. Consultado el 21 de noviembre de 2023.

Janssen, I.; Powell, L. H.; Kazlauskaite, R., y Dugan, S. A., «Testosterone and visceral fat in midlife women: the Study of Women's Health Across the Nation (SWAN) fat patterning study», *Obesity* (Silver Spring), 2010, 18 (3), págs. 604-610. <doi.org/10.1038/oby.2009.251>.

Jaroenlapnopparat, A.; Charoenngam, N.; Ponvilawan, B.; Mariano, M.; Thongpiya, J., y Yingchoncharoen, P., «Menopause is associated with increased prevalence of nonalcoholic fatty liver disease: a systematic review and meta-analysis», *Menopause*, 2023, 30 (3), págs. 348-354. <doi.org/10.1097/GME.0000000000002133>.

Jeong, S. H., «Benign paroxysmal positional vertigo risk factors unique to perimenopausal women», *Frontiers in Neurology*, 2020, 11, 589605. <doi.org/10.3389/fneur.2020.589605>.

Jett, S.; Malviya, N.; Schelbaum, E., y otros, «Endogenous and exogenous estrogen exposures: how women's reproductive health can drive brain aging and inform Alzheimer's prevention», *Frontiers in Aging Neuroscience*, 2022, 14, 831807. <doi.org/10.3389/fnagi.2022.831807>.

Kendall, A. C.; Pilkington, S. M.; Wray, J. R., y otros, «Menopause induces changes to the stratum corneum ceramide profile, which are prevented by hormone replacement therapy», *Science Reports*, 2022, 12, 21715. <doi.org/10.1038/s41598-022-26095-0>.

Kendrick, M., «Should women be offered cholesterol lowering drugs to prevent cardiovascular disease? No», *BMJ*, 2007, 334 (7601), pág. 983. <doi.org/10.1136/bmj.39202.397488.AD>.

Khadilkar, S. S., «Musculoskeletal disorders and menopause», *Journal of Obstetrics and Gynaecology of India*, 2019, 69 (2), págs. 99-103. <doi.org/10.1007/s13224-019-01213-7>.

Khunger, N.; Mehrotra, K., «Menopausal acne: challenges and solutions», *International Journal of Women's Health*, 2019, 11, págs. 555-567. <doi.org/10.2147/IJWH.S174292>.

Kim, M. S.; Choi, Y. J., y Lee, Y. H., «Visceral fat measured by computed tomography and the risk of breast cancer», *Translational Cancer Research*, 2019, 8 (5), págs. 1939-1949. <doi.org/10.21037/tcr.2019.09.16>.

Kim, S. E.; Min, J. S.; Lee, S., y otros, «Different effects of menopausal hormone therapy on non-alcoholic fatty liver disease based on the route of estrogen administration», *Science Reports*, 2023, 13, 15461. <doi.org/10.1038/s41598-023-42788-6>.

Kingsberg, S. A., y Faubion, S. S., «Clinical management of hypoactive sexual desire disorder in postmenopausal women», *Menopause*, 2022, 29 (9), págs. 1083-1085. <doi.org/10.1097/GME.0000000000002049>.

Klempel, M. C.; Kroeger, C. M.; Bhutani, S.; Trepanowski, J. F., y Varady, K. A., «Intermittent fasting combined with calorie restriction is effective for weight loss and cardio-protection in obese women», *Nutrition Journal*, 2012, 11, pág. 98. <doi.org/10.1186/1475-2891-11-98>.

Ko, J., y Park, Y. M., «Menopause and the loss of skeletal muscle mass in women», *Iranian Journal of Public Health*, 2021, 50 (2), págs. 413-414. <doi.org/10.18502/ijph.v50i2.5362>.

Kodoth, V.; Scaccia, S., y Aggarwal, B., «Adverse changes in body composition during the menopausal transition and relation to cardiovascular risk: a contemporary review», *Women's Health Reports* (New Rochelle), 2022, 3 (1), págs. 573-581. <doi.org/10.1089/whr.2021.0119>.

Koppen, L. M.; Whitaker, A.; Rosene, A., y Beckett, R. D., «Efficacy of berberine alone and in combination for the treatment of hyperlipidemia: a systematic review», *Journal of Evidence Based Complementary Alternative Medicine*, 2017, 22 (4), págs. 956-968. <doi.org/10.1177/2156587216687695>.

Kroenke, C. H.; Caan, B. J.; Stefanick, M. L., y otros, «Effects of a dietary intervention and weight change on vasomotor symptoms in the Women's Health Initiative», *Menopause*, 2012, 19 (9), págs. 980-988. <doi.org/10.1097/gme.0b013e31824f606e>.

Krüger, M.; Obst, A.; Ittermann, T., y otros, «Menopause is associated with obstructive sleep apnea in a population-based sample from Mecklenburg-Western Pomerania, Germany», *Journal of Clinical Medicine*, 2023, 12 (6), pág. 2101. <doi.org/10.3390/jcm12062101>.

Lakhan, S. E., y Vieira, K. F., «Nutritional therapies for mental disorders», *Nutrition Journal*, 2008, 7, pág. 2. <doi.org/10.1186/1475-2891-7-2>.

Lambeau, K. V., y McRorie, J. W. Jr., «Fiber supplements and clinically proven health benefits: how to recognize and recommend an effective fiber therapy», *Journal of the American Association of Nurse Practitioners*, 2017, 29 (4), págs. 216-223. <doi.org/10.1002/2327-6924.12447>.

Leon-Ferre, R. A.; Novotny, P.; Faubion, S. S., y otros, «A randomized, double-blind, placebo-controlled trial of oxybutynin for hot flashes: ACCRU study SC-1603», documento presentado en el Simposio sobre cáncer de mama de San Antonio de 2018, San Antonio, TX, 7 de diciembre de 2018. Reseña GS6-02.

Lephart, E. D., y Naftolin, F., «Menopause and the skin: old favorites and new innovations in cosmeceuticals for estrogen-deficient skin», *Dermatology and Therapy* (Heidelberg), 2021, 11 (1), págs. 53-69. <doi.org/10.1007/s13555-020-00468-7>.

Leslie, M. A.; Cohen, D. J. A.; Liddle, D. M., y otros, «A review of the effect of omega-3 polyunsaturated fatty acids on blood triacylglycerol levels in normolipidemic and borderline hyperlipidemic individuals», *Lipids in Health and Disease*, 2015, 14, pág. 53. <doi.org/10.1186/s12944-015-0049-7>.

Lim, S.; Moon, J. H.; Shin, C. M.; Jeong, D., y Kim, B., «Effect of *Lactobacillus sakei*, a probiotic derived from kimchi, on body fat in Koreans with obesity: a randomized controlled study», *Endocrinology and Metabolism* (Seúl), 2020, 35 (2), págs. 425-434. <doi.org/10.3803/EnM.2020.35.2.425>.

Lin, C. M.; Davidson, T. M., y Ancoli-Israel, S., «Gender differences in obstructive sleep apnea and treatment implications», *Sleep Medicine Reviews*, 2008, 12 (6), págs. 481-496. <doi.org/10.1016/j.smrv.2007.11.003>.

Liu, Y.; Alookaran, J. J., y Rhoads, J. M., «Probiotics in autoimmune and inflammatory disorders», *Nutrients*, 2018, 10 (10), pág. 1537. <doi.org/10.3390/nu10101537>.

Lu, C. B.; Liu, P. F.; Zhou, Y. S., y otros, «Musculoskeletal pain during the menopausal transition: a systematic review and meta-analysis», *Neural Plasticity*, 2020, 2020, 8842110. <doi.org/10.1155/2020/8842110>.

Lufkin, E. G.; Wahner, H. W.; O'Fallon, W. M., y otros, «Treatment of postmenopausal osteoporosis with transdermal estrogen», *Annals of Internal Medicine*, 1992, 117 (1), págs. 1-9. <doi.org/10.7326/0003-4819-117-1-1>.

Maki, P. M., y Jaff, N. G., «Brain fog in menopause: a health-care professional's guide for decision-making and counseling on cognition», *Climacteric*, 2022, 25 (6), págs. 570-578. <doi.org/10.1080/13697137.2022.2122792>.

Maki, P. M.; Rubin, L. H.; Savarese, A., y otros, «Stellate ganglion blockade and verbal memory in midlife women: evidence from a randomized trial», *Maturitas*, 2016, 92, págs. 123-129. <doi.org/10.1016/j.maturitas.2016.07.009>.

Mannucci, C.; Casciaro, M.; Sorbara, E. E., y otros, «Nutraceuticals against oxidative stress in autoimmune disorders», *Antioxidants* (Basilea), 2021, 10 (2), pág. 261. <doi.org/10.3390/antiox10020261>.

Manson, J. E.; Chlebowski, R. T.; Stefanick, M. L., y otros, «Menopausal hormone therapy and health outcomes during the intervention and extended poststopping phases of the Women's Health Initiative randomized trials», *JAMA*, 2013, 310 (13), págs. 1353-1368. <doi.org/10.1001/jama.2013.278040>.

Mao, T.; Huang, F.; Zhu, X.; Wei, D., y Chen, L., «Effects of dietary fiber on glycemic control and insulin sensitivity in patients with type 2 diabetes: a systematic review and meta-analysis», *Journal of Functional Foods*, 2021, 82, 104500. <doi.org/10.1016/j.jff.2021.104500>.

Mitchell, E. S., y Woods, N. F., «Pain symptoms during the menopausal transition and early postmenopause», *Climacteric*, 2010, 13 (5), págs. 467-478. <doi.org/10.3109/13697137.2010.483025>.

Momin, E. S.; Khan, A. A.; Kashyap, T., y otros, «The effects of probiotics on cholesterol levels in patients with metabolic syndrome: a systematic review», *Cureus*, 2023, 15 (4), e37567. <doi.org/10.7759/cureus.37567>.

Morozov, S.; Isakov, V., y Konovalova, M., «Fiber-enriched diet helps to control symptoms and improves esophageal motility in patients with non-erosive gastroesophageal reflux disease», *World Journal of Gastroenterology*, 2018, 24 (21), págs. 2291-2299. <doi.org/10.3748/wjg.v24.i21.2291>.

Mosconi, L.; Berti, V.; Dyke, J., y otros, «Menopause impacts human brain structure, connectivity, energy metabolism, and amyloid-beta deposition», *Science Reports*, 2021, 11, 10867. <doi.org/10.1038/s41598-021-90084-y>.

Nie, G.; Yang, X.; Wang, Y., y otros, «The effects of menopause hormone therapy on lipid profile in postmenopausal women: a systematic review and meta-analysis», *Frontiers in Pharmacology*, 2022, 13, 850815. <doi.org/10.3389/fphar.2022.850815>.

North American Menopause Society, «Management of osteoporosis in postmenopausal women: the 2021 position statement of the North American Menopause Society», *Menopause*, 2021, 28 (9), págs. 973-997. <doi.org/10.1097/GME.0000000000001831>.

North American Menopause Society, comité asesor, «The 2023 nonhor-mone therapy position statement of the North American Menopause Society», *Menopause*, 2023, 30 (6), págs. 573-590. <doi.org/10.1097/GME.0000000000002200>.

Ogun, O. A.; Büki, B.; Cohn, E. S.; Janky, K. L., y Lundberg, Y. W., «Meno-pause and benign paroxysmal positional vertigo», *Menopause*, 2014, 21 (8), págs. 886-889. <doi.org/10.1097/GME.0000000000000190>.

Papadakis, G. E.; Hans, D.; González Rodríguez, E., y otros, «Menopausal hormone therapy is associated with reduced total and visceral adiposity: the OsteoLaus cohort», *Journal of Clinical Endocrinology and Meta-bolism*, 2018, 103 (5), págs. 1948-1957. <doi.org/10.1210/jc.2017-02449>.

Parish, S. J., y Kling, J. M., «Testosterone use for hypoactive sexual desire disorder in postmenopausal women», *Menopause*, 2023, 30 (7), págs. 781-783. <doi.org/10.1097/GME.0000000000002190>.

Park, Y.; Sinn, D. H.; Kim, K., y otros, «Associations of physical activity domains and muscle strength exercise with non-alcoholic fatty liver disease: a nation-wide cohort study», *Science Reports*, 2023, 13, pág. 4724. <doi.org/10.1038/s41598-023-31686-6>.

Pasiakos, S. M.; Lieberman, H. R., y Fulgoni, V. L. 3.º, «Higher-protein diets are associated with higher HDL cholesterol and lower BMI and waist circumference in US adults», *Journal of Nutrition*, 2015, 145 (3), págs. 605-614. <doi.org/10.3945/jn.114.205203>.

Peters, B. A.; Lin, J.; Qi, Q., y otros, «Menopause is associated with an altered gut microbiome and estrobolome, with implications for adverse cardio-metabolic risk in the Hispanic Community Health Study/Study of Lati-nos», *mSystems*, 2022, 7 (3), e0027322. <doi.org/10.1128/msystems.00273-22>.

Peters, B. A.; Santoro, N.; Kaplan, R. C., y Qi, Q., «Spotlight on the gut micro-biome in menopause: current insights», *International Journal of Women's Health*, 2022, 14, págs. 1059-1072. <doi.org/10.2147/IJWH.S340491>.

Proksch, E.; Schunck, M.; Zague, V.; Segger, D.; Degwert, J., y Oesser, S., «Oral intake of specific bioactive collagen peptides reduces skin wrinkles and increases dermal matrix synthesis», *Skin Pharmacology and Physiol-ogy*, 2014, 27 (3), págs. 113-119. <doi.org/10.1159/000355523>.

Robinson, J. L.; Johnson, P. M.; Kister, K.; Yin, M. T.; Chen, J., y Wadhwa, S., «Estrogen signaling impacts temporomandibular joint and periodontal disease pathology», *Odontology*, 2020, 108 (2), págs.153-165. <doi.org/10.1007/s10266-019-00439-1>.

Sánchez, M.; Darimont, C.; Drapeau, V., y otros, «Effect of *Lactobacillus rhamnosus* CGMCC1.3724 supplementation on weight loss and maintenance in obese men and women», *British Journal of Nutrition*, 2014, 111 (8), págs. 1507-1519. <doi.org/10.1017/S0007114513003875>.

Sardella, A.; Lodi, G.; Demarosi, F.; Tarozzi, M.; Canegallo, L., y Carrassi, A., «*Hypericum perforatum* extract in burning mouth syndrome: a randomized placebo-controlled study», *Journal of Oral Pathology and Medicine*, 2008, 37 (7), págs. 395-401. <doi.org/10.1111/j.1600-0714.2008.00663.x>.

Shah, S. A.; Tibble, H.; Pillinger, R., y otros, «Hormone replacement therapy and asthma onset in menopausal women: national cohort study», *Journal of Allergy and Clinical Immunology*, 2021, 147 (5), págs. 1662-1670. <doi.org/10.1016/j.jaci.2020.11.024>.

Sheng, Y.; Carpenter, J. S.; Elomba, C. D., y otros, «Effect of menopausal symptom treatment options on palpitations: a systematic review», *Climacteric*, 2022, 25 (2), págs. 128-140. <doi.org/10.1080/13697137.2021.1948006>.

Sheng, Y.; Carpenter, J. S.; Elomba, C. D., y otros, «Review of menopausal palpitations measures», *Women's Midlife Health*, 2021, 7 (1), pág. 5. <doi.org/10.1186/s40695-021-00063-6>.

Shibli, F.; El Mokahal, A.; Saleh, S., y Fass, R., «Menopause is an important risk factor for GERD and its complications in women», *American Journal of Gastroenterology*, 2021, 116, págs. S168-S169. <doi.org/10.14309/01.ajg.0000774008.23848.49>.

Shulman, L. P., «Transdermal hormone therapy and bone health», *Clinical Interventions in Aging*, 2008, 3 (1), págs. 51-54. <doi.org/10.2147/cia.s937>.

Siddle, N.; Sarrel, P., y Whitehead, M., «The effect of hysterectomy on the age at ovarian failure: identification of a subgroup of women with premature loss of ovarian function and literature review», *Fertility and Sterility*, 1987, 47 (1), págs. 94-100. <doi.org/10.1016/s0015-0282(16)49942-5>.

Silva, T. R., y Spritzer, P. M., «Skeletal muscle mass is associated with higher dietary protein intake and lower body fat in postmenopausal women: a cross-sectional study», *Menopause*, 2017, 24 (5), págs. 502-509. <doi.org/10.1097/GME.0000000000000793.

Singh, A.; Asif, N.; Singh, P. N., y Hossain, M. M., «Motor nerve conduction velocity in postmenopausal women with peripheral neuropathy», *Journal of Clinical and Diagnostic Research*, 2016, 10 (12), págs. CC13-CC16. <doi.org/10.7860/JCDR/2016/23433.9004>.

Stevenson, J., Medical Advisory Council of the British Menopause Society, «Prevention and treatment of osteoporosis in women», *Post Reproductive Health*, 2023, 29 (1), págs. 11-14. <doi.org/10.1177/20533691221139902>.

Studd, J., «Ten reasons to be happy about hormone replacement therapy: a guide for patients», *Menopause International*, 2010, 16 (1), págs. 44-46. <doi.org/10.1258/mi.2010.010001>.

Tarhuni, M.; Fotso, M. N.; González, N. A., y otros, «Estrogen's tissue-specific regulation of the SLC26A6 anion transporter reveal a phenotype of kidney stone disease in estrogen-deficient females: a systematic review», *Cureus*, 2023, 15 (9), e45839. <doi.org/10.7759/cureus.45839>.

Taylor-Swanson, L.; Wong, A, E.; Pincus, D., y otros, «The dynamics of stress and fatigue across menopause: attractors, coupling, and resilience», *Menopause*, 2018, 25 (4), págs. 380-390. <doi.org/10.1097/GME.0000000000001025>.

Thaung Zaw, J. J.; Howe, P. R. C., y Wong, R. H. X., «Long-term resveratrol supplementation improves pain perception, menopausal symptoms, and overall well-being in postmenopausal women: findings from a 24-month randomized, controlled, crossover trial», *Menopause*, 2020, 28 (1), págs. 40-49. <doi.org/10.1097/GME.0000000000001643>.

Tijerina, A.; Barrera, Y.; Solis-Pérez, E., y otros, «Nutritional risk factors associated with vasomotor symptoms in women aged 40-65 years», *Nutrients*, 2022, 14 (13), pág. 2587. <doi.org/10.3390/nu14132587>.

Triebner, K.; Johannessen, A.; Puggini, L., y otros, «Menopause as a predictor of new-onset asthma: a longitudinal northern European population study», *Journal of Allergy and Clinical Immunology*, 2016, 137 (1), págs. 50-57.e6. <doi.org/10.1016/j.jaci.2015.08.019>.

Turek, J., y Gąsior, Ł., «Estrogen fluctuations during the menopausal transition are a risk factor for depressive disorders», *Pharmacology Reports*, 2023, 75, págs. 32-43. <doi.org/10.1007/s43440-022-00444-2>.

Volpe, A.; Lucenti, V.; Forabosco, A., y otros, «Oral discomfort and hormone replacement therapy in the post-menopause», *Maturitas*, 1991, 13 (1), págs. 1-5. <doi.org/10.1016/0378-5122(91)90279-y>.

Wardrop, R. W.; Hailes, J.; Burger, H., y Reade, P. C., «Oral discomfort at menopause», *Oral Surgery, Oral Medicine, Oral Pathology, and Oral Radiology*, 1989, 67 (5), págs. 535-540. <doi.org/10.1016/0030-4220(89)90269-7>.

Waxman, J., y Zatzkis, S. M., «Fibromyalgia and menopause», *Postgraduate Medicine*, 1986, 80 (4), págs.165-171. <doi.org/ 10.1080/00325481.1986.11699544>.

Wesström, J.; Ulfberg, J., y Nilsson, S., «Sleep apnea and hormone replacement therapy: a pilot study and a literature review», *Acta Obstetricia et Gynecologica Scandinavica*, 2005, 84 (1), págs. 54-57. <doi.org/10.1111/j.0001-6349.2005.00575.x>.

Whalley, L. J.; Starr, J. M., y Deary, I. J., «Diet and dementia», *Journal of the British Menopause Society*, 2004, 10 (3), págs. 113-117. <doi.org/10.1258/1362180043654575>.

Wong, R. H. X.; Evans, H. M., y Howe, P. R. C., «Resveratrol supplementation reduces pain experience by postmenopausal women», *Menopause*, 2017, 24 (8), págs. 916-922. <doi.org/10.1097/GME.0000000000000861>.

Yan, H.; Yang, W.; Zhou, F., y otros, «Estrogen improves insulin sensitivity and suppresses gluconeogenesis via the transcription factor Foxo1», *Diabetes*, 2019, 68 (2), págs. 291-304. <doi.org/10.2337/db18-0638>.

Yoo, S. Z.; No, M. H.; Heo, J. W., y otros, «Role of exercise in age-related sarcopenia», *Journal of Exercise Rehabilitation*, 2018, 14 (4), págs. 551-558. <doi.org/10.12965/jer.1836268.134>.

Zdzieblik, D.; Oesser, S., y König, D., «Specific bioactive collagen peptides in osteopenia and osteoporosis: long-term observation in postmenopausal women», *Journal of Bone Metabolism*, 2021, 28 (3), págs. 207-213. <doi.org/10.11005/jbm.2021.28.3.207>.

Zhang, S.; Hu, J.; Fan, W., y otros, «Aberrant cerebral activity in early postmenopausal women: a resting-state functional magnetic resonance imaging study», *Frontiers in Cellular Neuroscience*, 2018, 12, pág. 454. <doi.org/10.3389/fncel.2018.00454>.

Zhu, D.; Chung, H. F.; Dobson, A. J., y otros, «Vasomotor menopausal symptoms and risk of cardiovascular disease: a pooled analysis of six prospective studies», *American Journal of Obstetrics and Gynecology*, 2020, 223 (6), págs. 898.e1-898.e16. <doi.org/10.1016/j.ajog.2020.06.039>.

AGRADECIMIENTOS

Al expresar mi gratitud por el increíble viaje que ha supuesto escribir *La nueva menopausia*, me siento honrada por el apoyo inquebrantable y la inspiración de quienes han desempeñado un papel fundamental en esta iniciativa.

Mi más profundo agradecimiento a mi familia, mi roca durante todo este proceso. A mi marido, Christopher Haver; a mis hijas, Katherine Haver —mi luna y mis estrellas—y Madeline Haver —mi sol—, y a mi hermana, Leah Lynn Pastor: tu ánimo constante, tus inestimables ideas y tu inquebrantable fe en mi capacidad han sido las fuerzas impulsoras de este proyecto.

En memoria de mis difuntos hermanos, Jep, Bob y Jude Pastor. Sus muertes prematuras siguen siendo conmovedores recordatorios del motivo que me llevó a embarcarme en este viaje y me han ayudado a mantener el rumbo.

A mi difunto padre, Patrick J. Pastor: una vida bien vivida y amada. A mi madre, Mary Marguerite Landry Pastor: siempre me inspirará su manera de sobrevivir a lo impensable.

Un agradecimiento especial a Gretchen Lees por el increíble esfuerzo de colaboración para escribir este libro. Tu perspicacia y tu amistad transformaron mi árida prosa científica en una narración coherente llena de humor, inteligencia y corazón.

A mi agente, Heather Jackson: gracias por estar a mi lado durante la creación de dos libros, por ser una constante orientadora y, sobre todo, por ser una amiga maravillosa.

Hago extensivo mi agradecimiento a la editora Marnie Cochran y al excepcional equipo de Harmony Rodale, en especial a Jonathan Sung, por sus aportaciones para dar forma y apoyar la producción de este libro.

Mi más sincero agradecimiento a mi equipo en 'Pause Life: la incomparable Jen Pearson, sin la cual estaría perdida; Jamie Hadley, que se las arregla para gestionar mi tiempo y todas las oportunidades que se me presentan; Margaret Walsh, que representa el alma de nuestra empresa, y Dawn Drogosch, cuyas habilidades de desarrollo organizativo son insuperables. Gracias también a Kathy Champagne, cuya dedicación, humor y trabajo duro son una inspiración para todos nosotros, y a Gabi Anderson, Zach Toth, Jackie Schaiper, Kristen Lewis, Victoria Thomas y Sara Joseph por mantener el barco en marcha y gestionar los innumerables mensajes en las redes sociales y correos electrónicos, a cientos de miles de alumnos de nuestros programas y los miles de pedidos mensuales de nuestros productos, y todo ello mientras me permiten mantener la cordura y disponer de tiempo para investigar y escribir.

Mi más sincero agradecimiento a Donna Gately, mi mano derecha, y también la izquierda. Gracias por llamarme la atención cuando lo necesitaba y por hacerme responsable de las cosas que importan. No podría haber hecho esto sin ti.

A mi equipo de Mary Claire Wellness Clinic: Joan Moss, Stacy Lord, Ciara Madigan, Kennedy Harrington y Mary Turner. Gracias por vuestra dedicación a nuestras pacientes y por vuestra colaboración incansable.

Estoy en deuda con voces compañeras del «Menoverso» de las redes sociales, un grupo increíble de profesionales brillantes, motivados y con ideas afines, entre los que se incluyen: las doctoras Sharon Malone, Kelly Casperson y Corinne Menn; el doctor Avrum Bluming y su equipo de Estrogen Matters; las doctoras Suzanne Gilberg-Lenz y Alicia Jackson; Tamsen Fadal, Alisa Volkman, las doctoras Heather Hirsh, Lisa Mosconi, Vonda Wright y Gabrielle Lyon; Alicia Jackson, Anne Fulenwider y Monica Molenaar. Vuestro apoyo constante, vuestro interés y vuestra participación en el intercambio de ideas y la celebración de los éxitos ajenos han sido inestimables.

A mi tribu de la isla de Galveston: Heidi Seigel, Cara Koza, Pamela Gabriel, Emily Root, las doctoras Erica Kelly y Lisa Farmer, Stephanie Vasut, Le Bergin, Tysh Mefferd, Amy Gaido y Paige Cook, gracias por vuestra amistad inquebrantable, por vuestros hijos (que han hecho de mi mundo un lugar mejor), por nuestros miles de risas juntas y por vuestros abrazos para mis lágrimas.

Un reconocimiento especial a mis primas (en realidad hermanas) Marla Fowler, Lizette Thompson y Gerryl Krilic por vuestro amor y apoyo inagotables.

Extiendo mi más profunda gratitud a las doctoras Sharon McCloskey, Kate White y Belinda Schwertner, el doctor Russel Snyder, Deb Millard, la doctora Jen Ashton, Naomi Watts, Ani Hadjinian, Amy Griffin, Brene' Brown, el doctor Anthony (Tony) Youn, Stephannie Haver Castex y Rosemary Haver por sus aportaciones y su influencia en este viaje.

Y, por último, a todos los que me han seguido y han interactuado conmigo en las redes sociales: vuestra búsqueda de información y orientación sobre la menopausia me ha ayudado a ser mejor doctora y educadora, y valoro mucho la confianza que habéis depositado en mí. Gracias por ayudarme a alimentar mi pasión por la investigación e impulsar mi búsqueda de respuestas, y por ser parte esencial de *La nueva menopausia*. He escrito este libro para vosotros.

ÍNDICE ANALÍTICO Y DE NOMBRES

debilitamiento del cabello, 192, 198-201

deficiencia de hierro, 171

deficiencias en la formación médica, 27-30, 54-56, 177-178

dehidroepiandrosterona (DHEA), 121, 138, 194, 298

demencia (enfermedad de Alzheimer), 60-61, 108-110, 169, 260

densitometría ósea, 101, 114-115, *véase también* osteoporosis

depresión, 82, 151, 164, 170, 307-311

DHEA (dehidroepiandrosterona), 123, 138-139, 194, 298

«desequilibrio hormonal», 98-100

diabetes, 106-109, 163, 169, 185, 278, 283

diabetes de tipo 2, 106-108, 163, 169-170, 185, 279, 284

diario de síntomas, 159, 329-334

diario de síntomas, 159, 329-334

didrogesterona, 40

dieta, *véase* nutrición y dieta

diindolilmetano (DIM), 139-140

disestesias, 291

disfunción de la articulación temporomandibular (ATM), 231-232

disfunción folicular, 88

disfunción metabólica, 106

disfunción sexual, 138, 233-237

DIU con progestina, 134-135

Doisy, Edward, 38

dolor articular, 163, 238-241

dolor musculoesquelético, 163, 237-241

dolores de cabeza, 146, 150-151, 255-258

«dominancia de estrógeno/ estrogénica», 98-99

Duavee, 133, 151

ECE (estrógenos conjugados de origen equino), 38-39, 41, 261, 266

EHGNA (enfermedad del hígado graso no alcohólica), 244-247, *véase también* enfermedad y disfunción hepáticas

ejercicio (actividad física)

cambios en la composición corporal, 217

como autocuidado, 172

edad de inicio de la menopausia y, 84

fatiga y, 250

optimización del sueño y, 185-186

para el dolor musculoesquelético, 241

para la enfermedad del hígado graso no alcohólico, 244

para la prevención de la osteoporosis, 265

para la prevención de la sarcopenia, 285-286

recomendaciones, 181-182, 187

resistencia a la insulina y, 107, 282

ACERCA DE LA AUTORA

La **Dra. Mary Claire Haver** es ginecóloga especialista en menopausia y en nutrición médica, y fundadora de Mary Claire Wellness, una clínica médica privada que se enfoca en mujeres en la mediana edad. Con una próspera práctica en Houston, Texas, ha asistido en el nacimiento de miles de bebés, ha realizado millares de exámenes de bienestar femenino y regularmente asesora a pacientes sobre sus problemas de salud. A través de su innovador protocolo de pérdida de peso, ha ayudado a más de 100 000 mujeres a quemar grasa y ponerse en forma de manera permanente. Su primer libro, *La dieta Galveston*, está basado en este mismo programa y se convirtió en un *bestseller* de *The Wall Street Journal* y *Publisher's Weekly*. Vive con su esposo y sus dos hijas en Galveston, Texas.